James M. Greenblatt
mit Kayla Grossmann

Lithium – Das Supermineral für Gehirn und Seele

James M. Greenblatt
mit Kayla Grossmann

Lithium

Das Supermineral für Gehirn und Seele

Effektive Hilfe bei:
Demenz, Parkinson, psychischen Störungen, Aggressivität, Ängsten, Sucht, ADHS

VAK Verlags GmbH
Kirchzarten bei Freiburg

Titel der amerikanischen Originalausgabe:
LITHIUM: The Cinderella Story about the Mineral that Transforms Lives and Heals the Brain

ISBN 9781511716482

Bibliografische Information der Deutschen Nationalbibliothek
Die Deutsche Nationalbibliothek verzeichnet diese Publikation in der Deutschen Nationalbibliografie; detaillierte bibliografische Daten sind im Internet unter http://dnb.d-nb.de abrufbar

VAK Verlags GmbH
Eschbachstr. 5
79199 Kirchzarten
Deutschland
info@vakverlag.de
www.vakverlag.de

8. Auflage 2025

Übersetzung: Maren Klostermann
Lektorat: Imke Rötger
Coverfoto: iStock.com/pixdeluxe
Coverdesign: Sabine Fuchs, FUCHS DESIGN, München
Layout und Satz: de·te·pe, Aalen
Druck: Friedrich Pustet GmbH & Co. KG, Regensburg
Printed in Germany
ISBN 978-3-86731-203-5

Inhalt

Hinweise des Verlags

Dieses Buch dient der Information über die aktuelle Forschung zu niedrig dosiertem Lithium und Möglichkeiten der Gesundheitsvorsorge. Wer sie anwendet, tut dies in eigener Verantwortung. Autor und Verlag beabsichtigen nicht, individuelle Diagnosen zu stellen oder Therapieanleitungen zu geben. Die Informationen und Empfehlungen in diesem Buch sind nicht als Ersatz für professionelle medizinische Hilfe bei gesundheitlichen Problemen zu verstehen. Wenden Sie sich bitte an Ihren behandelnden Arzt oder Therapeuten, bevor Sie Entscheidungen bezüglich Ihrer Gesundheit treffen oder wenn Sie Beratung bei einem medizinischen Problem benötigen.

Therapien, wie solche, die in diesem Buch beschrieben sind, sollten stets von einem dafür kompetenten medizinischen Experten ganz individuell verordnet, überprüft und begleitet werden. Von einer Selbstbehandlung allein auf der Basis der Informationen in diesem Buch ist abzuraten.

Autor und Verlag haben die Informationen in diesem Buch sorgfältig geprüft, eine Garantie für die Angaben in diesem Buch kann jedoch nicht übernommen werden. Eine Haftung des Autors und des Verlags und seiner Beauftragten für Personen-, Sach- und Vermögensschäden ist ausgeschlossen.

Über den Einsatz von Lithium als Medizin können Sie sich ab Kapitel 7 Ihrem individuellen Interesse folgend informieren. Zusätzlich zu den Grundinformationen in den Eingangskapiteln werden Erläuterungen, die für das Verständnis unabdingbar sind, in den themenzentrierten Kapiteln jeweils kurz wieder ausgeführt. So ist punktuelles Lesen möglich.

Zu hoch und niedrig dosiertem Lithium: Bei uns ist Lithium vor allem als Wirkstoff in Medikamenten bekannt. Doch wie in den USA sind auch bei uns in Europa in etlichen Ländern Präparate mit niedrig dosiertem Lithium, wie zum Beispiel in Form von Lithiumorotat, erhältlich. Sie sind trotz ihres weitaus niedrigen Lithiumgehaltes oft verschreibungspflichtig.

Vorwort von Jonathan Wright: Das missverstandene Mineral

Irgendwann gegen Ende der 1970er- oder Anfang der 1980er-Jahre suchte mich eine junge Frau von 21 Jahren in der Tahoma-Klinik auf. Als Jugendliche war sie ein paar Mal wegen relativ geringfügiger Beschwerden bei uns in Behandlung gewesen. Ihre Eltern waren mehrmals mit Problemen vorstellig geworden, die größtenteils auf die Alkoholabhängigkeit zurückzuführen waren, unter der sie beide seit ihrer Jugend litten (außer in der Zeit, so hatte man ihr erzählt, in der ihre Mutter mit ihr schwanger gewesen sei).

Sie erklärte, sie sei nicht krank, sondern wolle nur gern wissen, ob es in Ordnung wäre, wenn sie täglich die gleiche Dosis Lithium nehmen würde wie ihre Eltern. Bei einem früheren Besuch hatte sie mir allerdings berichtet, sie habe „noch nie im Leben auch nur einen einzigen Tropfen Alkohol angerührt" – weil sie hautnah miterlebt hatte, was er mit ihren Eltern und deren Ehe anrichtete.

Bei jenem Besuch hatte sie mir auch erzählt, dass es ihren Eltern viel besser ging – auch wenn noch nicht alles perfekt war –, seit sie täglich Lithium nahmen. Ihr Vater verlor nicht mehr so schnell die Beherrschung, brüllte weniger herum und war eindeutig weniger reizbar. Ihre Mutter war seitdem sogar manchmal richtig glücklich, nicht mehr ständig deprimiert und weinerlich wie vorher. Und nein, sie hatten zwar nicht aufgehört zu trinken, aber die Menge und die Häufigkeit des Alkoholkonsums waren deutlich zurückgegangen.

Und warum wollte sie jetzt selbst Lithium nehmen? Hatte sie seit dem letzten Besuch angefangen zu trinken? Nein, versicherte sie mir mit ruhiger Stimme, und das würde sie auch niemals tun. Warum dann also? Sie richtete sich auf, sah mir direkt in die Augen und fragte: „Habe ich nicht dieselben Erbanlagen wie meine Eltern?“ Damit hatte sie natürlich recht. Dagegen ließ sich nichts sagen!

Sie habe beobachtet, fuhr sie fort, dass ihre Eltern sich, kurz nachdem sie mit der Einnahme des Lithiums begonnen hatten, wohler fühlten und besser miteinander auskamen, und obwohl ihr eigenes Verhalten nicht durch persönlichen Alkoholkonsum beeinflusst sei – und niemals sein werde, wie sie nochmals betonte –, habe sie sich gefragt, ob es ihr vielleicht auch besser gehen würde, wenn sie täglich die gleiche Dosis Lithium nähme wie ihre Eltern. Ihre Eltern hatten ihr geraten, mich zu fragen – und deshalb sei sie hier.

Wir besprachen zunächst die Risiken. Obwohl schädliche Nebenwirkungen sehr unwahrscheinlich waren, wenn sie die gleiche geringe Dosis einnahm wie ihre Eltern, schlug ich vor, etwas zu tun, um die Risiken erheblich zu verringern, wenn nicht gänzlich auszuschließen. Vorsorge sei zweifellos besser als Nachsorge, stimmte sie mir zu, und fragte dann, wie das aussehen könne.

Auf einem Seminar bei Dr. David Horrobin hatten wir gelernt, dass essenzielle Fettsäuren die Toxizität des Lithiums aufheben oder reduzieren können. Doktor Horrobin und sein Kollege Doktor Lieb hatten in einer Vorstudie zwar Distelöl eingesetzt, aber nachdem ich mich eingehend mit essenziellen Fettsäuren befasst hatte, schien mir Leinsamenöl die bessere Wahl zu sein.

In den Jahren nach dem Seminar bei Horrobin wurden zwei bipolare Patienten von einem Psychiater an mich überwiesen, der ihnen geholfen hatte, ihre schweren bipolaren Symptome lange Zeit durch hoch dosiertes Lithium in den Griff zu bekommen. Nach einigen Jahren zeigten sich bei beiden Anzeichen und Symptome einer Lithiumvergiftung wie Tremor, Übelkeit und erhöhter Blutdruck. Urinproben ergaben zudem erhöhte Eiweißwerte.

Doch schon eine kleine Reduzierung ihrer Lithiummedikation führte dazu, dass die Symptome der bipolaren Störung wieder aufflammten, deshalb wollten beide bei der höheren Dosierung bleiben. Der Psychiater überwies sie an mich. Ich empfahl beiden, dreimal täglich einen Esslöffel Leinsamenöl zu nehmen (außerdem zweimal täglich Vitamin E 400 IU). Nach vier Wochen waren bei beiden die Vergiftungssymptome verschwunden.

Bei meiner jetzigen Patientin waren höchstwahrscheinlich keine großen Mengen Leinsamenöl erforderlich, und es gab eine, wie ich von vielen Seiten gehört hatte, schmackhafte Alternative zur Einnahme des Öls, nämlich Leinsamen pur, in gemahlener Form, zweimal täglich einen gestrichenen Esslöffel. Meine Patientin war einverstanden und erklärte, dass sie diese Menge mühelos unter die Haferflocken mischen könne, die sie gern zum Frühstück esse.

Damals war es noch nicht bekannt, aber in den folgenden Jahren haben Wissenschaftler festgestellt, dass gemahlene Leinsamen auch das Krebsrisiko senken, das Verhältnis von Progesteron zu Östrogen verbessern (was häufig PMS-Beschwerden lindert), den Prozentsatz der Menstruationszyklen erhöht und sogar den weiblichen Testosteronspiegel leicht anhebt. Doch genug über Leinsamen, zurück zum Lithium …

Die junge Frau suchte mich erst knapp ein Jahr später wieder auf. Mir fiel sofort eine deutliche Veränderung in ihrer Persönlichkeit auf. Sie wirkte selbstbewusster und wartete nicht, bis sie nach dem Grund ihres Kommens gefragt wurde, sondern sprach von sich aus darüber. Nachdem wir dieses Anliegen abgehandelt hatten, erklärte sie, sie wolle gern etwas über sich selbst erzählen, das sie bei keinem ihrer früheren Besuche erwähnt hätte.

„Ich hatte nie irgendwelche engen Freunde, als ich klein war“, sagte sie. „Ich dachte, es sei wegen meiner Eltern. Bevor sie anfingen, Lithium zu nehmen, bin ich ihnen auch am liebsten aus dem Weg gegangen. Aber auch danach fand ich keine Freunde. Ich wurde nur selten zu Partys eingeladen oder aufgefordert, irgendwo mitzumachen, und als die ganzen anderen Mädchen alt genug waren, um einen Freund zu haben, blieb ich allein. Meinen ersten Freund hatte ich mit 19 – und das dauerte weniger als einen Monat."

„Aber seit ich das Lithium und das Leinsamenöl nehme, sagen alle, die mich von der High School kennen, dass ich ein ganz anderer Mensch geworden bin. Einige haben mich ganz direkt gefragt, ob ich eine Therapie gemacht habe. Nein, sage ich dann, ich habe einfach eine Entscheidung über mein Leben getroffen, und lasse es dabei bewenden. In den letzten Monaten bin ich zu mehr Partys eingeladen worden als in meiner gesamten Zeit an der High School."

„Ich habe beschlossen, aufs College zu gehen, und ich habe einen Job gefunden, um das Geld dafür zu verdienen. Bei der Arbeit habe ich viele neue Leute kennengelernt, unter anderem einen Mann, mit dem ich jetzt seit sechseinhalb Monaten zusammen bin! Meine Eltern staunen über die Veränderung, die mit mir vorgegangen ist, und ich sage ihnen, dass es alles ihre Schuld ist, weil sie das Lithium nehmen, zu dem Sie ihnen geraten haben … und das ist der andere Grund, aus dem ich hier bin: um Ihnen dafür zu danken!" Was sehr nett von ihr war …

Nur wenige Menschen, die niedrig dosiertes Lithium nehmen, erleben solche dramatischen Persönlichkeitsveränderungen. Obwohl ich die Lithiumforschung schon seit den 1970er-Jahren sehr aufmerksam verfolgte, war mir nie der Gedanke gekommen, dass es auch für mich persönlich von Nutzen sein könnte, bis ich im Jahr 2000 einen Artikel in der *Lancet*, einer weltweit renommierten medizinischen Fachzeitschrift, las. Darin wurde berichtet, dass sich nach nur 4-wöchiger Lithiumeinnahme bei acht von zehn bipolaren Patienten, die sich vorher und nachher einem MRT unterzogen, eine signifikante Zunahme der „grauen Substanz" gezeigt hatte!

Die graue Substanz oder die „kleinen grauen Zellen“, wie Hercule Poirot sie nennt, sind die Hirnzellen, die für unser Denken zuständig sind. Damals, als ich Medizin studierte (also im finstersten Mittelalter, wie meine Kinder sagen), wurde gelehrt, dass sich bis zum Erwachsenenalter alle Hirnzellen herausgebildet haben, die wir je besitzen werden, und dass es von da an mit ihnen bergab geht. Einer unserer Professoren erklärte uns, dass man das Röntgenbild vom Schädel eines 90-Jährigen immer daran erkennen könne, dass das Gehirn geschrumpft sei.

Die durchschnittliche Volumenzunahme der grauen Substanz, von der in der *Lancet* berichtet wurde, betrug 3 Prozent oder 24 Kubikzentimeter. Das sind buchstäblich Milliarden neuer Hirnzellen! Da man grundsätzlich alle Hirnzellen braucht, die man kriegen kann, und mein Naturkostladen sogar schon im Jahr 2000 niedrig dosiertes Lithium im Angebot hatte, steht es seither auf meiner persönlichen Gesunderhaltungsliste!

In meinem Fall dient es nicht der Behandlung einer psychischen Störung (auch wenn einige Vertreter der Lebensmittelüberwachungs- und Arzneimittelbehörde [FDA] und der Ärztekammer vielleicht anderer Meinung sind). Ich nehme es vielmehr, um für ständigen Nachschub an neuen Hirnzellen zu sorgen, wenn die alten verschlissen sind, und weil es, wie Greenblatt und Grossmann in diesem Buch so überzeugend darlegen, eine allgemein schützende und unterstützende Wirkung für die Hirnfunktion hat. Das Allerwichtigste ist vielleicht, dass Lithium (so wie auch Testosteron bei Männern, Östrogen bei Frauen und Kurkumin, der Hauptbestandteil des Gewürzes Kurkuma) das Alzheimerrisiko bei uns allen erheblich senkt!

Dass niedrig dosiertes Lithium sich positiv auf das Gehirn und andere Bereiche der menschlichen Gesundheit auswirkt, ist nicht das Einzige, was Sie in diesem Buch erfahren werden!

Hier gebe ich nur eines von vielen Beispielen, weil dieses Vorwort sonst zu lang gerät: Kapitel 1, „Ernährungspsychiatrie", ist nicht nur für die Psychiatrie, sondern für die gesamte Medizin relevant. Da der menschliche Körper im ursprünglichen Entwurf aus den natürlichen Substanzen und Energien unseres Planeten gemacht wurde, ohne irgendwelche patentierten Medikamente (auch als „Pharmazeutika" oder „Pillen" bezeichnet), liegt es auf der Hand, dass wir eben diese natürlichen Substanzen und Energien nutzen sollten, um unsere körperliche Gesundheit zu verbessern und zu erhalten!

Was würden Sie sagen, wenn ein Kfz-Mechaniker Sie davon überzeugen wollte, dass sich Ihr Honda am besten mit Ford-Ersatzteilen reparieren ließe? Wahrscheinlich würden Sie ihn reden lassen und Ihren Wagen dann irgendwo hinbringen, wo man Honda-Teile einbaut. Warum sollte man dann aber bei der eigenen Gesundheit auf die langfristige Einnahme von Substanzen vertrauen, die nicht nur niemals im menschlichen Körper, sondern nicht einmal auf dem Planeten Erde zu finden waren?

Zweifellos gibt es hin und wieder Notfälle, in denen ein patentiertes Medikament lebensrettend wirkt, doch wenn der Notfall überstanden ist, können wir für den Rest unseres Lebens am besten für unsere Gesundheit sorgen, indem wir auf jene natürliche Stoffen und Energien zurückgreifen, die den menschlichen Körper in 99,9 Prozent der Zeit, die die Menschheit auf diesem Planeten verbracht hat, gesund erhalten haben. Niedrig dosiertes Lithium ist, so wichtig es auch ist – wovon Sie nach der Lektüre dieses Buches mehr als überzeugt sein werden –, nur einer von zahllosen Stoffen auf unserem Planeten, die dazu beitragen, unsere Gesundheit zu verbessern und zu bewahren.

Falls Sie es nicht bereits tun, suchen und finden Sie bitte einen Arzt, der geschult und bewandert in Naturheilverfahren ist! Ein naturheilkundiger Arzt arbeitet nicht nur mit jenen natürlichen Stoffen und Energien, die wirklich in den Körper gehören und dort eine Funktion erfüllen, sondern *sucht auch immer zuerst nach der Ursache von gesundheitlichen Problemen und behandelt die Ursache.* Patentierte Medikamente („Pharmazeutika", „Pillen") können nie bei der Ursache einer Krankheit ansetzen, denn die Ursache ist nie ein Mangel an patentierten Medikamenten!

Und selbst wenn die Ursache nicht gefunden wird, werden Sie feststellen, dass sich Gesundheitsprobleme durch richtig angewandte natürliche Stoffe und Energien besser kontrollieren und beheben lassen als durch pharmazeutische Präparate – und mit erheblich weniger Nebenwirkungen.

Ein großes Dankeschön an James Greenblatt und Kayla Grossman, dafür, dass sie dieses Thema erforscht und ein Buch darüber geschrieben haben. Möge es dazu beitragen, die Gesundheit aller Leser und Leserinnen zu fördern!

Jonathan V. Wright
Tahoma Clinic
Tukwila, Washington

Einleitung
Das belagerte Gehirn: Die Zunahme neurologischer und psychiatrischer Erkrankungen

Chronische Leiden wie Krebs, Herzerkrankungen und Diabetes schränken die Lebensqualität zahlloser Menschen ein. Doch hierzulande ist keine dieser Krankheiten, so belastend sie auch sein mögen, die häufigste Ursache für Invalidität. Für viele mag es überraschend sein, aber psychische Störungen sind landesweit zur Hauptursache für weitreichende Einschränkungen und Erwerbsunfähigkeit geworden. In unserer Kultur, die durch einen stressreichen und hektischen Lebensstil und wachsende Umweltbelastungen gekennzeichnet ist, gleicht unser Gehirn einer belagerten Festung, die einem nie dagewesenen Ansturm von Widrigkeiten und Herausforderungen ausgesetzt ist.

Die Wissenschaft hat unwiderlegbare Zahlen und Beweise dafür vorgelegt, dass die Zahl der psychischen Erkrankungen zunimmt. Eine groß angelegte Befragung zufällig ausgewählter Erwachsener kam zu dem Ergebnis, dass 46 Prozent aller US-Amerikaner in ihrem Leben schon mindestens einmal unter einer psychischen Erkrankung gelitten haben, die einer der vier Grundkategorien zuzuordnen ist (Angell, 2011). Diese Kategorien sind: Angststörungen, einschließlich Phobien und posttraumatische Belastungsstörungen (PTBS); affektive Störungen, einschließlich Depression und bipolare Störung; Störungen der Impulskontrolle, zumeist Aufmerksamkeitsdefizit-/Hyperaktivitätsstörung (ADHS); und Störungen infolge von Substanzenmissbrauch, zum Beispiel Alkohol- und Drogensucht. Pro Jahr sind 13 bis 30 Prozent der in den USA lebenden Kinder von einer psychischen Störung betroffen, und Kontrollen zeigen, dass diese Rate ansteigt (Perou et al., 2013). Laut Angaben der Centers for Disease Control and Prevention (CDC, 2013) hat zwischen 1999 und 2010 die Selbstmordrate bei 33- bis 64-Jährigen in den USA um über 26 Prozent zugenommen.

Auch manisch-depressive Erkrankungen treten immer häufiger auf. Schätzungen zufolge stieg die Zahl der Arztbesuche von Jugendlichen, bei denen eine bipolare Störung diagnostiziert wurde, zwischen 1995 und 2003 von 25 auf 1003 Besuche pro 100 000. Arztbesuche von Erwachsenen erhöhten sich im selben Zeitraum von 905 auf 1976 Besuche pro 100 000. Bei einer privaten Krankenversicherung erhöhte sich gemäß der großen Datenbank der Anteil der Jugendlichen, die wegen einer bipolaren Störung ambulant behandelt wurden, um 67 Prozent, und der Anteil der Erkrankten, die stationär behandelt wurden, um 74 Prozent (Moreno et al., 2007).

Es suchen auch immer mehr Eltern wegen ADHS mit ihren Kindern einen Arzt auf und oft werden sie von der Schule zu ihnen verwiesen. Laut einer Untersuchung der US-Regierung aus dem Jahr 2010 leidet eines von zehn amerikanischen Kindern unter ADHS – ein Anstieg von 22 Prozent in nur sieben Jahren (Visser et al., 2010).

Nicht nur die Diagnosen von psychiatrischen und psychischen Störungen nehmen zu. Auch die Anzahl der Fälle, in denen psychische Leiden zur Arbeitsunfähigkeit führen, ist sprunghaft angestiegen. Die Zahl der US-Amerikaner, die aus psychischen Gründen arbeitsunfähig sind, hat sich seit 1955 versechsfacht (Whitaker, 2011). Der Personenkreis, der aufgrund psychischer Einschränkungen Anspruch auf ergänzende Sozialleistungen (SSI, Supplemental Insurance Income) oder die Sozialversicherung für Behinderte hat, ist im Zeitraum von 1987 bis 2007 um das 2,5-fache gestiegen – war es 1987 noch einer von 184 US-Amerikanern, ist es heute bereits einer von 76. Bei Kindern ist der Anstieg noch frappierender. Psychische

Erkrankungen sind heute die Hauptursache für Behinderungen bei Kindern, noch vor dem Down-Syndrom und der zerebralen Kinderlähmung. Die psychischen Gesundheitsbeeinträchtigungen sind bei Kindern in nur zwei Jahrzehnten um das 35-fache gestiegen (Angell, 2011).

Auch die Zahl der neurodegenerativen und neurologischen Erkrankungen wächst stetig. Während die Gesamtsterblichkeit in den 30 Jahren von 1980 bis 2010 drastisch zurückgegangen ist, stieg die Zahl der Todesfälle aufgrund neurologischer Ursachen in Australien, Kanada, Deutschland, Italien, Spanien, Großbritannien und den USA stark an (Pritchard et al., 2013). Alzheimer rückte unter den allgemein besonders belastenden Erkrankungen zwischen 2000 und 2013 vom 25. auf den 12. Rang und hinsichtlich der Anzahl verlorener Lebensjahre vom 32. auf den 9. Rang. Da die Vertreter der Baby-Boom-Generation immer älter werden, geht man davon aus, dass bis 2025 7,1 Millionen Menschen im Alter von 65 und älter unter Alzheimer leiden werden, das sind 40 Prozent mehr als heute (Alzheimer Association, 2015). Auch die Parkinson-Krankheit greift immer stärker um sich. Wissenschaftler untersuchten 15 Länder und schätzten die Anzahl der Personen über 50, die unter Parkinson leiden, auf 4,1 bis 4,6 Millionen. Es wird prognostiziert, dass sich deren Anzahl bis zum Jahr 2030 auf 8,7 bis 9,3 Millionen verdoppeln wird (Dorsey et al., 2007).

Die Zunahme der psychiatrischen und neurologischen Störungen scheint umso erstaunlicher, wenn man bedenkt, dass in den letzten vier Jahrzehnten zahlreiche verschreibungspflichtige Medikamente für die Behandlung dieser Störungen eingeführt wurden und weite Verbreitung gefunden haben. Trotz dieser enttäuschenden Entwicklung steckt die medizinische Theorie, an der sich das Denken in der Psychiatrie orientiert, in den alten Ansätzen fest. Ausgehend von der Annahme, dass psychische Störungen durch ein Ungleichgewicht chemischer Substanzen ausgelöst werden, bieten die meisten Psychiater ausschließlich medikamentöse Behandlungen an. Die Zahl der Verschreibungen von Psychopharmaka ist exponentiell gestiegen (Carlat, 2011). So haben die Verschreibungen von Antidepressiva in den letzten beiden Jahrzehnten um 400 Prozent zugenommen (National Center for Health Statistics, 2011). Es ist ebenso besorgniserregend wie traurig, dass ein größerer Prozentsatz der Bevölkerung als je zuvor angibt, unter Depressionen zu leiden. Warum hat sich die Zahl der Patienten mit psychischen Beeinträchtigungen in den letzten beiden Jahrzehnten mehr als verdreifacht, obwohl in diesem Zeitraum viele neue Medikamente eingeführt wurden, von denen einige sogar als neue „Wundermittel" gepriesen wurden? Und warum ist die Zahl der Kinder, die unter psychischen Störungen leiden, sprunghaft von 16 000 auf 60 000 gestiegen? (Whitaker, 2011)

Studien zeigen, dass nur etwa 15 Prozent der depressiven Personen, die medikamentös behandelt werden, langfristig gesund bleiben; die übrigen 85 Prozent kämpfen mit chronischen Depressionen. In den letzten Jahrzehnten sind bei der Mehrzahl der medikamentös behandelten Patienten aus einzelnen depressiven Episoden, die häufig Jahre auseinanderlagen, langanhaltende psychische Behinderungen geworden. Diese langfristigen Effekte bleiben häufig unbemerkt, weil die meisten Studien nur eine kurze Laufzeit haben: Typischerweise dauern sie 8 bis 10 Wochen, an deren Ende man zu der Schlussfolgerung gelangt, dass die Antidepressiva oder die Medikamente gegen Angst oder Psychosen wirksam sind. Robert Whitaker hat ausführlich über die Möglichkeit geschrieben, dass Psychopharmaka kurzfristig wirksam sind, aber langfristig zur Verschlimmerung chronischer Depressionen führen könnten (Whitaker, 2011).

Obgleich viele Psychopharmaka als unbedenklich gelten, können die Medikamente Nebenwirkungen wie Gewichtszunahme, sexuelle Störungen, Sedierung, Suizidgedanken und körperliche Symptome wie Kopfschmerzen, Übelkeit und

Magen-Darm-Beschwerden auslösen. Einer Studie zufolge kam es bei 40 Prozent der Patienten, die ein Antidepressivum nahmen, zu Nebenwirkungen, und etwa 25 Prozent dieser Patienten gaben an, dass diese Nebenwirkungen ihre Lebensqualität negativ beeinflussten (Kirsch, 2011). Die Inanspruchnahme von Notfallambulanzen aufgrund von Nebenwirkungsreaktionen ist von 2005 bis 2011 ebenfalls um 400 Prozent gestiegen (SAMHSA, 2013). Unter Ärzten ist es gängige Praxis, zusätzliche Medikamente zu verordnen, um die Nebenwirkungen der bereits eingenommenen Präparate zu verringern, was die Anfälligkeit der Patienten für noch mehr Nebenwirkungen erhöht. Frustriert setzen viele ihre Medikamente eigenmächtig ab, ohne den Arzt zu informieren, und leiden weiter unter ihren Symptomen.

Der prozentuale Anteil des Gehirns am Gesamtkörpergewicht ist beim Menschen größer als bei allen anderen Säugetieren, deshalb braucht das menschliche Gehirn sehr viel Energie. Im Ruhezustand verbraucht es 25 Prozent der Energie, die dem Körper insgesamt zur Verfügung steht, mehr als doppelt so viel wie bei den meisten anderen Säugetieren (Sherwood et al., 2011). Meeressäuger, einschließlich Wale und Delfine, sind die einzige andere Spezies, die relativ zu ihrem Körpergewicht ein ähnlich großes Gehirn besitzt. Aus Sicht der Evolution ergeben diese gemeinsamen Merkmale einen Sinn: Menschen und Meeressäuger sind außergewöhnlich intelligent. Wir teilen unglaubliche Begabungen – unsere Fähigkeiten zum Lernen, Erinnern, Kommunizieren und zur Bildung komplexer sozialer Gruppen. Das Gehirn als Oberbefehlshaber über diese ganzen Prozesse braucht genügend Platz und Energie, um diese wichtigen Funktionen zu unterstützen.

Ironischerweise machen einige dieser physiologischen Merkmale, die uns zu einem so hohen kognitiven Leistungsniveau befähigen, das Gehirn auch höchst anfällig für Schädigungen. Das Gehirn ist auf eine ständige Energiezufuhr in Form von

Sauerstoff und Glukose angewiesen. Tagein, tagaus, Sekunde für Sekunde, werden diese Bestandteile durch komplizierte Stoffwechselprozesse in verwertbare Formen von Energie umgewandelt. Irgendwann fordert dieses Tempo seinen Tribut von den Zellen. Die Wissenschaft findet gerade heraus, dass menschliche Hirnzellen im Gegensatz zu denen anderer Tierarten im Laufe der Zeit deutliche Zeichen des Verschleißes aufweisen. Insbesondere die Mitochondrien beziehungsweise Energiespeicher der Zellen fangen an, in ihrer Effizienz nachzulassen, und versagen. Zeichen von oxidativem Stress oder von Zellschäden, die durch die Ansammlung von Abfallprodukten des Stoffwechsels entstehen, finden sich ebenfalls häufig in den Gehirnen älterer Erwachsener.

Auch der Aufbau des Gehirns erhöht seine Anfälligkeit. Um die Nervenzellen zu isolieren und zu schützen, enthält das Gehirn zum Beispiel von Natur aus einen hohen Fettanteil in Form von Cholesterin und von ungesättigten essenziellen Fettsäuren. Größtenteils unterstützen und nähren diese Fette die Zellen. Sie befinden sich in den neuronalen Zellmembranen oder Außenhüllen, die als Barriere zwischen dem Zellinneren und der Umgebung wirken. Fettsäuren kommen auch im Myelin vor, einer zusätzlichen Isolierschicht, die die Zellen des Nervensystems umhüllt und dazu beiträgt, dass elektrische Signale zwischen den Zellen schnell und effizient übertragen werden.

Obwohl die Fettsäuren im Gehirn entscheidend für die Verbesserung der Struktur und Kommunikation sind, ziehen sie doch auch Toxine an. Viele chemische Umweltgifte sind fettlöslich, was bedeutet, dass sie sich leicht im Fettgewebe ansammeln. Noch schädlicher ist, dass die charakteristische chemische Struktur der ungesättigten Fettsäuren sie von Natur aus instabil und reaktionsfreudig macht. Ein kurzer Kontakt mit einer chemischen Substanz oder abrupte physikalische Krafteinwirkung kann dazu führen, dass ungesättigte Fettsäuren sich schnell verformen oder zugrunde gehen, was eine Schädigung der Zelle zur Folge hat.

Die Medizin hat nur bescheidene Erfolge im Kampf gegen die globale Belastung durch Hirnerkrankungen erzielt. Ex-Präsident Obama, der die enorme Bürde erkannte, die dem Leben der Amerikaner durch neurologische und psychiatrische Erkankungen auferlegt wird, rief die amerikanische Wissenschaft dazu auf, nach Durchbrüchen im Verständnis und in der Behandlung von Hirnstörungen zu forschen. Die sogenannte BRAIN-Initiative (Brain Research Through Advancing Innovative Neurotechnologies) bringt Spezialisten der Neurowissenschaft, der bildgebenden Verfahren und Technik zusammen, um Erkenntnisse darüber zu gewinnen, wie Gedanken und Gefühle im Gehirn zum Ausdruck kommen.

Das Gehirn ist ein erstaunliches und komplexes, aber auch verletzliches Organ. Die komplizierten Prozesse, die entscheidend für die Erhaltung einer gesunden Hirnfunktion sind, können durch Verschleiß aufgrund von Stress, Alter, Inaktivität und Kontakt mit Umweltgiften untergraben werden. Psychiatrische Medikamente, die den Spiegel von Neurotransmittern für eine kurzfristige Besserung verändern, zerstören möglicherweise neuronale Leitungsbahnen und führen langfristig zu negativen Ergebnissen (Whitaker, 2011).

Dieses Buch befasst sich mit einem häufig vernachlässigten Bereich der Medizin, der bewährte, wirksame Interventionen zur Bekämpfung der steigenden Zahl psychischer Erkrankungen bietet – mit der Ernährungs-Biochemie. Vitamine und Mineralstoffe sind entscheidend für eine optimale Funktion des menschlichen Körpers und verantwortlich für mehrere grundlegende Aufgaben wie zum Beispiel Enzymaktivität und Eiweißsynthese. Unzureichende Vitamin- und Mineralreserven fördern Krankheitszustände, die zu einer mangelhaften Hirnreifung, zu kognitiven Defiziten und psychiatrischen Symptomen führen. Lithium, ein natürliches Element, das fähig ist, das

Wachstum von Nervenzellen und die Reparatur geschädigter Zellen anzuregen, kann dazu beitragen, eine Reihe psychiatrischer Symptome zu lindern. Die Vorzüge niedrig dosierten Lithiums zu verstehen kann uns helfen, die Behandlung und Prävention schwerwiegender psychiatrischer Erkrankungen neu zu bestimmen.

Die Ernährung ist für die Psychiatrie ebenso wichtig wie für die Kardiologie oder die Gastroenterologie. Der Bereich der Ernährungspsychiatrie basiert auf der Überzeugung, dass die Ermittlung und Korrektur von Ernährungsdefiziten im Körper der Weg ist, der zur Wiederherstellung der Gesundheit und zum optimalen Zusammenspiel der molekularen Magie führt, die allen Facetten unserer Hirnfunktion zugrunde liegt.

Die Vorzüge von niedrig dosiertem Lithium

Dieses Buch erörtert die umfangreiche wissenschaftliche Literatur über Lithium in den Bereichen Medizin, Ernährung, Biochemie, Psychiatrie und Neurologie. Wir möchten Fachleuten, Patienten und ihren Familien helfen, über den Tellerrand zu schauen und von Jahrzehnten klinischer Erfahrungen in integrativer Medizin zu lernen. Wir präsentieren in diesem Buch viele Informationen, die sich auf das natürliche Element Lithium beziehen. Die Lithiumdosierungen, die in der Forschung genutzt werden, reichen von wenigen harmlosen Tropfen bis hin zu lebensbedrohlichen medizinischen Dosierungen. Unser Ziel ist es, die Gesundheit von zahllosen Menschen zu verbessern, die unter neuropsychischen Beeinträchtigungen leiden und nicht auf traditionelle medizinische Behandlungsmodelle ansprechen. Die Rolle des Lithiums zu verstehen ist der Schlüssel für unsere Gehirngesundheit.

1. Ernährungspsychiatrie: Die Zukunft ist *jetzt*

Wir stecken hinsichtlich unseres Verständnisses der Hirngesundheit mitten in einer wissenschaftlichen Revolution. Die Forschung, die unser Wissen in der Neurowissenschaft dramatisch vorangetrieben hat, wirkt sich schließlich auch auf die klinische Praxis der Medizin aus.

Der letzte große Umbruch in der Psychiatrie vollzog sich vor 60 Jahren, als man herausfand, dass ein Ungleichgewicht bei den Neurotransmittern, insbesondere beim Serotonin, im Zusammenhang mit psychischen Krankheiten steht. Die Pharmakologie wurde als die Methode der Wahl gepriesen, die psychische Störungen durch die Aufhebung chemischer Ungleichgewichte heilt. Der pharmakologische Ansatz kann einige Erfolge in der Behandlung psychischer Erkrankungen für sich verbuchen, doch Studien haben immer wieder gezeigt, dass der praktische Nutzen begrenzt ist. Neurobiologische Forschungsergebnisse aus den vergangenen Jahrzehnten belegen, dass pharmakologische Interventionen nicht bei allen Aspekten des Hirnstoffwechsels greifen. Eine positive Reaktion auf die Behandlung mit Psychopharmaka zeigt sich in etwa 50 bis 60 Prozent der Fälle; die Rate der Behandlungserfolge sinkt stark ab, wenn Patienten auf das erste Medikament nicht ansprechen. Eine Remission tritt lediglich in 30 Prozent der Fälle ein (Trivedi et al., 2006). Von daher ist es wenig überraschend, dass viele Menschen, die unter psychischen Störungen leiden, ein Medikament nach dem anderen verschrieben bekommen. Es ist nicht ungewöhnlich, dass ambulant behandelte Patienten auf der Suche nach Hilfe einen Arzt nach dem anderen abklappern, ohne von ihren belastenden psychischen Symptomen befreit zu werden.

Eine neue dramatische Veränderung in den Neurowissenschaften erhellt den Beitrag der Ernährung zur Hirngesundheit. Es liegen jetzt überzeugende Nachweise dafür vor, dass eine Fehlernährung entscheidenden Anteil an Hirnerkrankungen hat. Immer mehr Forschungsergebnisse geben Aufschluss über die konkreten Zusammenhänge zwischen Ernährung und Gehirn. Das Gehirn arbeitet mit einer hohen Stoffwechselrate und verbraucht einen substanziellen Anteil aller aufgenommenen Nährstoffe. Es ist angewiesen auf Aminosäuren, Fette, Vitamine, Mineralien und Spurenelemente. Diese beeinflussen sowohl den Aufbau als auch die Funktion des Gehirns. Die Ernährung wirkt sich außerdem auf das Immunsystem aus, das in engem Zusammenhang mit der Stimmung steht. Das antioxidative Abwehrsystem ist auf die Unterstützung durch Nährstoffe angewiesen, um Entzündungen und Gifte in Schach zu halten. Die Ernährung trägt außerdem zur neuronalen Plastizität und Reparatur, Schlüsselfunktionen für die psychische Gesundheit, bei. Tatsächlich ist die Ernährung für die Psychiatrie genauso wichtig wie für die Kardiologie oder Gastroenterologie. Mehr und mehr Studien belegen den Einfluss der Ernährung auf jeden Aspekt von Gesundheit und chronischer Krankheit (Kaplan et al., 2015).

Die zunehmenden epidemiologischen Nachweise über den Zusammenhang von Ernährung und psychischer Gesundheit sprechen dafür, dass eine Korrektur ernährungsbedingter Defizite die Zahl der psychischen Störungen auf gesellschaftlicher ebenso wie auf individueller Ebene verringern könnte. Besonders wichtig: Die Ernährung ist eine entscheidende *modifizierbare* Intervention für die Prävention und Behandlung psychischer Störungen. Anders als Erbanlagen, familiäre Umstände oder Lebenserfahrungen ist die Ernährungsweise ein Risikofaktor, der sich leicht ändern lässt.

Wenn man psychische Erkrankungen ausschließlich als seelische Leiden behandelt, lässt man die physiologische Reaktion des Gehirns auf einen Nährstoffmangel außer Acht. Diese Reaktion tritt unabhängig von Kultur, psychischen Merkmalen oder familiärem Druck auf. Das unterernährte Gehirn muss wieder mit den Nährstoffen versorgt werden, die ihm fehlen. Genauso problematisch ist es, wenn man psychische Störungen ausschließlich als physiologisches Phänomen betrachtet, das sich einfach durch Medikamente oder zusätzliche Vitamine heilen lässt.

Die Betrachtungsweise von mentalen Störungen als entweder rein psychisches oder aber rein physiologisches Leiden reduziert die Bandbreite möglicher Interventionen und Behandlungsansätze. Menschen mit mentalen Beeinträchtigungen leiden nicht nur unter ihren Störungen; ihr Leben wird auch trotz aller Fortschritte in der öffentlichen Aufklärung noch immer von Schuldgefühlen und Selbstvorwürfen überschattet. Psychische Erkrankungen sind nach wie vor mit einem Stigma behaftet, was zum Teil damit zusammenhängt, dass unsere Gesellschaft dazu neigt, psychische Erkrankungen entweder in vagen psychologischen Begriffen zu beschreiben oder als rein biologisches Problem wahrzunehmen, das sich durch entsprechende Pillen beheben lässt.

Es besteht heute eine Kluft zwischen den Ergebnissen der neueren wissenschaftlichen Forschung über psychische Erkrankungen und den Behandlungsmethoden, die angewendet werden. Medizinische Fachleute werden sich erst ganz allmählich der Bedeutung der Ernährung für den Krankheitsverlauf und die Heilung bewusst. Zum Teil hängt dies damit zusammen, dass Ärzte nicht in Ernährung ausgebildet werden. Den Medizinstudenten wird nicht vermittelt, wie wichtig die Ernährung ist oder wie sie Patienten diesbezüglich beraten können.

Außerdem erzeugt das Thema Ernährung in der Medizin keine große Aufmerksamkeit. Pharmazeutische Unternehmen investieren Milliarden Dollar in die Forschung, um das nächste

Bestseller-Medikament zu erfinden. Im Gegensatz dazu sind Nährstoffe preisgünstig und nicht patentierbar. Ernährungsmedizin wird traditionell als „alternative Medizin" betrachtet. Psychiater und andere Fachleute aus dem Bereich der psychosozialen Gesundheit halten an dieser überholten Auffassung fest und hinken dem Rest der Medizin hinterher, was die Einbeziehung von Ernährungstherapien in die Behandlung betrifft.

Die letzten zehn Jahre Forschung haben eindeutig belegt, dass die Auffassung von der Ernährungsmedizin als „alternative" Medizin nicht mehr gilt. Wir wissen heute, dass das, was wir essen, die Grundlage optimaler Gesundheit und einer stabilen Hirnfunktion ist. Ein gesundes Gehirn führt zu einem Fühlen und Denken, das unsere Einzigartigkeit ausmacht, und aus unserer Einzigartigkeit erwächst unsere innere Freiheit. Das ist die Grundlage der Ernährungspsychiatrie.

Nährstoffe unterstützen die biochemischen Reaktionen, die für eine optimale Hirnfunktion erforderlich sind. Obwohl die Ernährungspsychiatrie eine relativ junge Disziplin ist, ist der Zusammenhang von Ernährung und geistiger Gesundheit seit Langem bekannt. Ein klassisches Beispiel ist die Geschichte von Pellagra, ein Vitamin-B3-Mangel, der zu Beginn des 20. Jahrhunderts in Amerika weit verbreitet war. Der Name Pellagra geht auf den italienischen Ausdruck für „raue Haut" zurück. Das Leiden quälte Einzelne und Populationen allerdings über Jahrhunderte, bevor es gegen Ende des 18. Jahrhunderts diesen offiziellen Namen erhielt (Rajakumar, 2000). Nach Ansicht einiger Bibelgelehrter handelte es sich bei den Plagen, von denen Hiob heimgesucht wurde, wahrscheinlich zum Teil um Symptome von Pellagra.

Patienten mit Pellagra litten unter Hautläsionen, Verdauungsbeschwerden, Lethargie und Depressionen. Ein verbreitetes Symptom bei Pellagra waren Wahnvorstellungen, die sich nicht von dem unterscheiden lassen, was wir heute als Schizophrenie bezeichnen. Das medizinische Establishment in den USA konzentrierte seine Aufmerksamkeit erstmals Anfang des 20. Jahrhunderts auf das Problem, als die Krankheit im Süden des Landes epidemieartige Ausmaße annahm. Jahrzehntelang standen die Ärzte vor einem Rätsel. Im Jahr 1915 entdeckte Joseph Goldberger, ein Mediziner im öffentlichen Gesundheitsdienst, die Ursache von Pellagra, die lange Zeit ein Rätsel gewesen war. Die meisten Forscher waren davon ausgegangen, dass die Krankheit durch etwas ausgelöst wurde, das die Betroffenen aßen, höchstwahrscheinlich Mais. Goldberger fand heraus, dass sie die Folge von etwas war, das sie *nicht* aßen. Er forderte die Ärzte und die Bevölkerung in den Gebieten, wo Pellagra weit verbreitet war, dazu auf, ihre Ernährung umzustellen und mehr frische Milch, Fleisch und Eier auf den Speiseplan zu setzen (Rajakumar, 2000). Goldberger erkannte, dass Menschen, die sich abwechslungsreicher ernährten, nicht unter Pellagra litten. Was er allerdings nicht vollständig durchschaute, war, dass im Süden quasi eine Hungersnot in Bezug auf einen entscheidenden Nährstoff für das Gehirn herrschte. Den Patienten, die unter psychischen Beeinträchtigungen litten, fehlte ein einziger Nährstoff, dessen Mangel zu verheerenden und gravierenden Auswirkungen auf die Hirnfunktion führte, auch wenn sie genügend Kalorien zu sich nahmen.

Während der größten Verbreitung der Krankheit im Süden besetzten Patienten mit Pellagra bis zu 50 Prozent aller psychosozialen Einrichtungen, bis sie der Krankheit erlagen (Rajakumar, 2000). Die Zeichen der Desorientiertheit und Psychose, die mit Pellagra einhergingen, waren nicht von den Symptomen der Schizophrenie zu unterscheiden. Die Betroffenen zeigten psychiatrische Symptome wie gestörte Logik, Verwirrung, Reizbarkeit, Agitiertheit und Demenz, insbesondere in den späteren Stadien der Krankheit. Letztendlich wurde ein Mangel an Nicotinsäure oder Vitamin B3 als Ursache von Pellagra ermittelt. Ein Mangel an Nicotinsäure beeinflusst die Synthese von Serotonin, was zu einer fehlerhaften neuronalen Übertragung führt. Dieser Mechanismus erklärt die neurologischen und psychiatrischen Symptome, die man bei den von Pellagra Betroffenen beobachtete (Wang & Liang, 2012). Mehr als 30 Jahre, nachdem Goldberger die Ursache entdeckte, führte die rasche Einführung von Vitamin B3 in die Ernährung der Amerikaner dazu, dass Pellagra praktisch ausgerottet wurde. Diese Geschichte hat uns gelehrt, dass der Mangel an einem einzigen Nährstoff sich in schweren psychiatrischen Symptomen niederschlagen kann.

Mangelernährung hat weitreichende Auswirkungen auf die Stimmung. Studien kommen immer wieder zu dem Ergebnis, dass die typische Ernährung der westlichen Welt, die reich an verarbeiteten Lebensmitteln und arm an Obst und Gemüse ist, mit der Zunahme von Angst und Depressionen verbunden ist. Eine prospektive Kohortenstudie von 9000 College-Absolventen in Spanien ergab, dass diejenigen mit dem höchsten Verzehr an Fast Food ein um 40 Prozent höheres Risiko hatten, an Depressionen zu erkranken. Außerdem wurde ein direkter Zusammenhang zwischen dem Verzehr von handelsüblichen Backwaren und Depressionen festgestellt. Im Gegensatz dazu wurde ein gesundes Ernährungsmuster wie beispielsweise die Mittelmeerdiät mit einem niedrigeren Depressionsrisiko in Verbindung gebracht (Sánchez-Villegas et al., 2012).

Forscher in Australien haben eine positive Korrelation zwischen den aufgenommenen Mengen an nährstoffarmen Lebensmitteln (zum Beispiel verarbeitete Nahrungsmittel, raffiniertes Getreide, Zuckerprodukte, Bier) und depressiven Verstimmungen sowie Angstsymptomen bei Frauen festgestellt. Die Verbindung zwischen Ernährung und Stimmung steht möglicherweise auch in Zusammenhang mit Entzündungen. Westliche Ernährungsgewohnheiten sind mit höheren Spiegeln von C-reaktivem Protein, einem Marker für niedriggradige Entzündungen, verbunden. Es wird vermutet, dass Entzündungsprozesse auch eine

Rolle beim Ausbruch und beim Anhalten depressiver Störungen spielen (Jacka et al., 2010).

Neuere Forschungsergebnisse zeigen, dass viele Ernährungselemente wichtig für die Hirn-Fitness sind. Nährstoffe dienen als Kofaktoren bei fast jeder enzymatischen Reaktion im Gehirn. Bei einem Mangel an Nährstoffen können Stoffwechselvorgänge, einschließlich der Synthese von Neurotransmittern, nicht auf optimalem Niveau ablaufen. Medikamente können die Verfügbarkeit von Neurotransmittern erhöhen, aber Nährstoffe führen den Enzymen auf natürliche Weise Kofaktoren zu und optimieren so Stoffwechselprozesse, die an der Neurotransmitter-Synthese beteiligt sind. Dieses Buch konzentriert sich auf einen einzelnen Nährstoff, das Lithium, das weitreichende Auswirkungen auf die psychische Gesundheit hat. Seine einzigartigen Eigenschaften können psychiatrische und neurologische Symptome lindern und die Gesundheit des Gehirns lebenslang fördern.

Ähnlich wie ein Vitamin-B3-Mangel kann Lithiummangel für Angriffe auf unser psychisches Wohlbefinden verantwortlich sein, etwa für Depressionen, Angst, Demenz, die zwar weniger dramatisch erscheinen, aber tückischer sind, sowie für die unfassbare Tragödie des Suizids.

2. Mit weniger mehr erreichen

Als Vertreter einer integrativen Medizin behandle ich Patienten, die unter einer ungewöhnlichen Bandbreite an psychischen, verhaltensbezogenen und körperlichen Symptomen leiden. Integrative Medizin konzentriert sich auf das geistig-seelische Wohl und die körperliche Gesundheit des Einzelnen, indem sie alle Aspekte seines Lebens berücksichtigt. Zu den Grundkonzepten einer integrativen Psychiatrie gehört das Wissen, wie man die Nährstoffreserven des Körpers erhöht, um die Gesundheit langfristig zu fördern. Lithium zählt zu den essenziellen Nährstoffen, die für einen optimalen Gesundheitszustand unabdingbar sind.

Lithium ist ein natürlich vorkommendes Element, Nummer 3 im Periodensystem. Die an der Cornell University lehrende Psychiaterin Anna Fels hat es als „Cinderella drug", also als Aschenputtel-Medikament, bezeichnet, weil es trotz seines Werts vernachlässigt und übergangen wird (Fels, 2014). Lithium erhält nicht die Aufmerksamkeit, die es verdient. Das hängt zum Teil damit zusammen, dass es mit dem Stigma psychischer Störungen assoziiert wird, doch der Hauptgrund für seine stiefmütterliche Behandlung ist wahrscheinlich, dass Pharmakonzerne durch die Vermarktung oder Erforschung eines preiswerten Elements, das überall verfügbar ist, nichts zu gewinnen haben. Ihm fehlt der Reiz des Neuen und der Hype einer aufwendigen Markteinführung durch ein pharmazeutisches Unternehmen.

Dennoch halte ich Lithium für die wirksamste Nahrungsergänzung bei neurologischen und psychiatrischen Störungen. Meine Wertschätzung und Begeisterung für diesen Wirkstoff mögen befremdlich sein, wenn man bedenkt, dass er aufgrund seiner Anwendungsgeschichte zum Teil mit schweren psychischen Störungen assoziiert wird und in dem Ruf steht, starke Nebenwirkungen hervorzurufen. In pharmazeutischen Dosierungen ist Lithium ein wirksames Mittel gegen bipolare Störungen, wiederkehrende Depressionen und Suizidneigungen (Lwitzka et al., 2015). Aufgrund der möglichen Nebenwirkungen bei hohen Dosierungen scheuen sich heute allerdings viele Psychiater, es zu verschreiben. Ihre Besorgnis ist nicht unbegründet. Lithium in pharmazeutischer Dosierung kann schwere, irreversible Nebenwirkungen haben.

Ich habe festgestellt, dass keine Nebenwirkungen auftreten, wenn Lithium als Nahrungsergänzung genutzt wird. Als Supplement bietet Lithium eine sichere integrative Strategie für die Behandlung von psychiatrischen und neurologischen Störungen. Tatsächlich hat es das Potenzial, die klinische Praxis dramatisch zu verändern. Anstatt also meinen Rezeptblock zu zücken, empfehle ich den Patienten heute, dass sie Lithium als Nahrungsergänzung zu sich nehmen. Niedrig dosiertes Lithium ist nicht nur frei von Nebenwirkungen, sondern hat auch enorme Vorteile in Bezug auf viele Aspekte unserer Stimmung, unseres Verhaltens und unserer psychischen Gesundheit.

In diesem Buch gebe ich einen kurzen Überblick über die Geschichte der Lithiumtherapie und stelle Forschungsergebnisse über die Behandlung und Prävention von zahlreichen neuropsychiatrischen Störungen einschließlich Morbus Alzheimer vor. Nach 25-jähriger Praxis empfehle ich niedrig dosiertes Lithium heute nicht nur zur Stimmungsstabilisierung und Unterstützung bei Suchterkrankungen und Störungen der Impulskontrolle, sondern auch zur Verzögerung des geistigen Abbaus. Ich werde in diesem Buch einige Forschungsergebnisse vorstellen, die zeigen, dass Lithium die Gesundheit, das Wachstum und die Widerstandskraft von Neuronen fördert. Neuere Studien belegen, dass Lithium die psychische Gesundheit auf der genetischen Ebene verbessern kann, indem es tatsächlich die Genexpression verändert. Lithium ist ein wesentlicher Bestandteil einer integrativen, personalisierten Herangehensweise an die geistig-seelische Gesundheit.

Pharmazeutisch dosiertes versus niedrig dosiertes Lithium

Wenn Patienten Symptome einer Manie zeigen oder Suizidgedanken haben, ist eindeutig pharmazeutisches Lithium indiziert. Ich habe bei Patienten, die durch starke Stimmungsschwankungen schwer beeinträchtigt waren, großartige Reaktionen auf Lithium erlebt. Einige Patienten waren so fest im Griff wechselnder manischer und depressiver Stimmungen, dass sie nicht mehr in der Lage waren, ihrem Beruf nachzugehen oder tiefer gehende Beziehungen aufrechtzuerhalten. In diesen Fällen hat Lithium in pharmazeutischen Dosierungen – die von 600 bis 1800 Milligramm (mg) reichen – die Symptome drastisch reduziert.

Doch wenn das Lithium in Dosierungen verschrieben wird, die sich auf lange Sicht als zu hoch für einen Patienten erweisen, kann dieses potenziell lebensrettende Medikament toxische Wirkungen entfalten. Auch wenn es das emotionale Leben der Patienten wieder in Ordnung bringt, kann es Organsysteme beschädigen. Lithium kann irreversible Nierenschäden, Schilddrüsenerkrankungen, Tremor, Muskelschwäche, ein schlechtes Koordinationsvermögen, Tinnitus (Ohrgeräusche) und Sehstörungen verursachen. In einem 2014 erschienenen Artikel der *New York Times* mit dem Titel „I Don't Believe in God but I Believe in Lithium" beschrieb die Autorin Jamie Lowe eindrucksvoll den Zwiespalt, den sie persönlich mit diesem Medikament erlebte. Lithium, das Arzneimittel, das ihre Manie erfolgreich bekämpfte und ihr ermöglichte, ein normales Leben zu führen, verursachte auch eine schwere Nierenschädigung, sodass eine Nierentransplantation drohte. Sie setzte das Lithium ab, lebte aber in ständiger Angst, dass ihre manischen Symptome zurückkehren könnten und alles zunichtemachen würden, was sie sich so hart erarbeitet hatte (Lowe, 2015).

Eine Schädigung der Nieren wie bei Jamie Lowe tritt häufig auf. Da Lithium zu schwerwiegenden Nebenwirkungen führen kann, sind bei Patienten, die es in pharmazeutischen Dosierungen nehmen, regelmäßige Blutuntersuchungen erforderlich. Ich habe festgestellt, dass die Konzentration auf die Serumwerte mitunter die Aufmerksamkeit vom eigentlichen Krankheitsbild ablenkt. Wenn der Schwerpunkt auf der Überwachung der Serumwerte liegt, um bei der Dosierung den therapeutischen Bereich aufrechtzuerhalten, scheint sich die Aufmerksamkeit vom Wohl des Patienten auf die Laborwerte zu verschieben. Die Frage ist dann nicht mehr, ob es dem Patienten besser geht, sondern ob ein bestimmter Prozentsatz Lithium in seinem Blut vorhanden ist.

Von daher war es für mich ein naheliegender Schritt, dass ich 1990 zu erforschen begann, was die niedrigste Dosis Lithium war, die die Symptome meiner Patienten linderte. Anstatt mein Urteil aufgrund der Ergebnisse einer Laboruntersuchung zu fällen, hörte ich aufmerksam zu, wenn sie ihre Beschwerden beschrieben. Dadurch wurde mir allmählich klar, dass die Patienten auch bei niedrig dosiertem Lithium – niedriger als der therapeutische Bereich – immer noch eine deutliche Besserung ihrer Symptome erlebten.

Als Student stieß ich auf die Arbeiten von Jonathan Wright, einem in Harvard ausgebildeten Mediziner, der sich auf integrative Medizin und Ernährungstherapien spezialisiert hat. Jonathan Wright schreibt seit fast 30 Jahren über die Behandlung mit niedrig dosiertem Lithium. Im Jahr 1990, nachdem ich über seine klinischen Erfahrungen gelesen hatte, verordnete ich einer Patientin, die seit Langem mit ihren Depressionen rang, 5 mg Lithium pro Tag. Es wirkte. Dann wandten sich einige Patienten mit bipolarer Störung an mich, bei denen sich unangenehme Nebenwirkungen von hoch dosierten Lithiummedikamenten zeigten. Ich erforschte, ob sie bei einer niedrigeren Dosierung frei von Symptomen blieben. Eine der Patientinnen, eine 20-jährige Frau namens Audrey, mit einer Vorgeschichte von Depressionen und Stimmungsschwankungen sowie der Diagnose einer bipolaren Störung suchte mich auf, weil sie unter unerträglichen Nebenwirkungen des hoch dosierten Lithiums litt. Als ich ihre Dosis allmählich auf 10 mg Lithiumorotat verringerte, verschwanden die Nebenwirkungen und ihre Stimmung blieb stabil.

Ein weiterer Fall war besonders eindrucksvoll. Bei Paul, einem 50-jährigen Mann mit schwerer bipolarer Störung, hatten pharmazeutische Lithiumdosierungen zur Linderung seiner schweren Stimmungsschwankungen geführt. Doch durch die hohe Dosis entwickelte er infolge der Lithiumtoxizität eine chronische Nierenerkrankung. Sein Arzt setzte das Lithium ab und verordnete mehrere andere Medikamente, auf die Paul jedoch nicht ansprach. Er verfiel in eine Depression und war drei Jahre lang arbeitslos. Ich empfahl niedrig dosiertes Lithium in Form von 10 mg Lithiumorotat pro Tag. Mit der Zeit fühlte Paul sich allmählich besser und nahm seine Arbeit und seine normalen Aktivitäten wieder auf.

Als sein Nierenspezialist hörte, dass Paul wieder Lithium nahm, drängte er ihn, mit der Einnahme des Ergänzungsmittels aufzuhören. Die Symptome der bipolaren Störung schlichen sich wieder in sein Leben, und Paul geriet erneut in den Teufelskreis der Stimmungsschwankungen. Sein Beruf und seine Beziehungen litten. Dann fing Paul an, sein Lithiumorotat selbst zu dosieren und wieder einzunehmen, ohne mir oder dem Nephrologen etwas davon zu sagen. Er stellte fest, dass er bei einer Dosis von 20 mg Lithiumorotat pro Woche frei von bipolaren Symptomen blieb. Das ist eine sehr geringe Menge, die keinerlei Schäden an Organen verursacht. Seit Paul mit der Einnahme des Lithiumorotats begonnen hat, sind zehn Jahre vergangen, in denen er frei von Stimmungsschwankungen geblieben ist und gleichzeitig seine Nieren vor weiteren Schädigungen geschützt hat.

Das Potenzial von niedrig dosiertem Lithium

Obwohl Lithium zu den ältesten Medikamenten in der Psychiatrie gehört, gibt es nur wenige groß angelegte wissenschaftliche Studien zu niedrig dosiertem Lithium. Warum? Weil es keinen Profit bringt. Pharmaunternehmen sind nicht wild darauf, Studien über preisgünstige patentfreie Wirkstoffe zu finanzieren. Ein Rezept für Lithium kostet nur ein paar Cents, und Pharmaunternehmen machen keine Gewinne mit einem Nahrungsergänzungsmittel, das meist preiswert zu erhalten ist.

Auch wenn sie nicht veröffentlicht wurden, sind Studien über niedrig dosiertes Lithium nichts Neues. Vor 40 Jahren führte William Walsh eine kontrollierte Studie durch und verglich die Lithium-Konzentrationen im Kopfhaar von verurteilten Mördern mit denen von gesetzestreuen Bürgern. Bei den Straftätern fand er nur ein Drittel des Lithiumgehalts im Kopfhaar wie bei den Vergleichspersonen, die nicht mit dem Gesetz in Konflikt geraten waren. Eifrig trug er seine Ergebnisse den kriminologischen Berufsverbänden und der American Psychiatric Association vor. Doch niemand schenkte ihm Beachtung.

Inzwischen belegen kleinere Beobachtungs- und Interventionsstudien einen positiven Zusammenhang zwischen moderaten Lithiumkonzentrationen und einer Verbesserung von mentalen, emotionalen und verhaltensbezogenen Problemen. Kleine Placebo-kontrollierte randomisierte Doppelblindstudien (Teilnehmer werden zufällig einer der zwei Testgruppen zugeordnet und werden entweder mit dem Medikament, das den „richtigen" Wirkstoff enthält, oder mit einem Placebo behandelt, wobei weder Patienten noch Ärzte wissen, wer was einnimmt; diese Vorgehensweise wird als beste Grundlage für den empirischen Nachweis der Wirksamkeit gesehen – Anmerkung der Lektorin) deuten auf positive Gefühls- und Verhaltensveränderungen bei kurzfristiger niedrig dosierter Lithiumsupplementierung hin. In einer Studie nahmen 24 Teilnehmer mit einer Vorgeschichte an Aggression und Impulsivität vier Wochen lang 40 Mikrogramm (μg) Lithium pro Tag (das sind lediglich 40 Millionstel Gramm). Am Ende des Monats hatten sich ihre Werte in den gemessenen Bereichen Glück, Freundlichkeit, Energie und Stimmmung verbessert (Schrauzer & Vroey, 1990). In einer weiteren Studie zeigten sich bei den Teilnehmern, die zwölf Monate lang niedrig dosiertes Lithium erhalten hatten, signifikante Verbesserungen hinsichtlich Gedächtnisleistung und Aufmerksamkeit (Leyhe et al., 2009).

Studien über Lithium im Trinkwasser ergeben aufschlussreiche Daten über die Vorzüge von niedrig dosiertem Lithium. Ein niedriger Lithiumgehalt im Wasser korreliert mit höheren Raten mentaler und emotionaler Störungen. 1970 wurde in einer Forschungsstudie der Gehalt natürlich vorkommenden Lithiums im Trinkwasser von 27 Countys in Texas untersucht und mit der Häufigkeit von Psychosen, Neurosen und Persönlichkeitsstörungen in bundesstaatlichen und nationalen psychiatrischen Krankenhäusern verglichen (Schrauzer & Shrestha, 1990). Die Autoren stellten einen deutlichen Trend fest: Je höher der Lithiumgehalt im Wasser, desto geringer die Rate psychiatrischer Erkrankungen in dem betreffenden County. Dieser Zusammenhang blieb signifikant, auch nachdem mögliche Störvariablen berücksichtigt wurden.

Da sich die Wissenschaftler nicht sicher waren, ob diese verblüffenden Befunde nur für diese spezielle geografische Region zutrafen, wiederholten sie die Untersuchung in anderen Gebieten. Studien über Lithium im Trinkwasser sind in Österreich, England, Griechenland und Japan durchgeführt worden

(Giotakos et al., 2013; Kabacs et al., 2011; Kapusta et al., 2011; Ohgami et al., 2009). Die in diesen Studien erhobenen Daten haben alle eine starke umgekehrte Korrelation zwischen Gewaltverbrechen und Suizid und einem höheren Lithiumgehalt im Trinkwasser bestätigt.

Eine weitreichende Nutzung von niedrig dosiertem Lithium bietet faszinierende Möglichkeiten. Anna Fels führte 2014 im Leitartikel der *New York Times* dazu aus:

> „Was, wenn mikro-dosiertes Lithium wieder Teil unserer normalen Ernährung wäre? Was, wenn man es wieder den Softdrinks oder beliebten Vitaminsäften beimischen oder sogar das Trinkwasser damit anreichern würde? Die bislang vorliegenden Forschungsergebnisse deuten stark darauf hin, dass die Suizidrate und vielleicht sogar die Zahl anderer Gewalttaten gesenkt werden könnte. Und möglicherweise gäbe es auch weniger Demenzkranke. Wir wissen es nicht, aber weitere Studien liefern vielleicht die Antwort." (Fels, 2014)

Jahrzehntelange Forschung sagt uns, dass höhere Lithiumkonzentrationen im Trinkwasser mit höherem seelischen Wohlbefinden und allgemein verringerter Sterblichkeit korrelieren, doch vor Kurzem haben Wissenschaftler zudem entdeckt, dass Lithium möglicherweise tatsächlich lebensverlängernd wirkt (Zarse et al., 2011). Sie haben festgestellt, dass sich die Lebensspanne des Modellorganismus, des Fadenwurms *Caenorhabditis elegans*, verlängerte, wenn er niedrig dosiertem Lithium ausgesetzt war.

Während die Medizin auf die Ergebnisse weiterer Studien wartet, möchten wir nicht nur Patienten helfen, die unter schlecht therapierten psychischen und neurologischen Störungen leiden, sondern auch von unseren Erfahrungen mit der Anwendung niedrig dosierten Lithiums berichten. Auch ohne kostspielige Markteinführung durch ein Pharmaunternehmen können Fachleute in Medizin, Therapie und Heilberufen sowie deren Patienten die Vorzüge niedrig dosierten Lithiums nutzen. Wenn die Lithiumforschung sich ausweitet, wird die Botschaft nicht nur Patienten erreichen, deren Zustand verschreibungspflichtige Lithiumdosierungen verlangt, sondern auch solche, die die positiven Wirkungen dieses Minerals in Form von niedrig dosierten Nahrungsergänzungsstoffen suchen. Die überzeugenden Vorteile einer niedrig dosierten Lithiumtherapie bieten die Chance, dass man künftig nicht mehr zwischen psychischer und körperlicher Gesundheit wählen muss. Mit niedrig dosiertem Lithium können wir beides haben.

Lithium ist wahrhaftig ein Aschenputtel-Mittel: eine alte, unbeachtete Behandlungsmethode mit dem verheißungsvollen Potenzial, menschliches Leiden zu lindern.

3. Die Geschichte des Lithiums: Wie ein Mineral zur Medizin wird

Sogar der Softdrink-Unternehmer Charles Leiper Grigg erkannte, dass es mit Lithium etwas Besonderes auf sich hatte. Im Jahr 1929 präsentierte er ein neues Getränk namens „Bib-Label Lithiated Lemon-Lime Soda" mit dem Slogan „It takes the ouch out of the grouch", zu Deutsch etwa: „Nimmt dem Quälgeist die Qual". Gepriesen für seine stimmungsverbessernde und „Kater" bekämpfende Wirkung, wurde es irgendwann umbenannt in 7-Up. Die „7" steht vermutlich für das abgerundete atomare Gewicht des Elements Lithium (6,9) und das „Up" verweist auf die stimmungshebende Wirkung. Bis 1950 blieb Lithium ein Bestandteil von 7-Up (El-Mallakh & Roberts, 2007).

Schon Jahrhunderte vor dem Aufkommen dieses gefeierten Softdrinks wurde Lithium mit Stimmungsberuhigung verbunden. Soranos von Ephesos, ein Arzt der griechischen Antike, beobachtete die Vorzüge von alkalischen Quellen, die eine beruhigende Wirkung auf die heftigen Launen einiger seiner Patienten hatten. Wie sich herausstellte, waren diese Quellen reich an Lithium (Georgotas & Gershon, 1981).

Während des 19. Jahrhunderts erfreuten sich natürliche Quellen, die Lithium enthielten, in der östlichen ebenso wie in der westlichen Welt großer Beliebtheit. Archäologen gruben Nachweise dafür aus, dass Lithia Springs in Georgia ein heiliger Ort der Cherokee war. Dass der Ort weiterhin hoch angesehen war, ergibt sich eindeutig aus Aufzeichnungen, die zeigen, dass mehrere amerikanische Präsidenten, zum Beispiel Cleveland, Taft, McKinley und Theodore Roosevelt nach Lithia Springs reisten, um eine Kur zu machen. 1890 wurde das Lithia Springs Sanatorium zur Behandlung von Zwangsstörungen, einschließlich Alkoholismus und Opiumabhängigkeit, gegründet (Georgotas & Gershon, 1981).

Das einfache Element Lithium, das in alkalischen Quellen reichlich vorhanden ist, ist benannt nach dem griechischen Wort für Stein, lithos. Auf der Erde ist das Element ungleich verteilt. Neben seinem Vorkommen in natürlichen Wasserquellen findet sich Lithium in Granit und anderem Gestein ebenso wie im Meerwasser. Wenn Fels verwittert, sickert Lithium ins Erdreich, wo es von den Pflanzen schnell aufgenommen wird und in die Nahrungskette gelangt. Der häufigste Ursprung des Elements in der heutigen Ernährung ist das Trinkwasser (Schrauzer, 2002). Über eine medizinische Anwendung von Lithium berichtete erstmals der Londoner Arzt Alfred Baring Garrod, der es zur Behandlung der Gicht einsetzte. Nachdem er Harnsäure im Blut seiner Gichtpatienten entdeckt hatte, beschrieb er den bahnbrechenden Nutzen von Lithium in seiner 1859 erschienenen Abhandlung *The Nature and Treatment of Gout and Rheumatic Gout* (Strobusch, 1980).

Mehrere Jahrzehnte lang wurden Lithiumtabletten und andere lithiumhaltige Produkte für die Behandlung von Nieren- und Blasenproblemen und von Gallensteinen empfohlen. Der 1908 erschienene Firmenkatalog von Sears, Roebuck & Company preist die Wirkung von „Schieffelin's Effervescent Lithia"-Tabletten gegen eine Vielzahl von Leiden. 1907 listete der Merck Index 43 verschiedene lithiumhaltige medizinische Präparate auf. Die Begeisterung über diese Lithiumprodukte spiegelte die vorherrschende Auffassung wider, dass Harnsäure eine Vielzahl von Krankheiten auslöse, einschließlich Kopfschmerzen, Epilepsie, Depressionen, Melancholie, Suizid, Bluthochdruck, Angina, Asthma, Raynaud's Krankheit, Gicht und Rheuma. Als die Popularität der Harnsäure als Krankheitserklärung abklang, schwand das Interesse an Lithiumprodukten (Strobusch, 1980).

Zur Behandlung von affektiven Störungen wurde Lithium erstmals in Dänemark angewandt. Die Brüder Fredrik und Carl

Lange, beide Psychiater, berichteten im ersten dänischen Lehrbuch klinischer Psychiatrie, dass sie Lithium erfolgreich für die Behandlung depressiver Patienten eingesetzt hatten. Die Symptome der Patienten, häufig Suizidgedanken oder mangelnde Impulskontrolle, verschwanden, wenn sie Lithium nahmen, kehrten aber nach der Entlassung häufig zurück. Deshalb bemühten sich die Langes, die Lithiumtherapie bei diesen Patienten fortzusetzen, nachdem sie das Krankenhaus verlassen hatten (Bech, 2007). Mit dem Tod von Frederik Lange im Jahr 1907 geriet der Einsatz von Lithium zur Behandlung von affektiven Störungen in Vergessenheit. Während der ersten Hälfte des 20. Jahrhunderts gab es praktisch keinen Hinweis auf Lithium in der psychiatrischen Fachliteratur (Bech, 2007).

Die Wiederbelebung des Lithiums als Heilmittel im 20. Jahrhundert nahm ihren Anfang 1949 im australischen Melbourne mit John Cade, der wusste, dass Garrod es ein Jahrhundert früher erfolgreich eingesetzt hatte. In japanischer Kriegsgefangenschaft war ihm ein paar Jahre zuvor aufgefallen, dass das destruktive und impulsive Verhalten einiger seiner Mitgefangenen abnahm, nachdem sie uriniert hatten. Er vermutete, dass die manischen Verhaltensweisen seiner Patienten durch ein Übermaß an Harnsäure verursacht wurde, und fing an, sie mit Lithium zu behandeln. Einige sprachen erstaunlich gut auf die Behandlung an, sogar nach jahrelanger Krankheit und gescheiterten Therapien mit anderen Medikamenten (Cade, 1949). Obwohl sein Bericht in einer obskuren Zeitschrift erschien, beschrieb Cade darin eine gut konzipierte und durchgeführte Forschungsstudie, wobei er sich auf die rationale Präsentation von Ergebnissen konzentrierte, anstatt über die Wirksamkeit einer bestimmten Behandlung zu schwärmen. Aufgrund seiner gut aufgebauten Studie und der verblüffenden Behandlungserfolge sind einige Medizinhistoriker der Ansicht, dass John Cade die Ära der modernen Psychopharmakologie eingeläutet hat.

Leider war das Timing von Cades Behandlungserfolgen ungünstig. Im selben Jahr, 1949, tauchten in den Medien Berichte über Nebenwirkungen bei Patienten auf, die Lithium in einer anderen Darreichungsform und aus einem völlig anderen Grund nahmen. Da Ärzten in den USA Patienten mit Bluthochdruck und Herzbeschwerden empfohlen, Natriumchlorid, also Kochsalz, zu meiden, wurde Lithiumchlorid als Alternative beworben. Anfang der 1950er-Jahre erschienen ärztliche Berichte über Patienten, die nach der Einnahme von großen Mengen Lithiumchlorid Vergiftungserscheinungen gezeigt hatten. Mehrere Todesfälle wurden bekannt, was die amerikanische Arzneimittelbehörde FDA dazu veranlasste, die Nutzung der Lithiumsalzsubstitution zu verbieten. „Hören Sie sofort auf, dieses gefährliche Gift zu verwenden!", mahnte die FDA. Kein Wunder, dass Lithium bei Medizinern erneut in Ungnade fiel.

Trotz des Lithiumchlorid-Debakels führte Cades Forschung zu einigen isolierten Lithiumstudien in Australien und Frankreich. Der nächste Durchbruch ereignete sich wieder in Dänemark. Der Psychiater Mogens Schou, der Cades Artikel gelesen hatte, probierte ein völlig neues Forschungsdesign aus – eine randomisierte kontrollierte Studie. Bei diesem Experiment wurde die Wirksamkeit von Lithium für die Behandlung der Manie bei zufällig (buchstäblich durch Münzwurf) ausgewählten Patienten untersucht, die entweder Lithium oder ein Placebo erhielten. Schous Experiment ergab, dass 70 Prozent der Patienten mit Manie auf das Lithium ansprachen. Schou führte den Begriff „Stimmungsnormalisierer" ein, um auf die Fähigkeit des Lithiums hinzuweisen, abnormale Stimmungsschwankungen zu stabilisieren, ohne normale Emotionen so zu beeinträchtigen, wie es bei Amphetaminen und Barbituraten der Fall ist. Anhand einer grafischen Darstellung vom natürlichen Verlauf der bipolaren Störung mit ihren vorhersagbaren Wiederholungen und ihrem progressiven Charakter zeigte er die positiven Wirkungen auf, die Lithium nicht nur als Erhaltungstherapie, sondern auch als präventive Medikation hatte (Schou, 2009).

In den USA ging die Erforschung und Finanzierung der Lithiumforschung nur schleppend voran. Die ersten Beiträge erschöpften sich in einigen Fallberichten über Nebenwirkungen der Lithiumbehandlung, wie zum Beispiel verwaschene Sprache und Bluthochdruck (Solomon & Vickers, 1975). Doch allmählich bildete sich eine „Lithium-Untergrundbewegung" von Ärzten, die es trotz fehlender Zulassung seitens der Behörden (FDA) verschrieben. 1970 schließlich ließ die USA als 50. Land Lithium für die Behandlung akuter Manien und 1974 auch zur Behandlung wiederkehrender Manien zu (Shorter, 2009).

Es folgte eine Welle von Lithiumverschreibungen zur Behandlung der akuten Manie und zur Prävention von wiederkehrenden manischen ebenso wie depressiven Zyklen bei der bipolaren Störung. Lithium wurde zur ersten Wahl für die Therapie bipolarer Störung. Trotz der in klinischen Studien belegten eindrucksvollen Wirksamkeit der Substanz, wandte sich das Blatt Mitte der 1990er-Jahre abermals. Als neue Medikamente wie Valproat eingeführt wurden, verlor Lithium seine beherrschende Rolle als erstrangiges Mittel gegen die bipolare Störung (Shorter, 2009).

Lithium hat eine wechselhafte und dramatische Geschichte in der Medizin durchlaufen, wurde manchmal als Wundermittel gepriesen, manchmal als Gift verteufelt, manchmal auch vollständig vergessen, bevor es in wissenschaftlichen Experimenten in einem anderen Land in einem anderen Kontext wieder auftauchte. Doch nach all den Jahrhunderten und trotz anderer milliardenschwerer pharmazeutischer Durchbrüche ist Lithium immer noch unübertroffen, was die Stimmungsstabilisierung und die Suizidprävention bei Patienten mit bipolaren Störungen betrifft. Es erscheint paradox, dass nach jahrzehntelangen Markteinführungen von neuen und teuren pharmazeutischen Produkten die besten Ergebnisse für Patienten mit affektiven Störungen immer noch durch das älteste Medikament der Psychiatrie erzielt werden, das einfach ein essenzieller Mineralstoff für die Hirngesundheit ist.

Lithium in Produktion und Technik

Eine Geschichte der Lithiumanwendungen wäre unvollständig ohne eine Erwähnung der wichtigen Rolle, die das Element für die Welt der Produktion und Technik spielt. Nur etwa 5 Prozent des weltweit vorkommenden Lithiums wird tatsächlich für gesundheitliche Zwecke verwendet. Die übrigen 95 Prozent werden industriell genutzt. Es gibt zwei Verfahren der Lithiumgewinnung: den Abbau von Lithiumerzen aus dem Boden und den Abbau von Lithiumsolen aus Salzseen. Ende der 1990er-Jahre wurden Solen zur Hauptquelle, weil die Verarbeitung von festem Gestein kostspieliger ist. Solevorkommen, die etwa 66 Prozent des globalen Lithiumvorkommens ausmachen, finden sich hauptsächlich in den Salzseen von Chile, Argentinien, China und Tibet. In den USA gibt es nur einen einzigen Salzförderungsbetrieb (U.S. Geological Survey, 2015).

Eine seit Kurzem verstärkte Nachfrage nach Lithium in der Industrie hat zu einem Anstieg der Förderung und Produktion geführt. Argentinien und Chile haben 2014 beide ihre Lithiumproduktion um etwa 15 Prozent erhöht und der Solbetrieb in den USA hat seine vorherige Kapazität kürzlich verdoppelt (U.S. Geological Survey, 2015). Die Eigenschaften des Lithiums ermöglichen viele Anwendungen in der Technik. Das leichteste aller festen Elemente ist stark, aber hochreaktiv, formbar und ein guter Leiter von Wärme und Elektrizität. Über viele Jahre sind Lithiumverbindungen für die Herstellung von Keramik, Glas und Aluminiumprodukten genutzt worden. Dank des Lithiums lässt sich beispielsweise Pyrex-Kochgeschirr direkt vom

Kühlschrank auf den Herd setzen, ohne zu zerspringen. Lithium trägt dazu bei, die Wärmeausdehnung zu verringern und die Schockresistenz zu erhöhen (O'Bannon, 1984).

Lithium hat in verschiedenen Formen eine große Bandbreite industrieller Anwendungen. Als Metall wird Lithium wegen seiner Leichtigkeit häufig für Flugzeugteile eingesetzt. Aluminium-Lithium- und Magnesium-Lithium-Legierungen bleiben auch bei hohen Temperaturen stabil und haben eine hohe Zerreißfestigkeit. Besonders gefragt ist Lithium für die Verwendung in Batterien. Zu seinen Vorteilen gehören geringes Gewicht, hohe Energiedichte und hohe Energieausbeute. Anders als Nickelbatterien verlieren Lithiumbatterien keine Energie, wenn sie aufgeladen werden, bevor sie völlig entladen sind.

Lithiumbatterien sind in der Raumfahrt beliebt, weil sie praktisch wartungsfrei sind. Der Mars-Rover „Curiosity" nutzt Lithium-Nickel-Oxid-Zellen, die nur teilweise geladen und entladen werden. Mit diesem System beträgt die Lebensdauer vier Jahre (Buchmann, 2011). Lithium-Schwefeldioxid-Batterien waren entscheidend für die beiden Mars-Rover „Spirit" und „Opportunity". Die Batterien haben den Eintritt in die Atmosphäre, den Abstieg und die Landung erfolgreich unterstützt und genügend Energie für Arbeiten nach der Landung bewahrt (Ratnakumar, 2004).

Lithium hat auch die Aufmerksamkeit der Autohersteller bei ihren Bemühungen um den Bau umweltfreundlicher Fahrzeuge auf sich gezogen. Toyota, Honda, Nissan, Ford und andere Autounternehmen haben erfolgreiche Prototyp-Modelle unter Verwendung von Lithium-Batterien hergestellt. Bei wachsender Batterieproduktion sinken die Kosten (Western Lithium Corporation, o. J.). Tesla bringt seit Mitte 2017 sein Elektoauto Model 3 serienmäßig auf den Markt, das nur 30 000 Dollar kostet und mehr als 300 Kilometer fahren kann, bevor es wieder aufgeladen werden muss. General Motors hat wie versprochen im selben Jahr ein ähnliches E-Fahrzeug herausgebracht. Analysten vermuten, dass bis 2020 mehrere Millionen Elektro-Batterie-gestützte Fahrzeuge auf der Straße sein werden (Hunt, 2015). Die Lithium-Batterien, von denen sie angetrieben werden, haben das Potenzial, das Transportwesen zu revolutionieren, ohne die Umwelt zu schädigen.

Zurzeit wird ein neuer Highway geplant, der die letzte amerikanische Lithium-Mine in Silver Park, Nevada, mit einem großen Tesla-Werk verbinden soll. Bis 2020 soll allein dieses Werk mehr Lithium-Batterien pro Jahr herstellen, als 2013 weltweit produziert wurden.

Für Lithium gibt es eine Vielzahl weiterer – einfacher ebenso wie komplexer – Anwendungsmöglichkeiten in der Technik. Wenn bei einem Feuerwerk rote Farben am Nachthimmel leuchten, ist Lithium dafür verantwortlich (Johanson, 2007). Die Astronauten der Apollo 13 verließen sich auf Kanister, die Lithiumhydroxid in Pulverform enthielten, um die Luft in ihrem Raumschiff von Kohlendioxid zu befreien (NASA, 2009).

Die Geschichte des Lithiums hat einen erstaunlichen Verlauf genommen: Von den beruhigenden Quellen des antiken Ephesos zu der anspruchsvollen Technik des Weltraumzeitalters. Lithium revolutioniert Bereiche der Technik, von Batterien zu Autos, Flugzeugen zu Raumfahrzeugen. Seine Vielseitigkeit, Leichtigkeit, Leitfähigkeit, hohe Energiedichte und Formbarkeit führen dazu, dass die Nachfrage stetig steigt. Einige Ökonomen sagen voraus, dass die Lithiumversorgung bald zum Motor der Wirtschaft werden wird. Dieses Element hat eindeutig eine Zukunft, die über seine gesundheits- und krankheitsbezogenen Anwendungen hinausgeht.

4. Lithium als Nahrungsergänzungsmittel

Obwohl Lithium nach wie vor als der Goldstandard für die Behandlung der manisch-depressiven Erkrankung oder bipolaren Störung gilt, ist vielen nicht bewusst, dass es als essenzielles (lebensnotwendiges) Spurenelement auch eine entscheidende Rolle für die menschliche Gesundheit spielt. Entsprechend widersprüchlich sind die diesbezüglichen internationalen Richtlinien. Staaten wie zum Beispiel Kanada, Taiwan und die Philippinen verbieten den Verkauf von Lithium als Nahrungsergänzung, weil es nur als Arzneimittel zugelassen ist. Auch in Japan gelten strenge Vorschriften für die Verwendung dieses Mineralstoffs. In den USA und Hongkong ist der Verkauf von Lithium als Nahrungsergänzungsmittel erlaubt.[1]

Zu den größten Hindernissen, die einer breiten Verwendung von Lithium als Nährstoff im Wege stehen, gehört zweifellos, dass Lithium im Allgemeinen nur als Arzneimittel mit entsprechenden Nebenwirkungen wahrgenommen wird. Doch Lithium ist ein für die körperliche und seelische Gesundheit essenzieller Mineralstoff. Von wissenschaftlicher Seite wird inzwischen eine provisorische Dosis von 1 mg Lithium pro Tag für einen 70 kg schweren Erwachsenen empfohlen (Schrauzer, 2002). Da diese empfohlene Tagesdosis (Recommended Daily Allowance) nur den Mindestbedarf eines gesunden Erwachsenen angibt, ist 1 mg täglich möglicherweise für Personen, die eine höhere Versorgung benötigen, nicht ausreichend. In den folgenden Kapiteln wird dargelegt, wie das individuelle genetische und epigentische Profil, das mit Umweltstressoren zusammenwirkt, höhere Lithiumdosierungen erforderlich machen kann, um eine optimale Gehirnfunktion zu gewährleisten.

1 In Europa sind in etlichen Ländern Präparate mit niedrig dosiertem Lithium, wie zum Beispiel in Form von Lithiumorotat, erhältlich. Sie sind trotz ihres weitaus niedrigeren Lithiumgehaltes meist verschreibungspflichtig. (Anm. des Verlags)

Lithium als Arzneimittel

In den USA sind Lithiumcarbonat und Lithiumcitrat als Arzneimittel zugelassen für die Behandlung der bipolar affektiven Störung. Diese Medikamente werden, wenn nicht in Form von Retardpräparaten, häufig dreimal täglich eingenommen, um eine gleichbleibende Lithiumkonzentration im Blutserum aufrechtzuerhalten. Alle Darreichungsformen werden oral zu den Mahlzeiten aufgenommen, und Lithium wird vom Körper durch dieselben Mechanismen absorbiert wie andere Mineralstoffe.

Lithium wandert vom Magen in den Dünndarm, von wo aus es rasch in den Blutkreislauf übergeht. Mit dem Blutstrom gelangt es zum Gehirn und überwindet mittels aktivem Transport die Blut-Hirn-Schranke. Obwohl der genaue Mechanismus ungeklärt ist, vermuten Wissenschaftler, dass Lithiumionen sich außerhalb der Zellmembran konzentrieren und eine Depolarisation der Nervenzelle verursachen; dabei öffnen sich spannungsgesteuerte Ionenkanäle auf der Zellmembran und lassen Natrium in die Zelle hereinströmen. Da Lithium und Natrium eine ähnliche Molekülstruktur und Ladung aufweisen, kann das Lithium leicht an die Stelle der Natriumionen treten und an ihrer Stelle die Blut-Hirn-Schranke passieren.

Lithium ist am wirksamsten, wenn seine Konzentration im Körper konstant bleibt und eine gleichbleibende Salzmenge mit der Nahrung aufgenommen wird. Schwankungen im Flüssigkeits- und Salzhaushalt beeinflussen die Serumkonzentration des Lithiums, und ein Flüssigkeitsmangel kann zu Vergiftungserscheinungen führen.

In den USA ist die niedrigste verschreibungspflichtige Konzentration arzneilichen Lithiums in Form von Tabletten à 150 mg erhältlich. Das Flüssigpräparat Lithiumcarbonat wird unter anderem in einer Konzentration von 300 mg pro 5 ml (oder 1 EL) angeboten.

Bis vor Kurzem haben die meisten Psychiater in ihrer Ausbildung gelernt, die Lithiumtherapie mit einer Einstiegsdosierung von 2 x täglich 300 mg zu beginnen und diese ungeachtet der Gesamtdosis zu steigern, bis der angestrebte therapeutische Blutspiegel erreicht ist. Die von Psychiatern verschriebene Gesamtdosis reicht von 600 bis 1800 mg pro Tag. Dabei sind regelmäßige Blutuntersuchungen erforderlich, um den Lithiumspiegel im Blut zu kontrollieren und Vergiftungen zu verhindern. Lithiummedikamente werden unter anderem unter den Handelsnamen Eskalith, Lithonate, Lithobid und Lithium Carbonate ER vertrieben. (In Deutschland unter anderem Hypnorex, Leukominerase, Lithiofor, Quilonum – Anm. des Verlags)

Die meisten Patienten in der Erhaltungstherapie werden mit mindestens 900 mg täglich stabilisiert. Bei akuter Manie werden allerdings bis zu 1800 mg täglich verabreicht. Diese Dosierungen erzeugen normalerweise den angestrebten Serum-Lithiumspiegel von 1,0 bis 1,5 meq/L. Beim Lithiumcarbonat besteht ein höheres Intoxikationsrisiko, weil das Trägersalz aufgrund seiner schlechten Bioverfügbarkeit zur Lithiumakkumulation im Blut führt. Das Lithiumcarbonat erhöht die extrazellulären Lithiumkonzentrationen und erfordert höhere Spiegel, damit es in die Zellen eindringen und absorbiert werden kann.

Leider hat das verschreibungspflichtige arzneiliche Lithium eine geringe therapeutische Breite, da der akzeptable Zielbereich von 0,6 bis 1,5 meq/L relativ schmal ist. Als optimale Lithiumkonzentration bei der Erhaltungsbehandlung bipolarer Störungen gilt im Allgemeinen ein Wert zwischen 0,6 und 1,2 meq/L; bei Spiegeln über 1,5 meq/L können toxische Symptome auftreten (Finley et al., 1995). Bei Serumkonzentrationen über 1,5 meq/L ist zudem von Nebenwirkungen wie Magen-Darm-Beschwerden, Zittern, Verwirrung und Schläfrigkeit berichtet worden. Bei Überschreiten eines Werts von 2,5 meq/L drohen Krampfanfälle und ein tödlicher Ausgang (McKnight et al., 2012). Für viele Patienten bietet jedoch die Aufnahme von niedrig dosiertem Lithium als Nahrungsergänzung eine sichere und einfache Alternative.

Lithium als Nahrungsergänzungsmittel?

Niedrig dosierte Lithiumpräparate, die nur einen Bruchteil der pharmazeutischen Wirkstoffmenge enthalten, sind in den USA rezeptfrei in Health Food Shops (Naturkostläden) erhältlich. Die Bestimmungen hinsichtlich des Verkaufs von Lithium als Nahrungsergänzungmittel sind zwar weltweit sehr unterschiedlich, doch von der US-amerikanischen Arzneimittelbehörde FDA (Food and Drug Administration) ist Lithium als diätisches Lebensmittel zugelassen. Als Nahrungsergänzungsmittel ist der essenzielle Mineralstoff in Form von Kapseln, Tabletten oder Flüssiglösungen erhältlich. Die unterschiedlichen Darreichungsformen hängen auch damit zusammen, dass Lithium mit einem mineralischen Trägerstoff verbunden werden muss, damit Konsumenten es ohne Gesundheitsgefahren aufnehmen können. Zu diesen mineralischen Trägerstoffen gehören Citrat, Orotat und Aspartat.

Lithium als Nährstoff soll die tägliche Ernährung ergänzen und erfordert keine regelmäßigen Blutuntersuchungen um einen therapeutischen Spiegel einzustellen. Als Nahrungsergänzung hat Lithium kein enges „therapeutisches Fenster" zwischen Wirksamkeit und Überdosierung, und viele Patienten können bedenkenlos von niedrigen Dosierungen profitieren, ohne sich Gedanken über Nebenwirkungen oder Vergiftungen machen zu müssen.

Erhältlich sind Lithiumaspartat und Lithiumorotat in Form von Kapseln sowie Lithiumcitrat und Lithiumchlorid in Form flüssiger Lösungen. Ich empfehle Lithiumorotat oder Lithiumcitrat. Aspartat gehört zu einer Gruppe chemischer Substanzen, den sogenannten *Excitotoxinen*, die durch ihre stark erregende

Wirkung auf Nervenzellen zur schnellen Erschöpfung der Rezeptoren führen können. Diese Überstimulierung kann bei sensiblen Menschen zu Beschwerden wie Kopfschmerzen und potenziellen Entzündungen führen.

Lithiumorotat enthält das Mineralsalz der Orotsäure, die häufig als Bindemittel für mineralstoffhaltige Nahrungsergänzungen genutzt wird. Das Orotation ermöglicht es, dass das Lithium den Magen passiert und dabei an den Orotatträger gebunden bleibt. Nach der Aufnahme steigt der Lithiumspiegel im Blut nach einer halben bis zwei Stunden am stärksten an. Über den Blutkreislauf gelangt das Lithium zum Gehirn. In Anlehnung an Untersuchungen zur Absorption von Kalzium- und Magnesiumorotat geht man davon aus, dass das Lithiumorotat die Blut-Hirn-Schranke durch ein passives Transportsystem überwindet. Da das Lithium an den Orotatträger gebunden bleibt, tritt es direkt in die Nervenzellen ein, bevor es freigesetzt wird; durch die intrazelluläre Konzentration verbleibt nur wenig Lithium im Blutkreislauf, zu wenig, um unerwünschte Nebenwirkungen zu verursachen.

Smith & Schou führten ein Experiment durch, um das therapeutische Profil von Lithiumorotat und Lithiumcarbonat zu vergleichen. Sie injizierten verschiedenen Gruppen von Mäusen die gleichen Mengen an Orotat und Carbonat und maßen die Lithiumkonzentrationen in Blut, Nieren und Herz. Sie stellten fest, dass für dieselbe Wirkung eine geringere Menge Lithiumorotat als Lithiumcarbonat erforderlich ist, und mahnten zur Vorsicht bei der Gabe von höheren Dosen Lithiumorotat (Smith & Schou, 1979). Was die Therapiesicherheit und Nebenwirkungen anging, kamen die Forscher zu dem Schluss, dass das Lithiumorotat trotz seiner starken Wirkung die Nierenfunktion der Versuchstiere nicht beeinträchtigte.

Lithiumcarbonat enthält 18,8 mg elementares Lithium pro 100 mg. In den meisten Lithiumorotat-Präparaten stecken 3,83 mg elementares Lithium. Damit enthält Lithiumorotat so wenig elementares Lithium pro empfohlener Dosis, dass man eine Überschreitung des therapeutischen Levels der Serumkonzentrationen ausschließen kann. Die Lithiummenge, die in den Blutkreislauf gelangt, erreicht in der Orotat-gebundenen Form keine toxischen Konzentrationen, weil das gesamte Lithium in die Zellen eintritt und nicht in der extrazellulären Flüssigkeit verbleibt (Nieper, 1973).

Lithium wird vom Körper schnell ausgeschieden, deshalb muss es mehrmals täglich eingenommen werden, damit ein wirksames Niveau bestehen bleibt. Etwa 95 Prozent des Lithiums werden unverändert (nicht metabolisiert) über die Nieren ausgeschieden, die restlichen 5 Prozent über Speichel, Schweiß und Stuhl. Die renale Ausscheidung, die über die Nieren, umfasst zwei Phasen: schnelle Clearance von bis zu zwei Dritteln innerhalb von 6 bis 12 Stunden, dann eine langsamere Elimination über die folgenden 12 Stunden. Die Halbwertszeit beträgt 12 bis 24 Stunden.

In den 1970ern behandelte der deutsche Arzt Hans Nieper 64 Patienten, die unter Migräne, Depressionen, Alkoholismus und Epilepsie litten, mit Lithiumorotat. Er beobachtete die Probanden über einen Zeitraum von bis zu zweieinhalb Jahren und stellte fest, dass Lithiumorotat in niedrigen Dosierungen wirksam war, keine unerwünschten Nebenwirkungen hatte und effektiver war als Lithiumcitrat und Lithiumcarbonat (Nieper, 1973). Niepers wichtigster Beitrag war, dass die Anwendung von Lithium in Orotat- und Aspartat-Form signifikant mehr Lithium innerhalb der Zellen verfügbar macht, während Lithiumcarbonat größtenteils zu einer Erhöhung der extrazellulären Konzentration führt.

Studien zeigen, dass verglichen mit Lithiumcarbonat relativ geringe Mengen Lithiumorotat genügen, um therapeutische Konzentrationen im Gehirn zu erreichen und gleichzeitig für stabile Serumkonzentrationen zu sorgen, während ein Intoxikationsrisiko umgangen wird (Kling et al., 1978). Bei einem

Experiment mit Ratten, denen man unterschiedliche Dosierungen von Carbonat und Orotat injizierte, wurden die Dosis-Wirkungs-Beziehung sowie der zeitliche Verlauf bei den Lithiumkonzentrationen in Serum und Gehirn untersucht. Bei allen Dosierungen waren die Lithiumkonzentrationen im Gehirn und im Blut nach den Orotatgaben größer als nach den Carbonatgaben. Nach 24 Stunden waren die Lithiumkonzentrationen im Gehirn beim Orotat dreimal höher als beim Carbonat. Eine Folgestudie, die die Auswirkungen von Lithiumorotat bei der Behandlung von Alkoholismus erforschte, kam zu dem Ergebnis, dass es in weit geringeren Dosen wirksam ist als Carbonat und Citrat und das Risiko von Nierenschädigungen minimiert (Sartori, 1986).

Die Kriterien für eine Lithiumsupplementierung

1985 schätzte die US-Umweltschutzbehörde, dass Amerikaner zwischen 0,6 bis 3,1 mg Lithium pro Tag durch Wasser, Gemüse und Getreide aufnehmen (Schrauzer, 2002). Lithiummangel ist ein bekanntes, aber wenig erforschtes Phänomen, das offenbar die Funktion des zentralen Nervensystems beeinträchtigt.

Obwohl es mehrere Faktoren gibt, die ausschlaggebend sind dafür, ob eine Person von niedrig dosiertem Lithium profitieren könnte, orientiere ich mich in erster Linie an der Kranken- und Familienvorgeschichte und daran, ob ein Lithiummangel durch eine Mineralstoffanalyse der Haare festgestellt wird. Patienten, bei denen eines dieser Kriterien für einen Lithiummangel spricht, profitieren, wie sich wiederholt gezeigt hat, am meisten von einer Lithiumsupplementierung.

Krankengeschichte

Lithium ist bei einem breiten Spektrum von psychiatrischen und neurologischen Symptomen hilfreich für die Behandlung.

Es ist nachweislich von unschätzbarem Wert als Nahrungsergänzung bei affektiven Störungen. Ich habe – wie oben bereits ausgeführt – häufig erlebt, dass Menschen, die mit unkontrollierbaren Stimmungsschwankungen zu kämpfen haben und zeitweise unter Depressionen leiden, von niedrig dosiertem Lithium zwischen 5 und 30 mg pro Tag profitieren.

Nach meiner Erfahrung erweist sich Lithium fast immer als hilfreich, wenn sich bei einer eingehenden Anamnese ein bestimmtes Symptom abzeichnet, nämlich Reizbarkeit. Berichtet ein Patient von seiner Reizbarkeit, entweder als einziges Symptom oder als Teil einer affektiven Störung, sehe ich darin eine klare Indikation für eine Behandlung mit Lithium als Nahrungsergänzung.

Zu weiteren Symptomen, die darauf hindeuten, dass der Patient ein guter Anwärter für niedrig dosiertes Lithium sein könnte, gehören:

Wut/Aggressivität: Ich ziehe immer niedrig dosiertes Lithium in Betracht, wenn ich Patienten behandle, die mit irgendeiner Form von Ärger oder Wut zu kämpfen haben. Das kann sich auf unterschiedliche Weise zeigen, angefangen bei Schimpfkanonaden gegenüber Familienangehörigen, über den emotionalen Missbrauch von Kindern oder Partnern bis hin zu häuslicher Gewalt.

Stimmungsschwankungen beziehungsweise affektive Störungen: Lithium hat großen Wert als Nahrungsergänzungsmittel zur Stimmungsstabilisierung. Die Intensität der Zyklen von Traurigkeit und Depression, die sich mit Anfällen von Wut und Aggressivität abwechseln, lässt sich durch niedrig dosiertes Lithium normalerweise abschwächen. Patienten, die in der Vergangenheit schlecht auf Antidepressiva angesprochen haben, reagieren häufig positiv auf Lithium. Die niedrig dosierte Form lässt sich mit jedem Antidepressivum oder Nahrungsergänzungsplan kombinieren.

Aufmerksamkeitsdefizit-/Hyperaktivitätsstörung (ADHS): Niedrig dosiertes Lithium erweist sich auch bei der Behandlung von bestimmten Formen von ADHS bei Kindern ebenso wie bei Erwachsenen als hilfreich. Den größten Nutzen bringt es Patienten, die abgesehen von eher typischen Symptomen wie Konzentrationsschwäche und Hyperaktivität auch Phasen der Reizbarkeit und Wut durchleben.

Suchtmittelabhängigkeit und -missbrauch: Niedrig dosiertes Lithium hilft Patienten, die Ernährungs- und Stoffwechselunterstützung brauchen, um deren Alkoholabhängigkeit oder sonstigen Substanzmissbrauch zu überwinden. Ich rate Patienten, zusätzlich zu anderen Ernährungs- und/oder medikamentösen Interventionen eine geringe Dosis Lithium als Nahrungsergänzung einzunehmen. Normalerweise stellen die Patienten fest, dass das Lithium ihre Stimmungen stabilisiert und die Impulskontrolle verbessert, was ihnen hilft, nüchtern zu bleiben und Rückfälle zu vermeiden.

Angst: Eine bestimmte Gruppe von Menschen, die unter Angst und Zwangsstörungen leiden, erlebt durch die Einnahme von niedrig dosiertem Lithium eine dramatische Verbesserung ihrer Symptome. Bei Patienten, die mit Angstsymptomen vorstellig werden und außerdem von Sucht- und Abhängigkeitsproblemen in der Familiengeschichte berichten, führt Lithium häufig zu einer dramatischen Linderung langjähriger Beschwerden, gegen die andere Medikamente nicht geholfen haben.

Essstörungen: Magersucht ist eine lebensbedrohliche Erkrankung, gekennzeichnet durch eine eingeschränkte Nahrungsaufnahme, eine verzerrte Körperwahrnehmung und Angst vor einer Gewichtszunahme. Studien und jahrelange klinische Erfahrungen zeigen, dass Lithium auf einzigartige Weise dazu beiträgt, die Stimmungsregulation zu verbessern und Ängste zu verringern. Lithiumsupplementierungen haben sich auch bei Bulimie (Ess-/Brechsucht) und der Binge Eating Disorder

(Essstörung mit periodischen Heißhungeranfällen) als hilfreich erwiesen. Kennzeichnend für diese Essstörungen ist eine schlechte Impulskontrolle, und Lithium verbessert die Fähigkeit zur Verhaltenssteuerung und hebt die Stimmung.

Kognitiver Abbau und Alzheimer: Niedrig dosiertes Lithium wirkt sich nachweislich neuroprotektiv und neurogenerativ (Nervenzellen- und fasern schützend und ihre Neubildung unterstützend) bei Patienten aus, die unter der Alzheimerkrankheit und anderen kognitiven Beeinträchtigungen leiden. Lithium ist zudem in der Lage, viele der typischen Merkmale von Alzheimer zu modulieren, verringert zum Beispiel die Bildung von Plaques und Neurofibrillen (Tangles).

Weitere Erkrankungen: Studien haben gezeigt, dass Lithium bei einer Vielzahl von Erkrankungen, zum Beispiel bei Lyme-Borreliose, Kopfschmerzen oder einer Schilddrüsenüberfunktion, Symptome lindern kann. Neueren Untersuchungen zufolge trägt Lithium auch dazu bei, die durch eine Chemotherapie verursachten kognitiven Nebenwirkungen abzuschwächen.

Familienvorgeschichte

Die Familienanamnese ist ein wichtiger Aspekt, wenn man feststellen möchte, ob Lithium als Nahrungsergänzung von Nutzen für einen Patienten sein könnte. Nach meiner Erfahrung spricht eine Familiengeschichte, in der eine psychiatrische Erkrankung oder ein Suizid aufgetreten ist, stark dafür, dass ein Patient von niedrig dosiertem Lithium profitieren wird. Wenn der Betreffende von einer Familiengeschichte berichtet, in der schwerer Substanzmissbrauch oder eine psychische Krankheit aufgetreten ist, führt Lithium fast unweigerlich zu einer Stimmungsverbesserung, auch wenn der Patient selbst frei von schweren Symptomen ist.

Eine gründliche Familienanamnese ist häufig der wichtigste Teil meiner Einschätzung, weil sie neben anderen wertvollen Informationen, die sonst vielleicht nicht zutage kommen, auch genetische Anfälligkeiten für psychische Erkrankungen enthüllen kann. Die Anamnese sollte mindestens zwei Generationen auf beiden Seiten der Familie umfassen, um bestimmte Muster psychischer Erkrankungen oder Suizidneigungen richtig erkennen zu können. Ein Suizid bei einem direkten Verwandten ist ein starker klinischer Indikator dafür, dass der Betreffende von Lithium profitieren würde. Familienangehörige, die mit Depressionen, Substanzmissbrauch oder Suizidgedanken zu kämpfen haben, zögern häufig aufgrund von Schamgefühlen und wegen des Stigmas, das psychischen Erkrankungen anhaftet, Informationen preiszugeben.

Haarmineralanalyse

Eine der verlässlichsten Methoden, um den Lithiumspiegel im Körper zu testen, ist eine Mineralstoffanalyse der Haare. Diese Analyse ist ein einfaches, preisgünstiges und nichtinvasives Verfahren, mit dem man die langfristigen Muster der Lithiumspeicherung im Körper messen kann. Haaranalysen lassen sich bequem von zu Hause aus durchführen.

Mit einer sauberen Schere werden kleine Haarproben von fünf verschiedenen Stellen der Kopfhaut genommen, einschließlich Nacken, Scheitel und Schläfenregionen. Etwa 100 mg Haare werden mit normaler Post an ein Labor geschickt, das etwa 3 bis 4 Wochen für eine Analyse benötigt. Der Laborbericht bestimmt Mengen und Verhältnisse von Mineralstoffen, zum Beispiel Lithium, Zink, Kupfer und Magnesium, ebenso wie die Mengen an toxischen Substanzen wie Arsen, Blei und Quecksilber.

Eine Haaranalyse ist ein zuverlässiger Indikator für einen Lithiummangel, weil das Haar zu den vielen Orten gehört, über die der Körper Mineralstoffe und Schwermetalle ausscheidet. Im Gegensatz zur Blutanalyse, die eine Momentaufnahme des Lithiumspiegels bietet, zeigen Haaranalysen, wie der Status des bioverfügbaren Lithiums im Laufe der letzten zwei bis drei Monate gewesen ist (Kronemann et al., 1983). Die einzelnen Mineralstoffspiegel, Verhältnisse und Muster von im Haar abgelagerten Mineralien können zeigen, wie gut der Körper auf zellulärer Ebene funktioniert, weil Mineralien an den Enzymreaktionen des Körpers beteiligt sind (Watts, 1990). Zudem sind die Lithiumkonzentrationen im Haar höher als im Blut, was es leichter macht, sie zu entdecken und zu messen (Adams et al., 2006).

Den Lithiumspiegel durch eine Gewebeanalyse zu bestimmen ist wichtig, weil man unter Umständen normale Konzentrationen in der Blutserumprobe findet, während hohe Konzentrationen im Gewebe, wo Lithium eingelagert wird, unentdeckt bleiben. Da Haar ein Weichgewebe ist, lassen sich durch Haaranalysen höhere Konzentrationen nachweisen, die bei anderen biologischen Proben möglicherweise nicht zutage treten. Die Lithiumkonzentrationen im Serum können noch auf andere Weise irreführend sein, wie eine von Schrauzer et al. durchgeführte Studie aus dem Jahr 2002 ergab. Wissenschaftler haben festgestellt, dass sich bei Personen, die Lithium als Nahrungsergänzung erhielten, die Serumspiegel proportional zur Lithiumaufnahme erhöhten. Doch als man Tiere auf eine Ernährung umstellte, in der zu wenig Lithium enthalten war, zeigten sich keine Unterschiede in ihren Plasmakonzentrationen, was darauf hindeutet, dass Blut ein schlechter Biomarker für die Entdeckung physiologischer Lithiumkonzentrationen ist. Blutuntersuchungen liefern keine zuverlässigen Hinweise auf einen physiologischen Lithiummangel.

Es liegt eine veröffentlichte Methode für die Vorbereitung und Analyse von Proben vor und neuere Studien aus der ganzen Welt haben alle dasselbe nach dem Qualitätsstandard der amerikanischen CLIA (Clinical Laboratory Improvement Amendments) zertifizierte Labor genutzt, was die interne Validität unterstützt (Druyan et al., 1998; Schofer & Schrauzer, 2011). Das Probeentnahme-Kit für die Haaranalyse umfasst eine genaue Anleitung (zum Beispiel, dass die Haarprobe von 2,5 Zentimetern möglichst dicht von der Kopfhaut zu entnehmen ist, dass man eine Schere aus rostfreiem Stahl benutzen sollte und Ähnliches). Seit 1975 liegen veröffentlichte Ergebnisse über Lithiumwerte vor, die durch Haaranalysen gewonnen werden, und von daher stehen die Werte von 16 Populationen aus der ganzen Welt für grobe Vergleiche zur Verfügung und lassen auch vorübergehende Trends in Lithiumspiegeln erkennen.

Die Ergebnisse einer Haaranalyse zusammen mit der detaillierten persönlichen und familiären Krankenvorgeschichte können enorme Einsichten in den klinischen Nutzen einer niedrig dosierten Lithiumtherapie für den einzelnen Patienten eröffnen. Ich empfehle jedem Patienten, bei dem einer oder mehrere der genannten Faktoren zutreffen, Lithium in niedrig dosierer Form als Nahrungsergänzung zu nehmen.

Die Dosierung von Lithium als Nahrungsergänzungsstoff

Für jeden gesunden Menschen, der optimale Gesundheit anstrebt, empfehle ich 2 bis 5 mg Lithiumorotat pro Tag. Bei Personen über 40 würde ich die Dosierung auf 5 bis 10 mg pro Tag erhöhen, um dem mit dem Alter einhergehenden kognitiven Abbau entgegenzuwirken. Patienten, bei denen eine Linderung von Symptomen im Vordergrund steht, rate ich zu Dosierungen zwischen 5 bis 40 mg Lithiumorotat.

Die Wirkung einer niedrig dosierten Lithiumsupplementierung zeigt sich häufig nach 2 bis 4 Wochen, aber es gibt keine festen Regeln dafür, wie viel ergänzendes Lithium der Einzelne nehmen sollte. Jeder Mensch hat seine ganz eigenen biochemischen Bedürfnisse, und die Dosierung von Lithium als Nahrungsergänzung sollte langsam ausgetestet werden, um die optimale Dosis zu ermitteln. Manche Patienten berichten, dass es ihnen mit nur 2 mg pro Tag bedeutend besser geht, während andere sagen, dass sie sich mit 5 mg pro Tag zu gedämpft oder „lahm" fühlen. Jeder Mensch ist anders, und Patienten sollten in Zusammenarbeit mit ihrem Behandler die optimale Dosis bestimmen.

Die Überwachung der Lithiumsupplementierung

Trotz der geringen Risiken, die mit niedrig dosiertem Lithium verbunden sind, sollte jeder, der sich für diese Supplementierung interessiert, von einer kundigen medizinischen Fachperson überwacht werden. Bevor ich eine Therapie mit geringen Mengen Lithium empfehle, untersuche ich die Patienten auch auf Schilddrüsenstörungen, die in der US-amerikanischen Bevölkerung, wo geschätzte 20 Millionen Bürger betroffen sind, immer häufiger auftreten.

Die Nebenwirkungen von Lithium auf die Schilddrüse wurden erstmals umfassend erforscht, als Patienten, die mit Lithiumcarbonat behandelt wurden, eine Schilddrüsenunterfunktion und einen Kropf, eine anormale Vergrößerung der Schilddrüse, entwickelten. Studien an Tieren und Menschen ergaben später, dass Lithium den intrathyreoidalen Jodgehalt erhöht, weil es die Kopplung zweier Jodtyrosinreste zur Bildung von Thyroxin (T3) und Trijodthyronin (T4) hemmt (Bagchi et al., 1978). Es gibt allerdings mehrere Theorien, die Erklärungen für das vermehrte Auftreten von Autoimmunerkrankungen der Schilddrüse bieten. Einer Theorie zufolge ist die Schilddrüsenunterfunktion eine Folge des zunehmenden Jodmangels in der allgemeinen Ernährung.

Schilddrüsenhormone können den Energielevel, die Stimmung und das Verhalten beeinflussen. Eine subklinische

Schilddrüsenunterfunktion (normales T4 mit erhöhtem TSH) tritt bei bis zu 40 Prozent der Patienten mit affektiven Störungen auf. Eine Unterfunktion der Schilddrüse ist auch mit schlechterem Ansprechen auf die Behandlung von Stimmungsschwankungen und mit geringeren Behandlungserfolgen in Verbindung gebracht worden. **Man sollte unbedingt sicherstellen, dass Patienten, die niedrig dosiertes Lithium als Ergänzungsstoff einnehmen, nicht unter einer unerkannten, nicht diagnostizierten Schilddrüsenunterfunktion leiden.**

Obwohl ich bei Patienten, die Lithiumorotat erhalten, selten einen erhöhten Serumwert festgestellt habe, empfehle ich, die Lithiumkonzentration im Serum nach dreimonatiger Einnahme überprüfen zu lassen. Die Funktion der Nieren, der Nebenschilddrüsen und der Schilddrüse sollten einmal jährlich kontrolliert werden.

Frauen, die schwanger werden möchten, während sie Lithium einnehmen, müssen über die möglichen Risiken von angeborenen Fehlbildungen aufgeklärt werden. Sie sollten außerdem ihren Wunsch, schwanger zu werden, mit ihrem Arzt besprechen, bevor sie eine Lithiumtherapie beginnen.

Nebenwirkungen von Lithium als Nahrungsergänzungsmittel

Seit über 25 Jahren verschreibe ich Lithium als Nahrungsergänzungsstoff und habe keinerlei Nebenwirkungen beobachtet. In seltenen Fällen berichten – wie oben bereits erwähnt – Patienten, die es in Supplementmengen einnehmen, dass sie sich so stark „gedämpft“ oder entspannt fühlen, dass sie es als unangenehm empfinden. Wenn das Lithium abgesetzt wird, verschwinden diese Symptome.

Es gibt einen veröffentlichten Fallbericht, der Nebenwirkungen von niedrig dosiertem Lithium erörtert, wozu Handzittern,

Übelkeit, Erbrechen, exzessiver Durst und häufiges Wasserlassen gehören. Diese Fallstudie erschien 2009 und betraf eine junge Frau von 18 Jahren, die in der Notaufnahme vorstellig wurde, nachdem sie 18 (!) Tabletten à 120 mg Lithiumorotat eingenommen hatte (Pauze & Brooks, 2007). Sie klagte über Übelkeit, Erbrechen und leichten Tremor. Nachdem sie intravenöse Flüssigkeiten und ein Mittel gegen Brechreiz erhalten hatte, verschwanden Übelkeit und Zittern und die Lithiumkonzentration im Serum lag deutlich unter dem akzeptierten Grenzwert.

Laut Jonathan Wright, einem der erfahrensten Praktiker und führenden Verfechter von niedrig dosiertem Lithium, hat eine tägliche Gesamtaufnahme von 30 mg elementarem Lithium keinerlei wahrnehmbare Effekte auf die Serumkonzentrationen, und bis zu 40 mg scheinen völlig ungefährlich zu sein, ohne Nebenwirkungen oder Anzeichen von Toxizität. Wright hat festgestellt, dass diese Mengen seinen Patienten bei einer Vielzahl von mentalen, neurologischen und physiologischen Beschwerden helfen.

Obwohl bei subpharmazeutischen Lithiumdosierungen selten Nebenwirkungen auftreten, empfehle ich jedem, der Lithium nimmt, auch essenzielle Fettsäuren zusammen mit Vitamin E aufzunehmen, um das Risiko von Nebenwirkungen zu minimieren. Lithium hemmt bekanntermaßen die Synthese von Prostaglandin E1, indem es die Mobilisierung von Dihomogammalinolensäure (DGLA) blockiert, und die Lithiumtoxizität hängt möglicherweise mit der verringerten Prostaglandinbildung zusammen. Deshalb könnten Patienten mit einem funktionellen Mangel an essenziellen Fettsäuren Gefahr laufen, bei einer Lithiumtherapie unter Nebenwirkungen zu leiden (Manku et al., 1979).

Einem Bericht zufolge verschwanden Vergiftungssymptome wie Tremor und Ataxie (Störungen der Bewegungskoordination), die durch ärztlich verordnetes arzneiliches Lithium ausgelöst wurden, durch eine Supplementierung mit essenziellen Fettsäuren in Form von Färberdistelöl (3 bis 5 Gramm pro Tag) (Lieb, 1980). Essenzielle Fettsäuren sind wichtige Hilfen bei der Behandlung von Lithiumnebenwirkungen; von daher lässt sich durch den Verzehr von zusätzlichen Mengen essenzieller Fettsäuren möglicherweise das Risiko von Nebenwirkungen ausschließen.

Zu beachten ist auch das Risiko einer Fehlfunktion der Schilddrüse. Zink ist ein Schlüsselmineral, das als Kofaktor bei der Produktion des Thyreotropin Releasing Hormons (TRH) im Gehirn dient. TRH ist dafür zuständig, der Hypophyse zu signalisieren, dass sie TSH, das sogenannte Schilddrüsen(Thyreoidea-)stimulierende Hormon bildet (Pekary et al., 1991). Da es durch Stress, starkes Schwitzen und eine vegetarische Ernährung zu einem Zinkmangel kommen kann, muss man auf eine adäquate Zinkversorgung achten, um die Schilddrüse zu schützen. In einer Studie wurde festgestellt, dass eine Zinksupplementierung die Schilddrüsenfunktion im Verlauf einer viermonatigen Lithiumtherapie schützte und normalisierte (Li, Li & Li, 2015). Ich empfehle auch Patienten, die niedrig dosiertes Lithium einnehmen, mindestens 30 bis 60 mg Zink pro Tag aufzunehmen, um möglichen Nebenwirkungen vorzubeugen.

Die Bandbreite der Dosierungen

Obwohl keine konkreten Daten über die Dosierung von Lithium als Nahrungsergänzungsstoff vorliegen, kommt eine Studie über Patienten mit Suchtproblemen zu dem Ergebnis, dass schon eine Dosierung von lediglich 400 µg die psychische Gesundheit verbesserte (Shrauzer & Vroey, 1994). Die Symptome eines Lithiummangels und der Lithiumtoxizität kann man sich theoretisch als U-förmige Kurve vorstellen, bei der

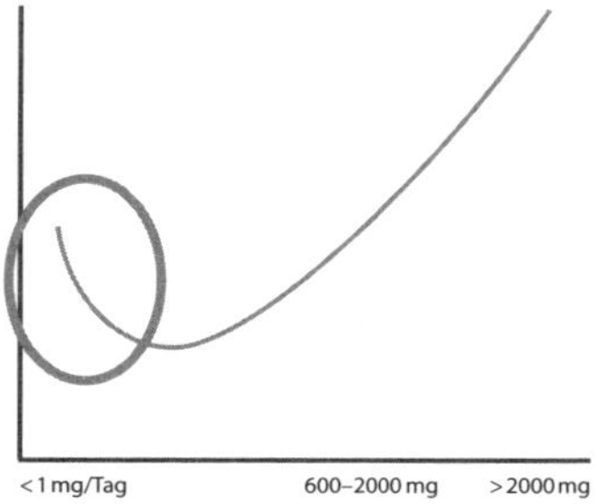

Abbildung 1
Lithiummangel

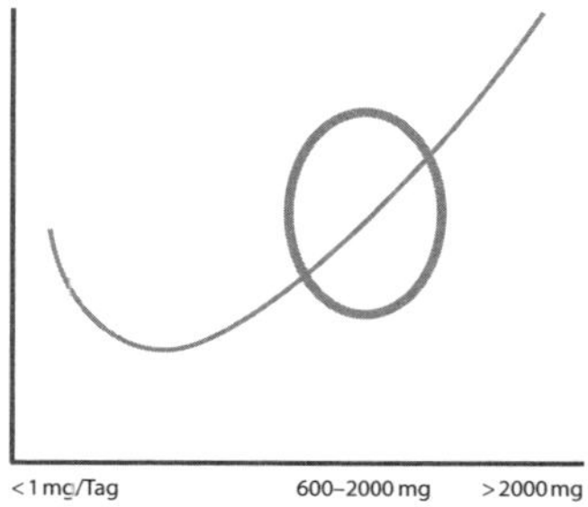

Abbildung 2
Pharmakologische Lithium-dosierungen

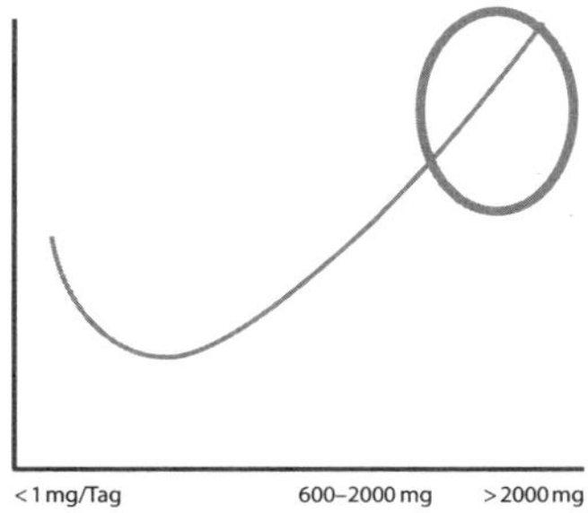

Abbildung 3
Lithiumtoxizität

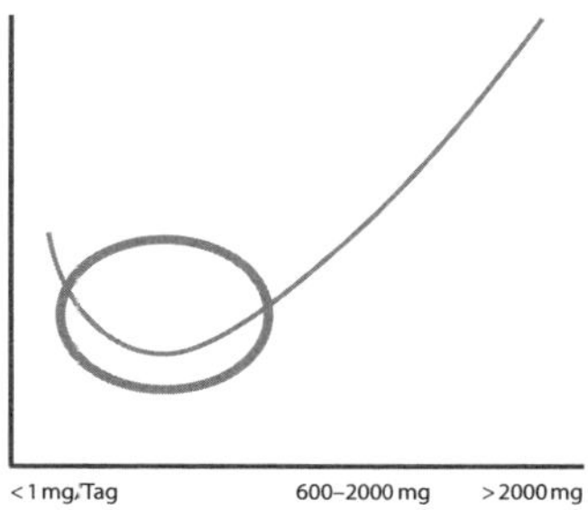

Abbildung 4
Erhaltungsdosis zur Unterstützung der neuronalen Gesundheit

Abbildung 1 bis 4. In Anlehnung an: Laurie K. Mischley, „The Role of Lithium in Central Nervous System Health", präsentiert auf der 43. „Orthomolecular Medicine Today"-Tagung, 26. April 2016, Vancouver. Wiedergabe mit freundlicher Genehmigung.

sowohl der eine als auch der andere Extremzustand zu Gesundheitsproblemen führt (Mischley, 2012).

Abbildung 1 verdeutlicht den Mangelbereich, in dem sich bei Personen, die weniger als 1 mg elementares Lithium pro Tag erhalten, Symptome dieser Unterversorgung wie zum Beispiel aggressives Verhalten, verringerte Impulskontrolle, Stimmungslabilität und verstärkte Suizidgedanken zeigen. Steigt die Lithiumdosierung in Richtung des pharmazeutischen Bereichs von 600 bis 2000 mg Lithiumcarbonat pro Tag, können Symptome, wie sie mit einer bipolaren Störung, Depression und möglichen Dystonie verbunden sind, auftreten (Abbildung 2). Abbildung 3 verdeutlicht, dass pharmazeutische Dosierungen von mehr als 2000 mg pro Tag zu Symptomen einer Lithiumvergiftung führen können, zum Beispiel zu Magen-Darm-Beschwerden, Tremor, Verwirrung, Krampfanfällen und sogar zum Tod. Viele Umwelt- und Erbeinflüsse wirken sich anscheinend auf die Erhaltungsdosis aus, wie in Abbildung 4 veranschaulicht. Bei subpharmakologischen Dosierungen verbessert Lithium das Zellwachstum, fördert die Elektrolytregulation über die Nervenmembranen und stärkt die neuronale Gesundheit.

5. Lithium als Mineral: Neuroprotektion und Hirngesundheit

Lithium ist ein essenzieller Nährstoff für die Förderung der Hirngesundheit. Studien haben, wie oben bereits beschrieben, eindeutig gezeigt, dass dieser Mineralstoff über komplizierte, vielfältige Mechanismen – einschließlich zellulärer, molekularer und genetischer Beeinflussung – dazu beiträgt, unser Gehirn zu schützen und zu stimulieren. In diesem Kapitel wollen wir uns mit den bemerkenswerten Möglichkeiten befassen, die dieses simple Erdelement für die Unterstützung der Funktion des Nervensystems bietet.

Was als kleines Geweberohr im jungen Embryo seinen Anfang nimmt, teilt und faltet sich auf elegante Weise, um das komplexe menschliche Nervensystem hervorzubringen. Das Gehirn und das verästelte Nervennetz, das es unterstützt, funktionieren instinktiv von Geburt an und helfen uns, zu lernen, kreativ zu sein, die Welt zu erkunden und uns im Leben auf diesem Planeten zurechtzufinden. Die Entfaltung des Nervensystems von einer einfachen Zelle zu dem anspruchsvollen biochemischen Netzwerk, das unsere Gedanken, Gefühle und Überlebenstriebe beherbergt, ist ganz einfach eines der großen Wunder des menschlichen Lebens.

Früher ging man davon aus, dass dieses Phänomen der Nervenzellenbildung, die sogenannte Neurogenese, ausschließlich in den frühen Lebensphasen stattfindet. Nach der Geburt wächst der Umfang des Gehirns beim Kind im Vorschulalter auf das Vierfache an und hat im Alter von sechs Jahren etwa 90 Prozent der Größe eines Erwachsenengehirns erreicht. Nach diesen sehr frühen Phasen galt das Wachstum der Hirnzellen für den Rest des Lebens als vollständig abgeschlossen.

Dieses klassische Bild vom Gehirn als einem unveränderlichen, stagnierenden Organ ließ wenig Hoffnung für jeden, der unter einer neurologischen oder psychiatrischen Erkrankung litt. Jede Fehlfunktion im erwachsenen Hirngewebe wurde für einen dauerhaften, verheerenden und irreversiblen Zustand gehalten. Diese Vorstellung führte auch zu einem düsteren Ausblick aufs Alter, da Hirnzellen mit der Zeit verschleißen. Ein Schrumpfen des Gehirns und der Verlust von Hirnzellen galten wie graue Haare oder Falten als unausweichliche Begleiterscheinungen des Alterns.

Durch neuere Entwicklungen in Wissenschaft und Technik wissen wir inzwischen, dass unsere frühere Auffassung vom Gehirn als einem Organ, das nur über eine begrenzte Anzahl von Zellen verfügt, nicht ganz zutreffend ist. Es stimmt zwar, dass die meisten Neuronen vor der Geburt generiert und nie ausgetauscht werden, dennoch *ist es möglich*, dass im Säugetiergehirn im Laufe des Lebens neue Nervenzellen und neuronale Verbindungen entstehen. Die Bildung von Nervenzellen hängt von Ernährungsbausteinen einschließlich Aminosäuren, Fettsäuren, essenziellen Vitaminen und Mineralstoffen wie Lithium ab.

Wir wollen hier die Rolle des Lithiums in Bezug auf seine Bedeutung für die fortlaufenden Prozesse der Neuroprotektion, Neuroreparatur und Neurogenese im menschlichen Gehirn untersuchen.

Lithium fördert neurotrophe Faktoren und Marker von Hirnzellfunktionen

Neurotrophe Faktoren sind eine Gruppe von Proteinen, die das Wachstum und das Überleben von Nervenzellen regulieren. Das Mineral Lithium stimuliert nachweislich die Zirkulation von mehreren wichtigen neurotrophen Faktoren wie etwa die des Wachstumsfaktors BDNF (Brain-derived Neurotrophic Factor) und des Neurotrophins-3 (NT-3) (Leyhe et al., 2009; Walz et al., 2008; Fukumoto et al., 2001).

Lithium kurbelt das neurotrophe System an

Das BDNF-Protein ist direkt an Wachstum, Reifung und Erhaltung von Nervenzellen beteiligt. Es findet sich hauptsächlich in den Synapsen, den Räumen zwischen Neuronen, wo es darauf hinwirkt, die Kommunikation und Signalübertragung von Zelle zu Zelle zu fördern. Nervenzellsynapsen können mit der Zeit stärker oder schwächer werden, weil sie auf gelebte Erfahrungen reagieren – ein Anpassungsprozess, den man als synaptische Plastizität bezeichnet. BDNF reguliert auch diese synaptische Plastizität, eine wichtige biochemische Grundlage des Lernens und der Gedächtniskonsolidierung.

NT-3 ist eng verwandt mit BDNF. Als Teil der Familie von Nervenwachstumsfaktoren hat es die Aufgabe, das Überleben und die Differenzierung von Neuronen in bestimmten Bereichen des zentralen Nervensystems zu fördern. Vor allem unterstützt NT-3 die zelluläre Widerstandskraft und trägt dazu bei, Neuronen vor schädlichen Auswirkungen von Stress und Schmerz zu schützen.

Lithium erhöht nicht nur das Niveau der Zirkulation dieser Schlüsselproteine, sondern sensibilisiert auch die Rezeptoren, die sie ins Gewebe ziehen. Wenn die neurotrophen Rezeptoren reger sind, werden größere Mengen von BDNF und NT-3 zur Unterstützung der Zellen des Nervensystems bereitgestellt.

Von daher verstärkt Lithium die Wirkungen dieses gehirnschützenden neurotrophen Systems in zweierlei Hinsicht.

1. Indem es den Spiegel der neurotrophen Faktoren erhöht und

2. indem es diesen Proteinen die Arbeit an den Zellen erleichtert.

Lithium erhöht einen wichtigen Marker der Nervenzellfunktion

Weitere Studien haben gezeigt, dass Lithium die Konzentrationen einer wichtigen chemischen Substanz, des sogenannten N-Acetyl-Aspartats (NAA), im menschlichen Gehirn erhöht. NAA, eines der am stärksten konzentrierten Moleküle im zentralen Nervensystem, ist von großer Bedeutung für den neuronalen Stoffwechsel. Deshalb wird es als mutmaßlicher Marker für die neuronale Integrität betrachtet, und hohe Spiegel gelten als Zeichen für eine gesteigerte Hirnzellenfunktion und -belastbarkeit (Mofetti et al., 2007). In 20 Studien, an denen insgesamt über 300 Probanden im Kindes-, Jugend- und Erwachsenenalter teilnahmen, wurden Hirnmetaboliten wie NAA bei neurologischen Erkrankungen untersucht (Yilidiz & Ankerst, 2006). Alle Studien sind zu dem Ergebnis gekommen, dass sich anhand einer höheren NAA-Konzentration tatsächlich eine bessere langfristige kognitive Leistung vorhersagen lässt.

Mehrere Untersuchungen haben gezeigt, dass Lithium die NAA-Konzentrationen bei Personen aller Altersstufen sicher und effektiv erhöht. Eine Querschnittsstudie konzentrierte sich speziell auf die Lithiumbehandlung und die NAA-Spiegel bei älteren Erwachsenen. Obwohl die Anzahl der Teilnehmer gering war, fanden die Forscher ermutigende Hinweise darauf, dass Lithium die Entwicklung von gesundem Hirngewebe bei älteren Individuen risikolos und wirksam förderte (Forester et al., 2008).

Neurotrophe Faktoren und Biomarker für Hirnfunktion		
Wirkmechanismen des Lithiums	**Funktion im Gehirn**	**Implikationen für Hirngesundheit**
Erhöht das Protein BDNF (Brain-derived Neurotrophic Factor)	Reguliert Wachstum und Überleben von Nervenzellen	Unterstützt Wachstum und Erhaltung der Zellen des Nervensystems und fördert Zellkommunikation und Signalübertragung
Erhöht das Protein Neurotrophin-3 (NT-3)	Fördert Überleben und Differenzierung von Nervenzellen	Bietet Neuronen Schutz vor Stress und Verletzungen
Erhöht die chemische Substanz N-Acetyl-Aspartat (NAA) im Gehirn	Dient als Marker für Lebensfähigkeit von Nervenzellen	Fördert Funktion und Integrität der Gehirnzellen

Lithium bringt die Neurotransmitter ins Gleichgewicht

Neurotransmitter sind die chemischen Botenstoffe, die dazu beitragen, die Stimmung, den Appetit, die Bewegung und zahllose weitere biologische Prozesse zu koordinieren. Wenn die Spiegel der Neurotransmitter nicht ausgeglichen sind, kommt es zu dysfunktionalen Verhaltensweisen. Die Bewahrung eines angemessenen Gleichgewichts dieser Verbindungen ist daher von entscheidender Bedeutung für die psychische Gesundheit. Lithium stabilisiert die Rate des Neurotransmitter-Austauschs im Gehirn, steigert oder dämpft die Aktivität je nach Bedarf.

Lithium optimiert Serotonin

Serotonin ist einer der wichtigsten Neurotransmitter im Nervensystem. Es wird biochemisch aus der Aminosäure Tryptophan aufgebaut und gilt als wesentlicher Einfluss für Gefühle des Wohlbefindens, der Zufriedenheit und des Glücks.

Aus Studien am Menschen wissen wir, dass Lithium einen insgesamt fördernden Effekt auf das Serotonin hat, was bedeutet, dass es die im Gehirn und in anderen Körperbereichen verfügbare Menge optimiert (Chenu & Bourin, 2006; Bschor et al., 2002, 2003). Tierstudien haben genauere Erkenntnisse über den Ablauf dieser Vorgänge erbracht und gezeigt, dass Lithium in vielfältiger Weise dazu beiträgt, das Serotoninsystem zu unterstützen und auszugleichen (Wegener et al., 2003). So beheben Lithiumionen möglicherweise Probleme bei der Synthese, Aufnahme, Speicherung, Freisetzung und/oder dem Abbaustoffwechsel des Neurotransmitters, was dafür sorgt, dass den Zellen eine angemessene Menge zur Verfügung steht. Einige Studien deuten sogar darauf hin, dass Lithium auch die Funktion der Serotoninrezeptoren verbessert (Price, 1990). Deshalb erhöht oder senkt Lithium nicht einfach nur die Serotoninspiegel, sondern trägt dazu bei, den Transport dieses Neurotransmitters im gesamten Nervensystem zu regulieren.

Lithium moduliert Dopamin

Dopamin ist ein dynamischer Neurotransmitter und wirkt in zahlreichen neurologischen Systemen, einschließlich jener, die Fortbewegung, Gefühle und Kognition steuern. Dopamin wird generell vor allem für seine Rolle im Belohnungssystem des Gehirns gewürdigt. Positive Erlebnisse, schmackhafte Speisen und suchterzeugende Substanzen lösen eine erhöhte Dopaminausschüttung aus, was zu gesteigerter Konzentration, Motivation und Freude führt.

Damit dieses Belohnungssystem richtig funktioniert, muss die Freisetzung des Dopamins in präzisen Mengen und genau zum richtigen Zeitpunkt erfolgen. Wenn zu viel Dopamin die Zellen überschwemmt oder wenn es über einen längeren Zeitraum in der Synapse verbleibt, können die benachbarten Zellen in zu starke Erregung geraten. Chronisch erhöhtes Dopamin ist an mehreren mit dem Gehirn zusammenhängenden psychischen Erkrankungen wie Schizophrenie und affektiven Störungen beteiligt. Zahlreiche Studien belegen, dass Lithiumsalze einer Dopamin-bedingten Hyperaktivität entgegenwirken und wieder für einen angemessenen Dopamintransport sorgen. Die genauen Wirkmechanismen der antagonistischen Effekte des Lithiums auf das Dopamin sind noch ungeklärt, obwohl einige Studien darauf hindeuten, dass Lithiumionen die Sensibilität der Dopaminrezeptoren und dadurch die erregenden Wirkungen verringern (Beaulieu et al., 2004; Del'Guidice & Beaulieu, 2015).

In weiteren Untersuchungen wurde festgestellt, dass Lithiumsalze die Dopaminspiegel auch erhöhen können, wenn sie zu niedrig sind. Bei Parkinson zum Beispiel führen sinkende Dopaminkonzentrationen zu motorischen Fehlfunktionen. Eine Studie über Parkinsonpatienten ergab, dass niedrig dosiertes Lithium die Aktivität von Tyrosinhydroxylase ankurbelt – ein Enzym, das die Dopaminsynthese erhöht (Lazzara et al., 2015). Diese sich ergänzenden Ergebnisse unterstreichen die Tatsache, dass die Wirkweise des Lithiums nicht einfach nur in eine Richtung verläuft, sondern vielmehr von einer Reihe von begleitenden Faktoren abhängt und sehr sensibel auf die neurophysiologischen Bedingungen im Gehirn reagiert.

Lithium reguliert Glutamat

Glutamat ist der wichtigste schnell erregende Neurotransmitter im Gehirn. Unter gesunden physiologischen Bedingungen fördert er die biologischen Prozesse, die mit Lernen und Gedächtnis zusammenhängen, und unterstützt auch höhere Ebenen der kognitiven Integration. Doch bei einigen neurologischen Störungen erhöht sich die Produktion dieses Neurotransmitters und sein Abbau an den Synapsen verlangsamt sich. Diese Kombination führt zu einem Überschuss an Glutamat im Hirngewebe, was eine Übererregung der Zellen zur Folge hat. Unter dieser ständigen Überreizung verlieren die Nervenzellen ihre Funktionsfähigkeit und sterben schließlich ab (Hamilton, Zamponi & Ferguson, 2015).

Lithium deaktiviert die NMDA-Rezeptoren (N-Methyl-D-Aspartat), die Hauptgruppe der Glutamatrezeptoren im Nervengewebe. Indem das Lithium die Aufnahme von Glutamat verhindert, puffert es die Zellen gegen die schädlichen, exzitotoxischen Wirkungen ab. Bemerkenswert ist, dass Lithium diese neuroprotektiven Wirkungen entfaltet, wenn es in Dosierungen verabreicht wird, die unter den Dosierungen liegen, die von der Mainstream-Medizin als „therapeutisch" betrachtet werden (Hashimoto et al., 2002). Die Regulierung der intrazellulären Glutamatspiegel ist ein weiterer Mechanismus, über den Lithium das Nervensystem ins Gleichgewicht bringt und die Stimmung stabilisiert.

Lithium moduliert die Monoaminoxidaseaktivität

Monoaminoxidase (MAO) ist ein Enzym, das bestimmte Neurotransmitter wie Noradrenalin, Dopamin und Serotonin abbaut. Die MAO-Konzentrationen bestimmen, welche Menge eines Neurotransmitters den Neuronen zur Verfügung steht. In einem gesunden Nervensystem wird die Monoaminoxidaseaktivität andauernd streng reguliert, um jederzeit ausgewogene Neurotransmitterspiegel und einen positiven psychischen Zustand aufrechtzuerhalten.

Wenn die MAO-Aktivität abnimmt, werden die Neurotransmitter nicht angemessen abgebaut und es kann zu einem Überangebot im Nervensystem kommen. Das ist häufig der Fall bei chronischen Aggressionen und in der manischen Phase der bipolaren Störung, in der erhöhte Dopamin- und Noradrenalinpegel ein impulsives, nach neuen Anreizen suchendes Verhalten auslösen. Eine niedrige MAO-A-Aktivität ist auch mit einem erhöhten Ausmaß und vermehrter Häufigkeit von impulsiven und gewalttätigen Verhaltensweisen sowie Missbrauchaktivitäten in Zusammenhang gebracht worden (Alia-Klein et al., 2008).

In diesen Situationen stabilisiert Lithium die Aktivität der Monoaminoxidase, indem es deren Fähigkeit zum Abbau von erregenden Neurotransmittern stärkt. Interessanterweise gibt es Hinweise darauf, dass Lithium die Monoaminoxidaseaktivität auch verringern kann (Fisar, Hroudava & Raboch, 2010). Die hemmende Wirkung wäre beispielsweise bei einer Depression, wo niedrigere Neurotransmitterspiegel möglicherweise das Hauptproblem darstellen, von größerem Nutzen. Diese komplementären Wirkweisen deuten darauf hin, dass Lithium adaptogene Wirkungen auf das Monoaminoxidasesystem hat. Es kann die Enzymaktivität in beide Richtungen einregulieren, je nachdem, was für die Bewahrung der Homöostase erforderlich ist.

Ausgewogenheit der Neurotransmitter		
Wirkmechanismen des Lithiums	**Funktion im Gehirn**	**Implikationen für Hirngesundheit**
Erhöht den Neurotransmitter Serotonin	Regulierung von Stimmung, Verhalten, Appetit und Gedächtnis	Erhöhte Bioverfügbarkeit von Serotonin kann Anomalien, die an der Entstehung affektiver Störungen beteiligt sind, korrigieren
Erhöht den Neurotransmitter Dopamin	Regulierung von Fortbewegung, Emotion, Kognition und Belohnungssystem	Mildert Stimmungsschwankungen und Erregbarkeit
Senkt den stark erregenden Neurotransmitter Glutamat	Beteiligt am Zellstoffwechsel und an neuronaler Aktivierung; hilft beim Lernen und Erinnern	Verringert übermäßige Erregungszustände, die zur Schädigung von Nervenzellen führen
Erhöht die Enzymaktivität der Monoaminoxidase	Abbau von Neurotransmittern, einschließlich Noradrenalin, Dopamin und Serotonin	Bringt das System multipler Neurotransmitter in ausgewogenes Verhältnis; verringert chronische Aggression, die aus unzureichender MAO-Aktivität resultiert

Lithium wirkt Entzündungen entgegen

Unter Neuroinflammation versteht man die Entzündung von Nervengewebe. Normalerweise ist das ein Schutzvorgang, der vom Immunsystem koordiniert wird und als Reaktion auf einen irritierenden Auslöser wie eine Infektion, giftige Stoffwechselprodukte oder traumatische Verletzungen auftritt. Eine Entzündung soll Reparatur- und Regenerationsprozesse im Gehirn auslösen, indem weiße Blutzellen und andere heilende Bestandteile freigesetzt werden. Doch bei unzureichender Kontrolle kann sich dieser Prozess als sehr schädlich erweisen.

Lithium unterdrückt proinflammatorische Zytokine
Wissenschaftler sind heute der Auffassung, dass eine ungezügelte, weitreichende Entzündungsreaktion eine maßgebliche Rolle bei vielen chronischen psychischen Erkrankungen spielt. Bei so unterschiedlichen Leiden wie Depression und Alzheimer haben Forscher festgestellt, dass die Entzündungsreaktion gestört ist und auf unkontrollierte Weise voranschreitet (Moore & O'Banion, 2002). Die Beherrschung dieses Prozesses wird wahrscheinlich ein wichtiges klinisches Ziel sein, um die Zerstörung von Nervenzellen aufzuhalten und die Hirngesundheit zu stabilisieren. Zellen im Immunsystem kommunizieren durch die Freisetzung und Reaktion auf chemische Botenstoffe, die sogenannten Zytokine. Zu den Zytokinen gehört ein breit gefächertes Sortiment von Interleukinen, Interferonen und Wachstumsfaktoren. Lithium trägt dazu bei, Entzündungen zu bremsen, indem es die Reaktivität der Zytokine dämpft. Insbesondere reduziert es die Produktion von zwei proinflammatorischen Zytokinen: Interleukin-1B und Tumornekrosefaktor.

Lithium unterdrückt auch die in Gehirn und Rückenmark ansässigen Immunzellen, die Mikroglia, damit sie nicht überstimuliert werden (Nahman et al., 2012).

Lithium verändert die Fettsäureexpression

Lithium verändert die Aktivität des Fettsäurestoffwechsels im Gehirn auf eine Weise, die vor Entzündungen schützt. Die Freisetzung von Arachidonsäure, einer mehrfach ungesättigten, instabilen und reaktiven Omega-6-Fettsäure, wird blockiert. Gleichzeitig wird die Bildung der Omega-3-Fettsäure Docosahexaensäure (DHA) unterstützt (Basselin et al., 2010). Durch die Veränderung dieser Faktoren an unterschiedlichen Stellen der Entzündungskette verringert Lithium signifikant die Neuroinflammation und schützt die Neuronen vor zerstörerischen Auswirkungen.

Entzündungen		
Wirkmechanismen des Lithiums	**Funktion im Gehirn**	**Implikationen für Hirngesundheit**
Unterdrückt entzündungsfördernde Zytokine	Chemische Botenstoffe des Immunsystems; unreguliert verursachen sie Zelltod	Verringert oxidative Schädigung durch entzündungsfördernde Zytokine
Hemmt Ausschüttung von Arachidonsäure	Löst Entzündungsreaktionen aus	Übt entzündungshemmende Wirkungen aus, indem es die Konzentrationen der Omega-3-Fettsäure DHA (Docosahexaensäure) erhöht

Lithium unterstützt den Stoffwechsel

Der Mineralstoff Lithium wird als Salz über Kanäle des Dünndarms aufgenommen. Dann wird es überall in der Körperflüssigkeit verteilt und in Knochen und Haar eingelagert (Mischley, 2012). Unterwegs interagieren die Lithiumionen mit anderen Nährstoffen, um mehrere wichtige Stoffwechselaufgaben zu erfüllen.

Lithium unterstützt den Transport von B12 und Folsäure

Lithium ist notwendig für den Transport von Vitamin B12 und Folsäure in die Zellen (Schopfer & Schrauzer, 2011). Bei psychiatrischen und depressiven Patienten, die pharmakologische Lithiumdosierungen erhalten, hat man einen höheren Vitamin-B12- und Folsäurespiegel im Serum festgestellt als bei Kontrollgruppen (Tisman, Herbert & Rosenblatt, 1973; Abou-Sale & Coppers, 1989). Diese Vitamine haben bedeutsame Wirkungen auf das zentrale Nervensystem und arbeiten zusammen, um viele biochemische Prozesse zu unterstützen, die sehr wichtig für eine Stabilisierung von Stimmungen und Verhaltensweisen sind. Vitamin B12 zum Beispiel ist erforderlich für die Umhüllung der Nervenzellen mit Myelin, einer schützenden fetthaltigen Substanz, die die Kommunikation zwischen den Nervenzellen verbessert. Folsäure fördert die Signalübertragung zwischen den Nervenzellen, indem sie die Produktion von S-Adenosylmethionin oder SAM-e steigert, einer Verbindung, die für die Neurotransmittersynthese erforderlich ist.

Lithium spielt eine wichtige Rolle bei der Unterstützung einer gesunden Kommunikation zwischen den Zellen des Nervensystems, weil es den Transport von Vitamin B12 und Folsäure über die Zellmembranen fördert. Eine Verbesserung des Vitamin-B12- und Folsäuretransports ist eine der grundlegenden Wirkungsweisen, durch die Lithium zur Stimmungs- und Verhaltensregulation beiträgt (Schrauzer, Shrestha & Flores-Acre, 1992).

Lithium schützt vor freien Radikalen

Oxidativer Stress ist ein Zustand, der auftritt, wenn ein Ungleichgewicht besteht zwischen dem Vorhandensein schädlicher Moleküle, den sogenannten freien Radikalen, und der Fähigkeit des Körpers, deren negativen Auswirkungen durch Antioxidantien entgegenzuwirken. Freie Radikale führen schnell zu negativen Veränderungen der Lipide, Proteine und der DNS, aus denen die Hirnzellen bestehen, und lösen damit Krankheitsprozesse im Nervensystem aus. Nach Ansicht von Wissenschaftlern wird die zelluläre Oxidation im menschlichen Gehirn häufig durch kumulative, langfristige Kontakte mit freien Radikalen in der Umwelt ausgelöst. Das kann beispielsweise geschehen, wenn man giftigen Chemikalien, Verletzungen oder chronischem Stress ausgesetzt ist.

Lithiumionen halten die Kräfte der freien Radikalen in Schach, indem sie die antioxidative Abwehr im peripheren und zentralen Nervensystem stärken (Andreazza et al., 2008). In erster Linie erhöht Lithium die Glutathionspiegel im Gehirn (Cui et al., 2007). Glutathion ist ein Antioxidans, das in fast allen Zellen in hoher Konzentration enthalten ist. Obwohl viele Vitamine, Mineralien und sekundäre Pflanzenstoffe ebenfalls als Antioxidantien wirken, ist das Besondere am Glutathion, dass es vom Körper selbst produziert wird und intrazellulär vorhanden ist. Tatsächlich sind angemessene Glutathionspiegel notwendig, damit andere Antioxidantien wie Vitamin C, E, Selen und Carotinoide richtig verwertet werden können.

Indem Lithium die Produktion des „Haupt-Antioxidans" Glutathion ankurbelt, verstärkt es das gesamte antioxidative Netzwerk in den Zellen. Von daher schützt die Lithiumtherapie das Nervensystem gegen den Gesamtschaden durch oxidativen Stress.

Lithium verbessert die Mitochondrienfunktion

Die meisten Krankheiten des Gehirns gehen mit einer Reduktion des neuronalen Stoffwechsels einher. Dieser Effekt wird häufig einer Fehlfunktion in den Mitochondrien zugeschrieben – den Organellen, die Energie für die Zellen erzeugen. Als „Kraftwerke" der Zelle sind die Mitochondrien an einer Vielzahl von grundlegenden Funktionen beteiligt, wie etwa Stoffwechsel, Signalübertragung zwischen Zellen, Zelldifferenzierung und Zelltod. Es liegt auf der Hand, dass diese kleinen

Strukturen unabdingbar für die Aufrechterhaltung gesunder Zellen und gesunden Gewebes sind.

Mitochondriendefekte werden bei einer beachtlichen Reihe von gesundheitlichen Beeinträchtigungen beobachtet, zum Beispiel bei neurodegenerativen Erkrankungen, bei Altersbeschwerden und bei Krebs. Die Entdeckung dieses Zusammenhangs hat die Mitochondrien zu einem Schwerpunktgebiet für die Entwicklung von Früherkennungs- und Behandlungsstrategien gemacht (Dimaruo & Davidzon, 2005). Neuere Studien mit bipolaren Patienten haben gezeigt, dass Lithium die Mitochondrienmasse sowie die Fähigkeit dieser Organellen, Energie für die Zellen zu erzeugen, erhöht (Struewing et al., 2007; Forester et al., 2008). Bei Demenzkranken und anderen Patienten, die unter neurologischen Erkrankungen leiden, kann die vom Lithium gebotene Mitochondrienunterstützung dazu beitragen, den fehlerhaften Hirnstoffwechsel wieder in Gang zu bringen.

Unterstützung des Stoffwechsels		
Wirkmechanismen des Lithiums	**Funktion im Gehirn**	**Implikationen für Hirngesundheit**
Hilft beim Transport von Vitamin B12/Folat	Wichtige Kofaktoren bei der Serotonin- und Dopaminsynthese	Anstieg der Energie; Reduzierung von Stimmungsschwankungen, Depression, Reizbarkeit, Demenz und manischen Symptomen
Reduziert freie Radikale	Oxidativer Stress, der Lipide, Proteine und DNA-Strukturen schädigt und dadurch Krankheitsprozesse auslöst	Produziert das Antioxidans Glutathione zum Schutz gegen oxidativen Stress
Kurbelt Mitochondrienfunktion an	Erzeugt Energie für Zellen; zuständig für Regulierung des Stoffwechsels und Signalisierung von Zelldifferenzierung und Zelltod	Erhöht Mitochondrienmasse und Fähigkeit zur Energieerzeugung für die Zellen

Lithium erhöht die neuronale Integrität

Neuronen befinden sich in einem dynamischen Gleichgewicht, das ständig von extrazellulären physiologischen Veränderungen beeinflusst wird. Lithium verfügt über die Fähigkeit, intrazelluläre Reaktionen ins Gleichgewicht zu bringen und dadurch die Stärke und Resilienz der Zellen im Nervensystem zu erhöhen.

Lithium hemmt ein gehirnschädigendes Enzym

Lithium reguliert ein Enzym namens Glycogensynthase-Kinase-3 (GSK-3). Dieses einzigartige Enzym modifiziert mehr als 40 verschiedene Proteine im gesamten Körper und ist von daher von entscheidender Bedeutung für ein breites Spektrum biologischer Prozesse. Man weiß, dass GSK-3 eine Vielzahl von biologischen Funktionen unterstützt, angefangen beim Glukosestoffwechsel bis hin zur Gentranskription (Jope & Roh, 2006). Im Nervensystem spielt GSK-3 eine wichtige Rolle beim Wachstum und der Entwicklung von Neuronen. Es reguliert den Insulintransport und die Immunreaktion, um die Hirnzellen zu stärken und zu schützen. Insbesondere sind bestimmte Konzentrationen von GSK-3 erforderlich, um den Prozess der synaptischen Remodellierung auszuführen, der die Gedächtnisbildung antreibt (Hooper, Killick & Loves, 2008). Die GSK-3-Aktivität muss sehr fein und präzise abgestimmt sein, damit gesunde Signalwege im reifen Hirngewebe bewahrt bleiben.

Bei bestimmten neuropsychiatrischen Erkrankungen wird GSK-3 gelegentlich hyperaktiv. Die Hochregulierung treibt das Enzym dazu an, Proteine in Nervenzellen in einem anormalen Tempo zu phosphorylieren oder zu aktivieren. Zu den Zielproteinen von GSK-3 gehören Amyloid-B und Tauproteine, die schnell akkumulieren und dann Blockaden im Hirngewebe auslösen. Lokal begrenzte Entzündungen und Immunkaskaden werden ebenfalls ausgelöst, was zu ausgeweiteten neuronalen Schädigungen führt.

Lithium ist ein GSK-3-Hemmer. Indem es die Hyperaktivität von GKS-3 verhindert, trägt es dazu bei, eine überschießende Proteinproduktion und -aktivierung zu stoppen (Lives, 2008; Wada, 2009; Engel et al., 2006).

Lithium „reinigt" Plaques und Neurofibrillen

Alle Zellen haben ein eingebautes Reinigungssystem, das überflüssige oder dysfunktionale Zellbestandteile abbaut und entsorgt. Das nennt sich Autophagie. Autophagische Prozesse sind wichtig für einen ausgewogenen Energiehaushalt und die Entsorgung von anormalen, mutierten oder krankheitsanfälligen Proteinen. Doch bei vielen neuropsychiatrischen und neurodegenerativen Erkrankungen ist die Autophagie ausgeschaltet. Bei einem deaktivierten autophagen System können sich dysfunktionale Proteine und Toxine viel schneller ansammeln und sich schädlicher auswirken (Cheung & Ip, 2011).

Die Lithiumtherapie regt die Autophagie nachweislich an. Lithium aktiviert die Mechanismen, die für die Entsorgung zellulärer Abfälle sorgen, indem es ein Enzym, die sogenannte Inositolmonophosphatase (IMPase) hemmt. Normalerweise fördert IMPase das Recycling von wichtigen Signalmolekülen in den Zellen (Harwood, 2005). Wenn Lithium IMPase blockiert, wird dieses Recyclingsystem gestoppt und der autophagische Prozess setzt ein, um alle unvollständigen oder beschädigten Moleküle zu entsorgen, die möglicherweise in den Zellen übrig geblieben sind.

Die Fähigkeit von Lithium zur Erhöhung der Autophagie ist extrem nützlich für die Entfernung von unerwünschten Beta- und Tauproteinen. Indem es die Zellen dazu anregt, ihr eigenes intrinsisches Abfallbeseitigungssystem zum „Reinigen" zu nutzen, unterstützt es die Entfernung von einschränkenden Proteinen, ohne dem gesunden Gewebe zu schaden (Sarkar et al., 2005; Ravikumar et al., 2010).

Lithium hilft gesunden Zellen zu überleben

Sind Zellen zu stark geschädigt, um durch Autophagie gereinigt und verjüngt zu werden, ist eine kalkulierte Zellzerstörung notwendig. Die Apoptose ist der Routineprozess des programmierten Zelltodes, der den Körper von überflüssigen Zellen befreit. Bei einigen neurologischen Erkrankungen kommt es jedoch zu einer Fehlregulation der Apoptose, sodass völlig gesunde Zellen zerstört werden und verloren gehen (Shimohama, 2000).

Normalerweise wird der Prozess der Apoptose von zwei gegensätzlichen Molekülgruppen gesteuert. In gesunden Zellen gibt es antiapoptotische Moleküle, die signalisieren, wenn der Zelltod nicht erforderlich ist. Zu den Molekülen dieser Gruppe gehören Verbindungen namens Bcl-2 (B-cell lymphoma-2) und B-Catenin. Die andere Gruppe besteht aus proapoptotischen Molekülen, die Zellen als zerstört markieren und anzeigen, dass sie entfernt werden sollten. Zu den Molekülen der proapoptotischen Gruppe gehören Tumorprotein p53, Bcl-2-assoziiertes X-Protein (Bax) und Caspase (Liechti et al., 2014). Beide Molekülgruppen müssen in einem fein ausbalancierten Verhältnis vorhanden sein, um sicherzustellen, dass gesunde Zellen überleben, während geschädigte oder unerwünschte Zellen aus dem Körper entfernt werden (Manji, 1999; Chen et al., 1999).

Lithium trägt dazu bei, ausgewogene und angemessene Spiegel von beiden apoptotischen Molekülgruppen aufrechtzuerhalten. Angesichts neurodegenerativer Erkrankungen wie Alzheimer bedeutet dies, dass Moleküle, die die Apoptose verhindern, hochreguliert und solche, die sie fördern, heruntergefahren werden, damit im Endeffekt der Zelltod verlangsamt wird.

Indem Lithium das Tempo der Apoptose oder des Zelltods im Gewebe einreguliert, hat es das bemerkenswerte Potenzial, den unkontrollierten Gewebeverlust, der kennzeichnend für viele psychische und neurogenerative Erkrankungen ist, aufzuhalten.

Neuronale Integrität		
Wirkmechanismen des Lithiums	**Funktion im Gehirn**	**Implikationen für Hirngesundheit**
Hemmt das Enzym Glycogensynthase-Kinase-3 (GSK-3)	Unterstützt biologische Funktionen, einschließlich Gentranskription, Insulintransport und Immunreaktion	Hemmt unangemessene Amyloidproduktion und Hyperphosphorylierung von Tauproteinen
Stimuliert Autophagie	Intrinsisches Abfallentsorgungssystem, das dysfunktionale Zellbestandteile entfernt	Autophagischer Prozess entfernt defekte Beta-Amyloid- und Tauprotein-Moleküle, ohne gesundes Gewebe zu schädigen
Reguliert Apoptose	Programmierter Zelltod zur Beseitigung von zellulärem Abfall	Bewahrt Balance apoptotischer Moleküle, ohne gesunde Nervenzellen zu schädigen

Lithium unterstützt die Neurogenese

Neurogenese ist der Prozess, durch den Nervenzellen erschaffen werden, häufig auch als „Geburt neuer Neuronen" bezeichnet. Die Neuronenbildung erfolgt am schnellsten in den frühen Wachstums- und Entwicklungsjahren des Menschen, kann sich aber in langsamerem Tempo auch später im Leben fortsetzen, wenn bestimmte wichtige physiologische und ernährungsspezifische Faktoren gegeben sind.

Lithium bewirkt eine Volumenzunahme der grauen Substanz

Studien, die MRT-Techniken zur Darstellung des Gehirns einsetzen, haben die ersten „harten" Beweise für die positiven und wachstumsfördernden Wirkungen von Lithium geliefert. Bei einem ersten Projekt betrachteten die Wissenschaftler das Hirnvolumen von zwölf bipolaren Patienten, die Lithium zur Stimmungsregulation einnahmen (Sassi et al., 2002). Die Auswertung der MRT-Bilder erbrachte verblüffende Ergebnisse: Bei den Patienten, die Lithium nahmen, zeigte sich ein signifikant größeres Gesamtvolumen der grauen Substanz – des Hirngewebes, das Nervenzellkörper enthält – als bei den anderen bipolaren Patienten, die kein Lithium erhielten. Die graue Substanz der Lithiumpatienten war auch größer als bei einer gesunden Kontrollgruppe.

Eine ähnliche Studie konzentrierte sich speziell auf die Frage, wie sich das Lithium auf den Hippocampus auswirkt, eine kleine Hirnregion, die an Gefühls- und Gedächtnisprozessen beteiligt ist (Bearden et al., 2008). Die Ergebnisse waren überraschend ähnlich: Die mit Lithium behandelten Patienten hatten ein 14 Prozent größeres Hippocampusvolumen als bipolare Patienten, die keine Medikamente nahmen, und 10 Prozent größer als bei gesunden Kontrollpersonen. Mindestens drei weitere Studien mit unterschiedlichem Design haben diese Befunde bestätigt, was darauf hindeutet, dass Lithium bemerkenswert stimulierende Effekte auf Hirnwachstum und -reparatur hat (Kempton et al., 2008).

Lithium fördert das Wachstum von Nervenzellen

Der faszinierendste Befund aus allen Forschungsprojekten, die sich mit den neurotrophen Wirkungen des Lithiums befasst haben, stammt aus einer Studie, in der untersucht wurde, was geschieht, wenn eine isolierte Nervenzelle in eine Lithiumlösung getaucht wird. Bemerkenswerterweise fing diese einsame Zelle an, sich zu regenerieren und zu wachsen, als sie dem Lithium ausgesetzt war. Enorme Veränderungen wurden insbesondere bei der Anzahl und Länge der Dendriten des Neurons beobachtet – den antennenartigen Zellfortsätzen, die aus dem Zellkörper hervorgehen und hauptsächlich dazu dienen, Signale von anderen Nervenzellen aufzunehmen (Dwivedi & Zhang, 2014). Weitere Studien haben ergeben, dass es bei Gewebe, das Lithium ausgesetzt wird, zu einer verblüffenden Ausbreitung von Progenitorzellen kommt – den stammzellartigen Vorläuferzellen, die sich sehr schnell teilen und neues Gewebe erzeugen (Hashimoto et al., 2003; Kim et al., 2004).

Neurogenese		
Wirkmechanismen des Lithiums	**Funktion im Gehirn**	**Implikationen für Hirngesundheit**
Vermehrt graue Substanz im Gehirn	Leitet Sinnes- oder Bewegungsreize zu Neuronen, die Informationen im gesamten Nervensystem übertragen und verarbeiten	Prävention oder teilweise Regeneration von lokalen Defiziten der grauen Substanz
Regeneriert Nervenzellen und fördert Längenwachstum der Dendriten	Übertragung von Nachrichten	Fördert die Zell-zu-Zell-Kommunikation

Kurz zusammengefasst: Schutz des Gehirns durch Lithium

Früher ging man davon aus, dass die Entwicklung des menschlichen Gehirns mit Eintritt des Erwachsenenalters zum Stillstand kommt. Das wissenschaftliche Dogma lautete, dass Gehirn und Nervensystem eine endliche Anzahl von Zellen besitzen und dass jede Schädigung von Neuronen dauerhaft und irreversibel ist. Heute erkennt man allmählich, dass das Gehirn unter den richtigen Bedingungen das Potenzial hat, das ganze Leben hindurch neue Neuronen und neuronale Verbindungen hervorzubringen.

Lithium hat eindeutige und häufig dramatische neurotrophe Wirkungen, die das Überleben und das Wachstum von Nervenzellen fördern. Lithiumionen modulieren zahlreiche biologische Kaskaden, die mit der Entwicklung von Nervenzellen zusammenhängen. Lithium erhöht die Spiegel von Schlüsselproteinen wie BDNF und NT-3, die bekanntermaßen direkt an der Entwicklung von Nervenzellen beteiligt sind. Andere Studien sind zu dem Ergebnis gekommen, dass Lithiumsalze neuroprotektiv wirken, Entzündungen eindämmen, die Funktion der Mitochondrien fördern und für mehr Antioxidantien sorgen und damit optimale Bedingungen für ein Gedeihen der Neuronen schaffen. Studien mit bildgebenden Verfahren haben sichtbare Nachweise dafür geliefert, dass es bei Patienten, die Lithiumsalze nehmen, mit der Zeit zu einem Volumenzuwachs beim Hirngewebe kommt, insbesondere bei der grauen Substanz, die vornehmlich Nervenzellkörper enthält. Auf zellulärer Ebene übt Lithium großen Einfluss auf die Neuroprotektion und Hirngesundheit aus. Im folgenden Kapitel wollen wir genauer betrachten, wie dieses Mineral auch zu einer Optimierung unserer Genexpression und damit zur langfristigen Gesunderhaltung des Gehirns beitragen kann.

Wirkmechanismen des Lithiums	Funktion im Gehirn	Implikationen für Hirngesundheit
Neurotrophe Faktoren und Biomarker für Hirnfunktion		
Erhöht das Protein BDNF (Brain-derived Neurotrophic Factor)	Reguliert Wachstum und Überleben von Nervenzellen	Unterstützt Wachstum und Erhaltung der Zellen des Nervensystems und fördert Zellkommunikation und Signalübertragung
Erhöht das Protein Neurotrophin-3 (NT-3)	Fördert Überleben und Differenzierung von Nervenzellen	Bietet Neuronen Schutz vor Stress und Verletzungen
Erhöht die chemische Substanz N-Acetyl-Aspartat (NAA) im Gehirn	Dient als Marker für Lebensfähigkeit von Nervenzellen	Fördert Funktion und Integrität der Gehirnzellen
Ausgewogenheit der Neurotransmitter		
Erhöht den Neurotransmitter Serotonin	Regulierung von Stimmung, Verhalten, Appetit und Gedächtnis	Erhöhte Bioverfügbarkeit von Serotonin kann Anomalien, die an der Entstehung affektiver Störungen beteiligt sind, korrigieren
Erhöht den Neurotransmitter Dopamin	Regulierung von Fortbewegung, Emotion, Kognition und Belohnungssystem	Mildert Stimmungsschwankungen und Erregbarkeit
Senkt den stark erregenden Neurotransmitter Glutamat	Beteiligt am Zellstoffwechsel und an neuronaler Aktivierung; hilft beim Lernen und Erinnern	Verringert übermäßige Erregungszustände, die zur Schädigung von Nervenzellen führen
Erhöht die Enzymaktivität der Monoaminoxidase	Abbau von Neurotransmittern, einschließlich Noradrenalin, Dopamin und Serotonin	Bringt das System multipler Neurotransmitter in ausgewogenes Verhältnis; verringert chronische Aggression, die aus unzureichender MAO-Aktivität resultiert
Entzündungen		
Unterdrückt entzündungsfördernde Zytokine	Chemische Botenstoffe des Immunsystems; unreguliert verursachen sie Zelltod	Verringert oxidative Schädigung durch entzündungsfördernde Zytokine
Hemmt Ausschüttung von Arachidonsäure	Löst Entzündungsreaktionen aus	Übt entzündungshemmende Wirkungen aus, indem es die Konzentrationen der Omega-3-Fettsäure DHA (Docosahexaensäure) erhöht

Wirkmechanismen des Lithiums	Funktion im Gehirn	Implikationen für Hirngesundheit
	Unterstützung des Stoffwechsels	
Hilft beim Transport von Vitamin B12/Folat	Wichtige Kofaktoren bei der Serotonin- und Dopaminsynthese	Anstieg der Energie; Reduzierung von Stimmungsschwankungen, Depression, Reizbarkeit, Demenz und manischen Symptomen
Reduziert freie Radikale	Oxidativer Stress, der Lipide, Proteine und DNA-Strukturen schädigt und dadurch Krankheitsprozesse auslöst	Produziert das Antioxidans Glutathione zum Schutz gegen oxidativen Stress
Kurbelt Mitochondrienfunktion an	Erzeugt Energie für Zellen; zuständig für Regulierung des Stoffwechsels und Signalisierung von Zelldifferenzierung und Zelltod	Erhöht Mitochondrienmasse und Fähigkeit zur Energieerzeugung für die Zellen
	Neuronale Integrität	
Hemmt das Enzym Glycogensynthase-Kinase-3 (GSK-3)	Unterstützt biologische Funktionen, einschließlich Gentranskription, Insulintransport und Immunreaktion	Hemmt unangemessene Amyloidproduktion und Hyperphosphorylierung von Tauproteinen
Stimuliert Autophagie	Intrinsisches Abfallentsorgungssystem, das dysfunktionale Zellbestandteile entfernt	Autophagischer Prozess entfernt defekte Beta-Amyloid- und Tauprotein-Moleküle, ohne gesundes Gewebe zu schädigen
Reguliert Apoptose	Programmierter Zelltod zur Beseitigung von zellulärem Abfall	Bewahrt Balance apoptotischer Moleküle, ohne gesunde Nervenzellen zu schädigen
	Neurogenese	
Vermehrt graue Substanz im Gehirn	Leitet Sinnes- oder Bewegungsreize zu Neuronen, die Informationen im gesamten Nervensystem übertragen und verarbeiten	Prävention oder teilweise Regeneration von lokalen Defiziten der grauen Substanz
Regeneriert Nervenzellen und fördert Längenwachstum der Dendriten	Übertragung von Nachrichten	Fördert die Zell-zu-Zell-Kommunikation

Abbildungen 5.1 bis 5.2: Zusammenfassung der möglichen Wirkmechanismen von Lithium für die Neuroprotektion und Förderung der Hirngesundheit

6. Lithium und die Organisation unserer Gene

Die dramatischen Wirkungen, die Lithium auf unser Gehirn hat, gehen über Veränderungen auf der zellulären Ebene hinaus. Wir wissen heute, dass Lithium sogar die Art der Genexpression verändern kann. Diese neuen Entdeckungen gehen auf jüngere Studien zurück, die auf wissenschaftliches und medizinisches Neuland vorstoßen, und werden wahrscheinlich dazu führen, dass man die Prävention und Behandlung von psychischen und neurologischen Krankheiten neu definiert.

Schon jetzt stellt die Wissenschaft unser früheres Verständnis der Genetik auf den Kopf. Seit Gregor Mendel galt das genetische Erbe im Gegensatz zu den Umwelteinflüssen, die auf das heranwachsende Individuum einwirken, als etwas Unveränderliches. „Natur“ und „Kultur“ wurden als gegensätzliche Kräfte aufgefasst. Heute erkennen wir, dass der Einfluss der Genetik auf die Gesundheit wesentlich komplizierter ist und weit mehr umfasst als nur die DNS-Sequenz in den Genen des Individuums. Die Vorstellung einer Dichotomie zwischen unveränderlicher Natur und variabler sozialer Umwelt ist durch ein neueres, wissenschaftlich fundiertes Verständnis ersetzt worden: Unser genetischer Code ist veränderlicher, als wir dachten. Die Gene als solche mögen unveränderlich sein, doch ob und wie stark sie zum Ausdruck kommen, ist unendlich variabel.

Den ersten eindrucksvollen Beweis für Veränderungen der Genexpression lieferten Menschen, die während und kurz nach dem Holländischen Hungerwinter 1944/45 geboren wurden. Während dieses letzten Winters des Zweiten Weltkriegs blockierten die Deutschen die Lieferung von Nahrungsmitteln und Brennmaterialien in den westlichen Teil der Niederlande, was für viele Bewohner dieses Gebiets eine schwere Hungersnot zur Folge hatte. Bei manchen Menschen beschränkte sich die Nahrungsaufnahme in diesem Winter auf nur 500 Kalorien pro Tag (Tobi et al., 2014).

50 Jahre später zeichnete sich ein klares Muster ab. Die Kinder, die gezeugt wurden, als die Hungersnot am größten war, und die inzwischen im mittleren Lebensalter waren, wogen im Durchschnitt 14 Pfund mehr, hatten einen 3,8 Zentimeter größeren Taillenumfang und hatten ein dreimal höheres Risiko, an Herzerkrankungen zu leiden, als jene Kinder, deren Mütter sich während des Hungerwinters im zweiten oder dritten Schwangerschaftstrimester befunden hatten. Wissenschaftler stellten fest, dass bei Personen, die während der schlimmsten Phase der Hungersnot gezeugt wurden, ein wichtiges Wachstumsgen stärker zum Ausdruck kam oder „angeschaltet" war. Bei den sechs Monate später Geborenen war die Expression dieses Wachstumsgens geringer. Diese Befunde lieferten den ersten Beweis dafür, dass die äußeren Lebensbedingungen sogar in utero Veränderungen auslösen können, die ein Leben lang fortbestehen. Die äußeren Einflüsse veränderten den Stoffwechsel der Föten, damit sie die spärlichen Nährstoffe, die sie erhielten, so gut wie möglich nutzen konnten. Da sich dieser „sparsame Stoffwechsel" nie wieder umkehrte, wiegen diese Menschen jetzt mehr und leiden häufiger unter gesundheitlichen Problemen, die mit dem Übergewicht zusammenhängen, als Personen, die nur drei oder sechs Monate später im selben Gebiet geboren wurden (Tobi et al., 2014).

Epigenetik

Die Wissenschaftler gaben sich große Mühe, diese und andere neue Erkenntnisse mit der ihnen bekannten Vererbungslehre in Einklang zu bringen. Sie stellten die Theorie auf, dass im Gegensatz zum Bauplan für ein Gebäude, der unveränderlich ist und bis auf die kleinsten Spezifikationen befolgt werden muss, der „Bauplan" für unsere DNA nur zum Teil feststeht. Einige Teile sind unveränderlich – zum Beispiel die Größe unserer Füße –, doch viele Teile sind eher Vorschläge oder Möglichkeiten als Befehle. Das aufregende neue Forschungsgebiet, das auf diesen Entdeckungen beruht, wird als Epigenetik bezeichnet; sie befasst sich mit der Erforschung, wie Umwelt und Erfahrung die Funktion von Genen beim Individuum beeinflussen. Epigenetische Veränderungen sind lang anhaltende Modifikationen in der Genfunktion, die aber den genetischen Code nicht verändern. Sie sind die Verbindung zwischen Umwelt- und Erbeinflüssen (Kubota, Miyake & Hirasawa, 2012).

Im Gegensatz zur statischen DNA-Sequenz ist das Epigenom (oder die vielen chemischen Bestandteile, die das Genom umgeben und seine Aktivität steuern) anfällig für Veränderungen. Es ist tatsächlich recht empfänglich für die Umwelt, für unsere Emotionen und unsere Ernährung. Das Epigenom ist wie ein Lichtschalter, der die Expression oder Aktivität einzelner Gene an- oder ausschaltet. Durch das Epigenom haben Umweltfaktoren einen erheblichen Einfluss auf die Art und Weise, wie die Genexpression verläuft. Körperliche Aktivität und Stress können unsere Gene ebenfalls an- oder ausschalten. Umweltgifte und Virusinfektionen beispielsweise können epigenetische Prozesse schüren, die möglicherweise zu dem vermehrten Auftreten von Autismus beitragen. Sowohl die depressive als auch die bipolare Störung sind wahrscheinlich das Ergebnis von Wechselwirkungen zwischen Genen und Umwelt (Kubota, Miyake & Hirasawa, 2012).

Die Studien zum holländischen Hungerwinter haben belegt, dass es einen Prozess der sogenannten transgenerationalen epigenetischen Vererbung gibt, durch den epigenetische Veränderungen das Genom von Kindern und sogar Enkeln beeinflussen können (Kubota, Miyake & Hirasawa, 2012). Während einige epigenetische Veränderungen ein Leben lang oder länger fortbestehen, können andere auftauchen und jederzeit wieder verschwinden, weil sie auf Ernährung, Stress, Tabakkonsum oder Kontakt mit Chemikalien wie DDT reagieren (Schardt, 2013).

Veränderungen in der Genexpression, die sich auf die nächste Generation auswirken, kommen nicht nur von der Mutter. Eine neuere Studie der Duke University erforschte bei 79 Neugeborenen die Expression eines Genes, das mit der Wachstumsförderung zusammenhängt. Die Studie kam zu dem Ergebnis, dass das Gen bei Kindern von adipösen Vätern stärker angeschaltet war als bei Kindern von normalgewichtigen Vätern (Schardt, 2013). Die chemische Ursache dafür, dass Gene die gesundheitliche Verfassung nicht auf einheitliche Weise festlegen, ist, dass sie chemische Anhänge tragen, die auf die DNA einwirken und den Zeitraum und das Ausmaß der Genexpression regulieren, ohne den Grundaufbau zu verändern. Diese chemischen Anhänge oder epigenetischen Marker bestimmen, ob ein Gen aktiviert oder abgeschaltet wird.

Die DNA-Methylierung und die Histon-Modifikation durch Acetylierung sind die epigenetischen Mechanismen, durch die Umweltfaktoren die genetische Expression beeinflussen. Lithium gehört zu den wenigen Faktoren, die tatsächlich sowohl den Anschalte- als auch den Abschaltemechanismus anregen können. Eine Methylgruppe besteht aus einem Kohlenstoffatom, das an drei Wasserstoffatome gebunden ist. Die DNA-Methylierung ist ein chemischer Prozess, der eine Methylgruppe von Atomen direkt an einen DNA-Strang anhängt und dadurch die Genexpression verhindert (Simmons, 2008). Bei den Säuglingen der holländischen Mütter, die sich während der Hungersnot in einer frühen Phase der Schwangerschaft befanden, kam es zu einer geringeren Methylierung des Wachstumsgens als bei den Säuglingen, deren Mütter sich in einem späteren Schwangerschaftsstadium befanden. Bei diesen sechs

Monate später geborenen Kindern kam es nicht zu demselben Mangel an Methylierung. Wenn sich genügend Methylgruppen an ein Gen anhängen, können sie das Gen ausschalten. Dieser Vorgang verändert nicht das Gen als solches, sondern nur das Ausmaß, in dem es in Protein übersetzt wird.

Die Acetylierung ist ein weiterer wichtiger Mechanismus, der die Genexpression beeinflusst. Wenn genügend Acetylgruppen – von denen jede aus zwei Kohlenstoffatomen, einem Sauerstoffatom und drei Wasserstoffatomen besteht – an ein Histon gebunden werden, kann das Gen angeschaltet werden. Histone sind Proteinkomplexe, um die sich DNA-Stränge wie um eine Spule herumwinden. Veränderungen in der chemischen Struktur dieser Proteine haben unmittelbaren Einfluss auf die Art und Weise der Genaktivierung (Simmons, 2008).

Nutrigenomik

Das Forschungsgebiet der Nutrigenomik oder Nutrigenomforschung konzentriert sich darauf, bestimmte Ernährungsfaktoren zu ermitteln, die sich auf die Genexpression auswirken. Nährstoffe sind wirkungsvolle Umweltfaktoren, weil sie mit genetischem Material kommunizieren und biologische Reaktionen beeinflussen. Nährstoffe können die Aktivität von Genen, die mit physiologischen und pathologischen Prozessen wie dem Altern und der Krebsentstehung verbunden sind, modifizieren. Die Erkenntnisse der Nutrigenomik machen eine tatsächlich personalisierte Medizin zu einer greifbaren Möglichkeit. Wenn ein Patient zum Beispiel anfällig für chronische Entzündungen ist, kann eine Ernährung, die reich an Omega-3-Fettsäuren ist, dazu beitragen, die Aktivität von Genen zu verringern, die für inflammatorische Zytokine kodieren, sodass die Entzündungsreaktion reduziert wird. Das Wissen um die Nutrigenomik wird zu individualisierten Empfehlungen für die

Prävention und Behandlung vieler chronischer Krankheiten führen (Gropper & Smith, 2012).

Nährstoffe und bioaktive Nahrungsbestandteile (zum Beispiel Flavonoide, Carotinoide) können eine direkte hemmende Wirkung auf Enzyme haben, die die DNA-Methylierung oder Histon-Modifikationen katalysieren. So können etwa Folsäure, Vitamin B12, Methionin und Cholin die DNA-Methylierung und Histon-Acetylierung tatsächlich beeinflussen. Die Epigenetik ist mit verschiedenen Erkrankungen wie Adipositas oder Immunerkrankungen in Verbindung gebracht worden und wird jetzt auch im Zusammenhang mit neurokognitiven Störungen erforscht. Folsäure ist ein B-Vitamin, das von wesentlicher Bedeutung für die Aufrechterhaltung der DNA-Methylierung ist. Als Nahrungsergänzung kann sie den Status der DNA-Methylierung ändern und wird schwangeren Frauen empfohlen, weil Folsäure vorbeugend gegen Neuralrohrdefekte wie Spina bifida wirkt. Folsäuresupplemente können auch einen positiven Effekt auf mehrere Autismusmerkmale bei Kindern haben, obwohl die zugrunde liegenden Mechanismen noch nicht völlig geklärt sind. Wahrscheinlich übt Folsäure einen allgemeinen Effekt auf das Genom aus (Kubota, Miyake & Hirasawa, 2012).

Epigenetik und Psychiatrie

Der neue Bereich der Epigenetik hat weitreichende Bedeutungen für die Psychiatrie. Zunächst einmal eröffnet er eine neue Perspektive auf die Bedeutung von erblich bedingten Krankheiten. Da erworbene epigenetische Veränderungen an die nächsten Generationen weitergegeben werden können, handelt es sich bei Störungen, die Wissenschaftler herkömmlicherweise als eine ererbte psychische Erkrankung klassifiziert haben, möglicherweise um die Folge epigenetischer Veränderungen in der gemeinsamen Umwelt einer Familie. Der veränderliche Charakter und Verlauf vieler psychischer Störungen stimmt mit der Theorie der epigenetischen Dysregulation überein.

Epigenetische Analysen einzelner Gene und ganzer Genome haben atypische epigenetische Marker im Blut oder Gehirn von psychisch kranken Personen ergeben, einschließlich Abweichungen bei der DNA-Methylierung, den Histon-Modifikationen und der MicroRNA-Expression. Viele psychiatrische Behandlungen wie Valproat, Lithium und Elektroschocktherapie verändern epigenetische Codes. Bei Patienten, die auf die Behandlung ansprechen, kann Lithium die Histon-Acetylierung erhöhen und die DNA-Methylierung verringern (Mostafavi Abdomaleky, 2014).

Zu den Genen, die möglicherweise vor der Entstehung von affektiven Störungen schützen, gehört das BDNF-Gen, das seit einigen Jahren ein Forschungsschwerpunkt ist, weil es mit der Entwicklung und Vermehrung von Nervenzellen verbunden ist. BDNF (Brain-derived neurotrophic factor) ist der aktivste Wachstumsfaktor im zentralen Nervensystem. Da er eine entscheidende Rolle in der Entwicklung der neuronalen Plastizität spielt, belastet die Methylierung von BDNF die Gesundheit und Resilienz des Gehirns. Das BDNF-Gen scheint zu modulieren, wie viel oder wie wenig Umwelterfahrungen – zum Beispiel pharmakologische Behandlungen, Sport oder Stressbelastungen – in Nervenzellen und neuronalen Schaltkreisen kodiert werden und dadurch zu lang anhaltenden Auswirkungen führen. Dieses Protein fördert das Wachstum und die Bildung neuer Nervenzellen, und es könnte zum Teil für den bemerkenswerten Effekt von Sport und Bewegung auf das Gehirn verantwortlich sein ebenso wie für die Zunahme des Hippocampusvolumens, die mit besseren Gedächtnisleistungen verbunden ist (D'Addario et al., 2012).

Umgekehrt werden Stimmungsstörungen häufig mit der Methylierung von BDNF in Zusammenhang gebracht. Negative Erfahrungen wie schwere Depressionen können die BDNF-Spiegel senken und es wird eine Verbindung zu einer Schrumpfung des Hippocampus gesehen, einem Phänomen, das einige der kognitiven Beeinträchtigungen erklären könnte, die kennzeichnend für Depressionen sind. Studien haben gezeigt, dass bei Patienten mit schwerer Depression und Bipolar-II-Störung höhere Methylierungsgrade des BDNF-Genpromotors vorliegen als bei Patienten mit Bipolar-I-Störung (Dell'Osso et al., 2014).

Extreme Methylierung zeigt sich auch bei der DNA von Patienten mit anderen psychischen Problemen. Nachweise für Methylierung fanden sich zum Beispiel bei Patienten mit belastenden Kindheitserfahrungen (Labonte et al., 2012). Die Auswirkungen einer breiten Reprogrammierung, verursacht durch eine starke DNA-Methylierung, sind bei den Hippocampi von Suizidopfern festgestellt worden. Tatsächlich kam eine Studie über die Hippocampus-DNA von Suizidopfern zu dem Ergebnis, dass sich an über 300 Gen-Loki Veränderungen durch DNA-Methylierung fanden. Die auffälligen Unterschiede, die sich bei dieser Studie bezüglich der DNA-Methylierung bei den Suizidanten und Vergleichspersonen ergaben, deuten stark darauf hin, dass die DNA-Methylierung bestimmte Verhaltensänderungen antreibt, die zum Suizid führen (Labonte et al., 2013).

So trostlos die Auswirkungen, die die Methylierung auf die DNA von psychisch Erkrankten hat, erscheinen mögen, so vielversprechend ist es, dass epigenetische Veränderungen umkehrbar sind. Während das größere Gebiet der Genetik häufig deterministisch wirkte, eröffnen uns die neuen Erkenntnisse aus der Epigenetik neue Handlungsspielräume. In einigen Bereichen liegt der Schwerpunkt der psychiatrischen Behandlung bereits auf dem Epigenom und auf Veränderungen der Genexpression. Epigenetische Programmierung, verursacht durch frühe negative Erfahrungen, ist nachweislich durch positive psychosoziale Erfahrungen umkehrbar. Darin liegt die große

Verheißung der Epigenetik: Wenn schädliche Veränderungen der Genexpression umkehrbar sind, dann lässt die Epigenetik sich auch zur Wiederherstellung der Gesundheit nutzen. Wissenschaftler erforschen jetzt, wie man den Ausdruck von Genen, die zu physischen oder psychischen Erkrankungen führen, abschwächen kann und gleichzeitig den Ausdruck von gesundheitsfördernden Genen durch ernährungsbezogene oder pharmakologische Maßnahmen stärken kann.

Der Einfluss von Lithium auf die Gene

Lithiummangel gehört zu den häufigsten Mineralstoffdefiziten und ist mit fast jeder Art von psychischer Störung verbunden. Lithium ist ein wirkungsvoller epigenetischer Faktor, den man einsetzen kann, um – wie im Abschnitt oben erläutert – die Expression von Genen, die zu physischen oder psychischen Erkrankungen führen, zu dämpfen und die Aktivität von gesundheitsfördernden Genen anzuregen.

Lithium bewirkt umfangreiche genetische Veränderungen, die einzigartig und noch nicht vollständig geklärt sind, weil sie vermutlich mit vielen weiteren genetischen Veränderungen zusammenhängen, die noch nicht erkannt sind. Gene, die durch eine Lithiumbehandlung signifikant verändert werden, sind an einer Vielzahl von Funktionen beteiligt wie etwa Kommunikation zwischen Nervenzellen, Immunreaktion, Proteinstoffwechsel, Nukleinsäureregulierung und -stoffwechsel sowie Zellwachstum und -erhaltung. Eine Tierstudie über den frontalen Cortex von Ratten zeigte, dass eine dauerhafte Behandlung mit Lithium zu einer signifikanten Hochregulation von 57 Genen und einer Herabregulation von 151 Genen führte. Vier dieser Gene sind speziell mit der bipolaren affektiven Störung in Zusammenhang gebracht worden (Fatemi, Reutiman & Folsom, 2009).

Lithium verändert die Genexpression über zwei grundlegende Mechanismen: DNA-Methylierung und Acetylierung oder Histon-Modifikation. Seine Wirkung beruht darauf, dass es den Prozess der DNA-Methylierung verhindert, was von entscheidender Bedeutung ist, um die geistige Gesundheit zu verbessern und um psychischen Störungen vorzubeugen. Mindestens drei Studien haben gezeigt, dass Lithium die DNA-Methylierung des BDNF-Genpromotors senkt. Mit anderen Worten: Lithium erhöht die Expression des BDNF-Gens.

Die verstärkte Synthese von BDNF trägt zum Wachstum robuster Neuronen und gesunder Dendritenäste bei. In einer Untersuchung von Hippocampusneuronen erhöhte Lithium die mRNA-Expression von BDNF um 67 Prozent. Bei einer höheren Lithiumdosis betrug der Anstieg 100 Prozent. Ähnlich wurde auch das Proteinniveau von BDNF um 53 Prozent bei der niedrigeren Lithiumdosis und um 89 Prozent bei der höheren Dosierung gesteigert. Indem Lithium dafür sorgt, dass das BDNF-Gen „angeschaltet" bleibt, fördert es die gleichbleibende Freisetzung von stärkenden Neurotrophinen, die das Gehirn schützen und nähren (Dwivedi & Zang, 2015).

Bei Alzheimerpatienten sind die BDNF-Konzentrationen im Gehirn ebenso wie im Serum reduziert. Alzheimerpatienten, die zehn Wochen lang mit Lithium behandelt wurden, zeigten einen signifikanten Anstieg ihrer BDNF-Level im Serum. Auch zeigte sich eine signifikante Verringerung der kognitiven Beeinträchtigung verglichen mit Alzheimerpatienten, die ein Placebo erhielten. Die Reduzierung der kognitiven Einschränkung verhielt sich umgekehrt proportional zur Lithiumkonzentration im Serum (Leyhe et al., 2009).

BDNF trägt zum Abbau von Beta-Amyloid bei, einem Bestandteil der amyloiden Plaques, die sich im Gehirn von Alzheimerpatienten finden. Außerdem ist BDNF in der Lage, GSK-3beta zu deaktivieren (Leyhe et al., 2009). Eine anormale Regulation und Expression von GSK-3beta ist mit einer erhöhten Anfälligkeit hinsichtlich der Alzheimererkrankung und der bipolaren affektiven Störung verbunden. Die Fähigkeit des Lithiums, die Synthese von BDNF zu fördern, hat spannende Implikationen für die Behandlung einer Vielzahl von neuropsychiatrischen Störungen.

Lithium wirkt außerdem durch die Histon-Modifikation. Die Aufgabe des Histons ist besonders wichtig für die Encodierung von höheren kognitiven Funktionen wie Lernen und Gedächtnis. Tatsächlich sind nachlassende Gedächtnisleistungen, wie sie bei Alzheimerpatienten zu beobachten sind, mit Problemen des Histon-Stoffwechsels in Zusammenhang gebracht worden. Bei experimentellen Tierstudien hat man festgestellt, dass Lithium die Histon-Acetylierung erhöht, indem es die Anbindung der DNA an ihre Spule schwächt, was sie verfügbarer für Proteine macht, die das Erinnerungsvermögen verbessern (Lee et al., 2015). In Studien am Menschen müssen die exakten Mechanismen noch genauer geklärt werden, doch Lithium könnte dazu beitragen, die genetischen Veränderungen zu verhindern, die mit der Entwicklung der Alzheimerkrankheit und anderen neurodegenerativen Leiden verbunden sind.

Diese biologischen Mechanismen sind auch bedeutsam für die Rolle, die das Lithium bei der Behandlung der bipolaren Störung spielt. Lithium beeinflusst zahlreiche Leitungsbahnen im Gehirn, was seine Wirksamkeit und die zugrunde liegende Pathophysiologie der bipolaren Störung erklären könnte. Ein verringertes BDNF-Niveau ist wiederholt bei bipolaren Patienten festgestellt worden. Eine Studie kam zu dem Ergebnis, dass die BDNF-Konzentrationen bei bipolaren Patienten während manischer und depressiver Phasen signifikant niedriger waren als bei ausgeglichenen Patienten und gesunden Vergleichsgruppen. Bei Patienten, die mit Lithium behandelt wurden, korrelierten die BDNF-Level jedoch positiv mit den Lithiumleveln (Tunca, 2014).

Wichtige Befunde kommen aus einer Studie, die sich mit Lithium-induzierten Veränderungen bei den genomweiten Genexpressionsprofilen innerhalb der messenger-RNA (mRNA) der Fruchtfliege befasste. Das Fliegenmodell ist relevant, weil sich die genetischen Bahnen, die an der Wirkung des Lithiums im Nervensystem beteiligt sind, bei Fruchtfliegen und höheren Wirbeltieren offenbar entsprechen. In Reaktion auf die Lithiumbehandlung wurden zwei Gene herunterreguliert und 14 hochreguliert. Die Aktivität von Genen, die mit dem Aminosäurestoffwechsel zusammenhängen, wird durch eine Lithiumbehandlung signifikant beeinflusst. So werden insbesondere die Abbauwege für verzweigtkettige Aminosäuren (BCAAs) durch die Lithiumbehandlung gefördert. Das könnte unter anderem eine Veränderung der Serotoninkonzentration im Gehirn nach sich ziehen. Serotonin wird in den Nervenzellen aus der Aminosäure Tryptophan hergestellt, daher spielen die Tryptophankonzentrationen im Gehirn eine entscheidende Rolle für die Verfügbarkeit von Serotonin. Alle großen neutralen Aminosäuren wie Tryptophan und BCAAs werden durch ein einziges Transportsystem über die Bluthirnschranke ins Gehirn befördert. Diese Aminosäuren konkurrieren allesamt um die Trägerproteine. Das bedeutet, dass geringere BCAA-Konzentrationen zu höheren Trytophanspiegeln (und folglich höheren Serotoninspiegeln) im Gehirn führen. Man geht davon aus, dass eine geringere Serotoninaktivität im Gehirn an der Pathogenese von affektiven Störungen beteiligt ist. Das Verhältnis von Tryptophan zu BCAA ist bei unipolaren und bipolaren Patienten signifikant geringer als bei Vergleichspersonen. Die Modulierung der Aminosäuren trägt vermutlich zur therapeutischen Wirkung des Lithiums bei (Kasuya, Kaas & Kitamoto, 2009).

Das Gebiet der Epigenetik steckt noch in den Kinderschuhen, aber wir wissen bereits, dass Lithium epigenetische Modifikationen fördert, die die Expression von mehr als 50 Genen beeinflussen, das gilt zum Beispiel für Signalproteine, Transkriptionsfaktoren, Aktivatoren, Zelladhäsionsproteine, Onkogene und Tumorsuppressoren (Farah et al., 2013). Wenn die Forschung unser Wissen über die Beeinflussung der Genexpression und -suppression erweitert, werden wir durch den gezielten Einsatz von Lithium psychische Erkrankungen verhindern und behandeln können, die den davon Betroffenen heute ein normales Leben unmöglich machen. Da Lithium direkt auf das Epigenom wirkt, kann es die neuronale Funktionsfähigkeit wiederherstellen und die Hirngesundheit in einer Weise verbessern, die man noch vor wenigen Jahren für unmöglich gehalten hätte.

7. Lithium als Medizin: Demenz und Alzheimer

Das menschliche Gehirn mit seiner erstaunlichen Fähigkeit zur Kreativität, Fantasie und Lösung komplexer Probleme, scheint auch eine überraschende physiologische Neigung zum Verfall zu haben. Unsere höhere Lebenserwartung und unser größeres Hirnvolumen scheinen einen evolutionären Preis zu fordern: Soweit Wissenschaftler dies beurteilen können, sind Menschen die einzigen Säugetiere, die anfällig für neurodegenerative Störungen wie die Alzheimererkrankung sind.

Alle 67 Sekunden erkrankt eine Person in den USA an Alzheimer. In diesem Jahr werden 700 000 Menschen über 65, die an Demenz leiden, versterben. Im vergangenen Jahr leisteten Freunde und Familienangehörige von Menschen, die von Alzheimer und anderen Demenzformen betroffen sind, schätzungsweise 17,9 Milliarden Stunden unbezahlter Pflege- und Betreuungsarbeit (WHO, 2015; Alzheimer's Association, 2015).

Neurodegenerative Störungen sind zu einem internationalen Problem des Gesundheitswesens geworden, mit verheerenden medizinischen, sozialen und wirtschaftlichen Folgen. Und doch weiß man – aus der Perspektive der konventionellen Medizin – praktisch nichts darüber, wie man diese Erkrankungen behandeln oder aufhalten kann. Bei der verzweifelten Suche nach Antworten erweist sich eine unprätentiöse Präventionsstrategie als besonders vielversprechend: Das Mittel ist auch in diesem Bereich der einfache, unser Gehirn schützende Nährstoff Lithium.

Demenz und Alzheimer verstehen

Die Alzheimerkrankheit ist ein tragisches neurologisches Leiden, gekennzeichnet durch ein fortschreitendes und irreparables Schrumpfen von Hirngewebe. Das Ergebnis ist ein verheerender Niedergang von Gedächtnisleistung, sozialen Kompetenzen und Kommunikationsfähigkeiten bei den Betroffenen, was letztendlich zum Tod führt. Weltweit leben derzeit laut Schätzungen etwa 35,6 Millionen Menschen mit Alzheimer oder einer ähnlichen neurodegenerativen Störung, und die Zahlen nehmen rasant zu. Die Weltgesundheitsorganisation schätzt, dass sich diese beunruhigende Statistik bis 2030 verdoppeln (65,7 Millionen) und bis 2050 verdreifachen wird (115,4 Millionen). In den USA ist Alzheimer bereits die sechsthäufigste Todesursache; einer von drei Senioren stirbt an dieser Art von lähmendem Gedächtnisverlust (WHO, 2015).

Das menschliche Gehirn hat Milliarden Hirnzellen oder Neuronen, die zusammenarbeiten, um verschiedene kognitive Aufgabenbereiche erfolgreich zu bewältigen. Einzelne neuronale Netzwerke oder Hirnregionen sind für spezifische Prozesse wie Erinnerung, Gefühle oder Bewegung zuständig. Wenn die Zellen eines bestimmten Areals beeinträchtigt oder geschädigt werden, kann diese Region ihre zugewiesenen Aufgaben nicht mehr erfolgreich ausführen. Unsere moderne Welt ist voll von Gefahren, die unsere Neuronen bedrohen. Giftstoffe, Hirnverletzungen, mangelnde Durchblutung oder oxidativer Stress können allesamt die Hirnzellen schädigen. Wenn die Neuronen in irgendeiner Form geschwächt sind und bestimmte Areale nicht mehr optimal arbeiten, spricht man von Demenz. Mit anderen Worten, Demenz ist keine spezifische Krankheit, sondern eher ein allgemeiner Oberbegriff, der zur Beschreibung der degenerativen Symptome benutzt wird, die sich bei einem Funktionsverlust von Hirnzellen zeigen.

Einige der wichtigsten mentalen Fähigkeiten, die bei der Demenz beeinträchtigt werden, sind folgende:
- Kurzzeitgedächtnis
- Urteilsvermögen und Problemlösefähigkeit
- Konzentrationsfähigkeit und Aufmerksamkeit
- Visuell-räumliche Wahrnehmung

Die Merkmale der Demenz variieren je nach Ort und Typ der neuronalen Schädigung stark. Der Hippocampus, eine kleine Region nahe der Hirnmitte, ist ein Bereich, der besonders anfällig für Zellschäden ist. Diese Region steht hauptsächlich in Zusammenhang mit dem Gedächtnis und der räumlichen Orientierung und ist der erste Ort, der durch die Alzheimerkrankheit geschädigt wird. Alzheimer ist eine progressive Form kognitiven Verfalls, die etwa 60 bis 80 Prozent aller Demenzfälle verursacht (Alzheimer's Association, 2015). In den Anfangsphasen der Krankheit ist der Gedächtnisverlust noch relativ gering, während die Betroffenen in späteren Phasen immer verwirrter werden. Alzheimer kulminiert in heftigen Stimmungsschwankungen und Verhaltensänderungen und schließlich dem Verlust der Fähigkeit zu kommunizieren und sich angemessen mit der Umwelt auszutauschen.

Plaques und Neurofibrilläre Tangles

Körperlich ist Alzheimer gekennzeichnet durch einen massiven und fortschreitenden Verlust von Hirngewebe. Auf der zellulären Ebene sind diese Veränderungen die Folge von zwei typischen Schädigungen oder Läsionen, nämlich Plaques und Neurofibrillen.

Plaques bestehen aus Ablagerungen kleiner Proteinfragmente, den sogenannten Amyloid-β- oder Beta-Amyloid-Peptiden. Klumpen dieser Proteine verstopfen die Synapsen in den

Zwischenräumen der Neuronen. Die blockierten Synapsen verhindern eine normale Signalübertragung von Zelle zu Zelle und die Kommunikation in bestimmten Hirnarealen kommt im Wesentlichen zum Erliegen. Die physiologischen Prozesse, die für Gedächtnis und Lernen erforderlich sind, werden unterbrochen und es treten erste Symptome auf. Außerdem aktiviert die Anhäufung von Beta-Amyloid-Peptiden an den Zellverbindungen das Immunsystem und löst eine Entzündungsreaktion aus. Das verstärkt den interneuronalen Stau, die Schäden breiten sich auf Zellen in der Umgebung aus und zerstören weitere Hirnregionen. Schließlich sterben ganze Netzwerke von Neuronen ab und lösen sich auf.

Während Plaques sich in den Synapsen zwischen den Zellen bilden, entwickeln sich andere Läsionen, die sogenannten neurofibrillären Tangles oder Neurofibrillenbündel, im Innern der Neuronen. Diese Knäuel entstehen durch eine Störung in der Produktion von Tauprotein, einer anderen Proteinart. Normalerweise sind Tauproteinfilamente für die Stärkung der Mikrotubuli zuständig, die Nährstoffe und andere essenzielle Versorgungsstoffe in der ganzen Zelle zirkulieren lassen. Wenn Tauproteine (auch P-tau genannt) optimal funktionieren, wirken sie ähnlich wie die Schwellen auf Bahngleisen – sie bieten eine Struktur, die dafür sorgt, dass die Züge problemlos fahren und ihre Transportgüter pünktlich ausliefern können. Bei Alzheimer jedoch wird die Phosphorylierung der Tauproteine hyperaktiv und die Stränge werden instabil, verdrehen und verknäueln sich. Die defekten Gleise funktionieren nicht mehr richtig und fangen schließlich an, zu zerfallen. Ohne dieses Verteilersystem für lebenswichtige Stoffe „verhungern“ oder sterben die Neuronen.

Die Atrophie von Hirngewebe, die bei der Alzheimerkrankheit zu beobachten ist, ist also das Ergebnis von drei sich überschneidenden anormalen Prozessen:

1. Amyloid-Plaques entstehen in Zellzwischenräumen von Neuronen, sorgen für Blockaden und verhindern die Kommunikation.
2. Tauproteine innerhalb der Nervenzellen mutieren und stören die normale intrazelluläre Aktivität.
3. Entzündungskaskaden werden ausgelöst und zerstören umliegendes Gewebe.

Wodurch wird die Alzheimerkrankheit verursacht?

In weniger als 5 Prozent der Fälle resultiert Alzheimer aus einer bestimmten genetischen Anfälligkeit, die das Risiko, dass eine Person die Krankheit entwickelt, erhöht. Häufiger resultieren Plaques und Fibrillen aus einer komplexen Mischung von subtilen genetischen, Umwelt- und Lifestyle-Faktoren, denen das Gehirn im Laufe des Lebens ausgesetzt ist. Wissenschaftler sind der Ansicht, dass Morbus Alzheimer keine akute Erkrankung ist, sondern vielmehr das Ergebnis von zahlreichen Schädigungen, die im Laufe der Jahre auftreten. Dieses langsame, kumulative Muster erklärt auch, warum die meisten Alzheimerpatienten erst im Alter ab 65 Jahren mit den Symptomen vorstellig werden.

Inzwischen gibt es Hinweise darauf, dass Beta-Amyloid-Plaques tatsächlich eine relativ verbreitete Fehlbildung im alternden menschlichen Gehirn sind. Neueren Studien zufolge können Plaques schon 30 bis 40 Jahre vor dem Auftreten der ersten Symptome eines kognitiven Verfalls vorhanden sein (Langbaum, 2013). Eine jüngere Studie, erschienen im *Journal of the American Medical Association*, berichtete, dass sich bei 10 Prozent der gesunden 50-Jährigen Amyloid-Ablagerungen finden. Bei 80-Jährigen steigt dieser Prozentsatz auf 33 Prozent und bei 90-Jährigen auf 44 Prozent an (Visser et al., 2015).

Die Zerstörung des menschlichen Gehirns kann sich über viele Jahre hinziehen, auch wenn das Erinnerungsvermögen und kognitive Prozesse noch intakt sind. Angesichts dieses Erkenntnisstandes scheint relativ klar, in welche Richtung die Erarbeitung einer Behandlungsstrategie zielen sollte: Man muss eine Methode finden, um die Entstehung von Plaques und Fibrillen zu verhindern. Leider erweist sich die Suche nach einer Therapie als schwierig.

Die Suche nach einem Heilmittel

In den letzten Jahren ist eine Vielzahl klinischer Studien initiiert worden, alle mit dem Ziel, effektive pharmakologische Interventionen zu finden, die das Fortschreiten von neurodegenerativen Erkrankungen wie Alzheimer zum Stillstand bringen oder verzögern. Doch zwischen den Jahren 2002 und 2012 wurden 99,6 Prozent der Medikamentenstudien, die auf die Prävention, Heilung oder Linderung von Alzheimer zielten, entweder unterbrochen oder eingestellt (Devlin, 2015). Die Mehrzahl der getesteten Medikamente machte die Patienten kränker, nicht gesünder, und hatte erhebliche Nebenwirkungen.

Seit Kurzem verschiebt sich in dem Wettlauf um ein Heilmittel für diese Volkskrankheit der Schwerpunkt. Die neuen Erkenntnisse darüber, dass sich die Plaques bereits Jahre *vor* dem Auftreten erster kognitiver Symptome ansammeln, haben zu einem Umdenken beigetragen: Trotz möglicherweise bester Absichten ergibt es wenig Sinn, alle verfügbaren Ressourcen auf den Versuch zu verwenden, ein Medikament zur Behandlung einer Krankheit zu entwickeln, die schon vor Jahrzehnten eingesetzt hat. Bis mittels moderner bildgebender Verfahren eine Diagnose gestellt ist, hat das Gehirn bereits erheblichen Schaden genommen, der wahrscheinlich größtenteils nicht durch Medikamente reversibel ist.

Forscher und Praktiker haben erkannt, dass wir stattdessen eine Therapie brauchen, die das Gehirn stärkt und vor Schädigungen schützt. Ein Mittel, das die Entstehung von Plaques verhindern kann, bevor die Zerstörung das Gedächtnis und das Verhalten beeinträchtigt. Optimal wäre ein Mittel, das keine Nebenwirkungen hat, wirksam ist und über neuroprotektive und neurogenerative Eigenschaften verfügt.

Biotechnikunternehmen sammeln Spendengelder in Milliardenhöhe in dem fruchtlosen Bemühen, eine präventive neuroprotektive Therapie zu finden. Angesichts der großen Anzahl von betroffenen Einzelpersonen und Gemeinschaften steht viel auf dem Spiel und entsprechend viel wird investiert. Doch während die kostbaren Gelder von Regierung, Wohltätigkeitsorganisationen und großzügigen Spendern für diese Forschungen verspielt werden, hat die wissenschaftliche Fachliteratur längst eindeutig ermittelt, dass der Mineralstoff Lithium genau diese präventiven, neuroprotektiven – und noch viele weitere positive – Wirkungen hat. Das einzige Problem ist, dass er nicht patentierbar und daher nicht profitabel ist. Der finanzielle Anreiz ist minimal, doch das Potenzial für die Erhaltung einer gesunden Hirnfunktion ist gewaltig.

Lithium: Die unwahrscheinliche Antwort

Was würde geschehen, wenn man diesen Mineralstoff bei Demenz einsetzen würde? Könnte er die Entwicklung von schädlichen Plaques und neurofibrillären Tangles verhindern? Könnte er Verluste kognitiver Fähigkeiten rückgängig machen? Und wenn ja, könnte er dies ohne Nebenwirkungen tun?

Vor Kurzem ist eine kleine Forschergruppe auf einen klinischen Trend aufmerksam geworden, der Lithium speziell mit der Prävention des Verlusts kognitiver Fähigkeiten in Zusammenhang bringt. Geweckt wurde dieses Interesse durch Ärzte, die wiederholt berichteten, dass ihre bipolaren Patienten, die Lithium zur Stimmungsstabilisierung einnahmen, später im Leben offenbar auch seltener an Alzheimer erkrankten.

In dem Versuch, diesen Zusammenhang besser zu verstehen, untersuchte man, wie oft die Alzheimererkrankung bei 66 älteren Patienten mit bipolarer Störung und dauerhafter Lithiumtherapie auftrat, und verglich die Zahlen mit 48 ähnlichen Patienten, die keine Lithiumtherapie machten. Die Befunde zugunsten des Lithiums waren verblüffend: Die Patienten, die kontinuierlich Lithium erhielten, litten seltener unter Alzheimer (5 Prozent) als die Vergleichspersonen aus der Gruppe, die kein Lithium erhielt (33 Prozent) (Nunes et al., 2007). Bestätigt wurden diese Befunde durch zwei weitere Studien in Dänemark, die ein anderes Studiendesign nutzten, aber zu erstaunlich ähnlichen Ergebnissen gelangten. Bei dieser Studienreihe werteten die Forscher die Krankenberichte von 21 000 Patienten aus, die eine Lithiumtherapie gemacht hatten, und stellten fest, dass die Behandlung mit einem verminderten Auftreten sowohl von Demenz als auch von Alzheimer verbunden war (Kessing et al., 2008; Kessing et al., 2010).

Leider erwiesen sich die ersten klinischen Studien, die Lithium bei Demenzpatienten testeten, als enttäuschend. Die Wissenschaftler versuchten, das Lithium in denselben diagnostischen Behandlungsrahmen einzupassen, der anfangs von den Arzneimittelfirmen genutzt wurde: Sie testeten die Therapie bei Patienten, die bereits unter voll entwickeltem Alzheimer litten. Zu diesem Zeitpunkt war die Schädigung des Gehirns einfach schon so weit fortgeschritten, dass sie nicht mehr reversibel war.

In einer kleineren Open-Label-Studie (bei der sowohl Teilnehmer als auch der Organisator über den Wirkstoff und seine Dosierung informiert sind) wurden 22 Alzheimerpatienten untersucht, die ein Jahr lang niedrig dosiertes Lithiumcarbonat erhielten (MacDonald et al., 2008). Diese Patienten litten infolge von Alzheimer unter fortgeschrittenen kognitiven Beeinträchtigungen. Die Forscher kamen zwar zu dem Schluss, dass die verschreibungspflichtigen Lithiumsalze bei dieser Bevölkerungsgruppe relativ risikolos waren, konnten aber keine kognitiven Verbesserungen feststellen. Die Ausgangszahl der Studienteilnehmer war gering und die Abbruchquote hoch. Es ist klar, dass die Intervention zu spät einsetzte – in den fortgeschrittenen Stadien der Erkrankung, in denen Plaques und Neurofibrillen bereits in die neuronale Struktur eingebettet sind, kann Lithium nicht mehr wirken.

Eine andere multizentrische Einfachblindstudie (bei der die Teilnehmer nicht über den Einsatz des Wirkstoffs informiert sind) untersuchte den Einsatz von Lithiumsulfat bei Teilnehmern mit leichter Alzheimererkrankung über einen Zeitraum von lediglich zehn Wochen (Hampel, 2009). Auch hier wurden keine signifikanten Auswirkungen der Lithiumbehandlung auf die kognitive Leistungsfähigkeit oder damit verbundene Biomarker festgestellt. Das Hauptproblem bei dieser Studie war allerdings die Länge des Beobachtungszeitraums. Es dauert Monate, nicht Wochen, bis man bei Patienten mit einer Krankheit, die sich seit 30 Jahren entwickelt hat, substanzielle kognitive Veränderungen beobachten kann.

Eine von Forlenza et al. (2011) geleitete Forschungsgruppe versuchte, diese Schwächen im Ausgangsdesign zu korrigieren. Ihre Studie verlagerte den Schwerpunkt von der postdiagnostischen Phase auf die Prävention und wollte ermitteln, ob eine langfristige Lithiumbehandlung das Auftreten von Alzheimer bei Hoch-Risiko-Personen verhindern konnte. 45 Teilnehmer mit leichter kognitiver Beeinträchtigung (LKB), einer Vorstufe von Alzheimer, erhielten per Zufallsauswahl entweder Lithium oder ein Placebo. Während der zwölfmonatigen Laufzeit der Untersuchung wurden die Lithiumdosierungen auf subtherapeutischem Niveau gehalten (150 bis 600 mg pro Tag), um mögliche Nebenwirkungen zu minimieren. Die Wissenschaftler stellten fest, dass sich die Konzentrationen der destruktiven

Tauproteine, die zu Beginn und am Ende der Studie gemessen wurden, bei den Teilnehmern der Lithiumgruppe verringert hatten. Dieses Ergebnis stand in deutlichem Kontrast zu den Tauwerten der Placebogruppe, die im Laufe der Studie stetig angestiegen waren. Darüber hinaus zeigte die Lithiumgruppe verbesserte Leistungen in verschiedenen kognitiven Bereichen. Die allgemeine Verträglichkeit des Lithiums wurde als gut bewertet, weil die Patienten nur von wenigen Nebenwirkungen berichteten und die Therapietreue bei eindrucksvollen 91 Prozent lag. Die Wissenschaftler kamen zu dem Schluss, dass sich Lithium signifikant krankheitsmodifizierend auf die Prävention von Demenz und Alzheimer auswirkt, wenn die Behandlung zu einem frühen Zeitpunkt der fortschreitenden Krankheit einsetzt.

Weiteren Forschungsberichten zufolge ist Lithium möglicherweise sogar am wirkungsvollsten, wenn es in Mikrodosierungen oder Nahrungsergänzungsmengen angewendet wird, die in etwa den natürlichen Mengen im Trinkwasser oder in Nahrungsmitteln entsprechen. Die Zeitschrift *Alzheimer's Research* berichtet von einer Studie, in der Alzheimerpatienten über einen Zeitraum von 15 Monaten spärliche 0,3 mg Lithium pro Tag (Nunes, 2013) erhielten. Die Probanden, die Lithium bekamen, zeigten während der gesamten Dauer der Studie stabile kognitive Leistungsergebnisse, während sich die kognitiven Leistungen bei den Teilnehmern der Vergleichsgruppe fortschreitend verschlechterten. Drei Monate nach Beginn der Studie geschah zudem das scheinbar Unmögliche: Die Symptome der Alzheimerkrankheit besserten sich! Die mit Lithium behandelte Gruppe erzielte bei einem Standardtest zur kognitiven Funktion nach und nach bessere Ergebnisse.

Diese Befunde liefern weitere Bestätigung dafür, dass Lithium die unglaubliche Möglichkeit eröffnet, nicht nur die fortlaufende Verschlechterung, die mit der Demenz einhergeht, aufzuhalten, sondern bei frühzeitig einsetzender Behandlung auch zur Wiederherstellung kognitiver Fähigkeiten beizutragen.

Wie Lithium im Gehirn wirkt

Die positive Wirkung des Lithiums bei Alzheimer beruht auf seinen allgemeinen neuroprotektiven und neurogenerativen Eigenschaften, die ausführlich in Kapitel 5 und 6 beschrieben werden. Hier folgt ein Überblick über die Alzheimer-spezifischen Mechanismen, bei denen Lithium ansetzt und seine Schutzwirkung entfaltet.

Lithium hemmt Glycogensynthase-Kinase-3 (GSK-3)
Lithium modifiziert die Aktivität des Enzyms GSK3 (Glycogensynthase-Kinase-3). GSK-3 trägt im Nervensystem dazu bei, das Wachstum und die Entwicklung von Neuronen zu koordinieren, indem es Proteine in den Zellen aktiviert. Dieses vielseitige Enzym ist außerdem wichtig für die Synapsen-Remodellierung, den biologischen Prozess, der die Gedächtnisbildung antreibt. Dadurch kommt GSK-3 eine besondere Bedeutung für ein Verständnis der Alzheimerkrankheit zu (Jope & Roh, 2006; Hooper et al., 2008).

Forscher haben festgestellt, dass GSK-3 bei Alzheimerpatienten eine extrem hohe Aktivität entwickelt, und zwar in Hirnregionen, die das Erinnern und das Verhalten steuern, wie Hippocampus und frontaler Cortex. Nach Ansicht von Experten phosphoryliert oder aktiviert GSK-3 die Proteine in diesen Regionen in zu großem Tempo. Beta-Amyloid und Tauproteine gehören zu den aktivierten Schlüsselproteinen. Ihre Anhäufung führt dazu, dass sich deutliche Plaques und neurofibrilläre Knäuel im Hirngewebe bilden.

Die Suche nach Methoden zur Hemmung von GSK-3 bildet einen Schwerpunkt der Alzheimerforschung. Glücklicherweise ist Lithium ein bewährter GSK-3-Hemmer. Durch die Abschwächung der GSK-3-Aktivität könnte Lithium die Produktion von Amyloid und Tauproteinen verringern und damit einhergehende Schädigungen verhindern (Hooper et al., 2008; Wada, 2009; Engel et al., 2006).

Lithium entfernt Plaques und neurofibrilläre Tangles aus den Zellen

Lithium verlangsamt nicht nur die Produktion von Beta-Amyloid und Tauproteinen, sondern fördert auch ihren Abtransport aus den Zellen, indem es geschädigte „Reinigungssysteme" in den Neuronen repariert. Nervenzellen durchlaufen regelmäßig den Prozess der Autophagie, durch den unerwünschte oder dysfunktionale Zellbestandteile aufgespalten und beseitigt werden. Doch bei Alzheimer und anderen neurodegenerativen Erkrankungen ist die Autophagie ausgeschaltet, was dazu führt, dass Amyloid-Peptide und Tauproteine sich wesentlich schneller anhäufen und destruktiver wirken können (Cheung, 2011).

Lithiumsalze regen nachweislich die Autophagie an. Der Mineralstoff korrigiert also den Abfallbeseitigungsprozess in den Zellen, sodass die für die Läsionen verantwortlichen Proteine entsorgt werden (Sarkar et al., 2005; Ravikumar et al., 2010).

Lithium verhindert die Zerstörung von Nervenzellen

Wenn Zellen so stark geschädigt sind, dass sie nicht mehr gereinigt oder repariert werden können, wird normalerweise ein Prozess, der zum programmierten Zelltod führt, aktiviert. Die Zielzelle schrumpft, kondensiert und wird auf geordnete Weise abgebaut, sodass benachbarte Zellen nicht geschädigt werden. Bei der Alzheimerkrankheit kann die Apoptose nützlich sein, um Zellen zu beseitigen, die von fehlgefalteten Proteinen überschwemmt sind und ihre Aufgaben nicht mehr erfüllen können.

Das Problem ist, dass die Apoptose bei vielen Alzheimerpatienten nicht mehr fehlerfrei abläuft. Der Zelltod wird wahllos ausgelöst (Shimohama, 2000). Lithium gleicht diesen Effekt aus, indem es die proapoptischen Moleküle, die das Zelltodprogramm in Gang setzen, unterdrückt. Gleichzeitig unterstützen die Lithiumionen die Expression von antiapoptischen Molekülen, die eine Zelle als gesund markieren, damit sie nicht fälschlicherweise als Kandidat für das Zelltodprogramm ausgewählt wird (Manji, 1999; Chen et al., 1999; Liechti et al., 2014).

Durch die Neuregulierung der Apoptose oder des Zelltods im Nervensystem kann Lithium den beschleunigten Gewebeverlust, der mit Morbus Alzheimer und anderen neurogenerativen Erkrankungen einhergeht, verlangsamen.

Lithium reguliert Glutamat

Glutamat gilt allgemein als der wichtigste Neurotransmitter für eine normale Hirnfunktion. Schätzungen zufolge setzen mehr als die Hälfte aller Hirnsynapsen die chemische Substanz Glutamat als Kommunikationsmittel frei. Doch da Glutamat eine stark erregende chemische Substanz ist, ist es wichtig, dass die Kontaktstellen der Nervenzellen schnell davon geräumt werden, um die Botschaften kurz zu halten. Ein Überschuss an Glutamat kann die Neuronen überfordern und zu Übererregung, Schädigung und schließlich dem Absterben der Zellen führen (Hamilton et al., 2015). Bei der Alzheimerkrankheit geschieht es häufig, dass ein Übermaß an erregendem Glutamat die Zellen überschwemmt.

Lithium verhindert die Aufnahme von Glutamat in die Zellen, indem es die N-Methyl-D-Aspartat-(NMDA-)Rezeptoren deaktiviert, die Hauptgruppe von Glutamatrezeptoren im Nervengewebe. Diese Aktion schützt die Neuronen vor den potenziell schädlichen exzitotoxischen Wirkungen des Neurotransmitters (Hashimoto et al., 2002).

Die Ausbalancierung der intrazellulären Glutamatspiegel ist ein weiterer Weg, auf dem Lithium den mit Alzheimer verbundenen Zelltod und damit zusammenhängende Symptome des geistigen Abbaus verhindern könnte.

Zur weiteren Forschung über die niedrig dosierte Lithiumtherapie

Die Pharmaindustrie engagiert sich weiterhin für die Entwicklung kostspieliger, patentierbarer Demenzmedikamente. Tatsächlich wären solche Mittel, wenn sie einer großen Zahl von Menschen über längere Zeiträume verabreicht würden, überaus lukrativ. Doch bis dato hat sich keines dieser Präparate als wirksam erwiesen.

Niedrig dosiertes Lithium dagegen scheint ein präventives Mittel zu sein, doch da es, wie bereits dargelegt, nicht patentierbar ist und nur begrenzte Profitmöglichkeiten eröffnet, hat es bislang nicht die Aufmerksamkeit erhalten, die es verdient. Obwohl einige solide klinische Studien abgeschlossen wurden, wird das Forschungspotenzial aufgrund der fehlenden finanziellen Interessen und Fördermittel weiterhin nicht ausgeschöpft. Das kommerzielle Interesse ist nach wie vor jämmerlich gering und die Folge ist, dass nur wenige Therapeuten etwas über die praktische Anwendung von niedrig dosiertem Lithium wissen.

Doch wenn wir über den Tellerrand der Interessenpolitik hinausschauen und die tatsächlich vorhandenen Nachweise zusammenfügen, zeichnet sich die präventive Wirkung von Lithium bei neurodegenerativen Leiden deutlich ab. Vorliegende Daten zeigen, dass der Mineralstoff Lithium über die gesamte Lebensspanne hinweg wichtig für die Neuroprotektion, Zellreparatur und Neurogenese ist. Wir wissen, dass ein Lithiummangel schädlich für die neuronale Gesundheit ist und dass Gaben von niedrig dosiertem Lithium zu klinisch relevanten Verbesserungen neurologischer Beschwerden führen.

Bei frühzeitiger Anwendung könnte niedrig dosiertes Lithium zur wichtigsten Intervention werden, mit der sich einem Abbau kognitiver Fähigkeiten vorbeugen lässt.

8. Lithium als Medizin: Parkinsonkrankheit

Von der Parkinsonkrankheit sind in den USA fast eine Million Menschen betroffen, was sie zur zweithäufigsten neurodegenerativen Störung nach Morbus Alzheimer macht (Kowal, 2013). (In Deutschland sind etwa 250 000 bis 280 000 Personen betroffen; Anm. des Verlags.) Es handelt sich um eine chronisch progressive neurologische Störung, gekennzeichnet durch die Unfähigkeit zu einer normalen Bewegungssteuerung. Zurzeit ist Parkinson nicht heilbar, obwohl in den letzten Jahren umfangreiche finanzielle Mittel und große Forschungsanstrengungen in die Entwicklung neuer Medikamente investiert wurden.

Trotz aggressiver Behandlungsverfahren macht die Parkinsontherapie nur langsame Fortschritte. Das ist wenig überraschend, wenn man bedenkt, dass im Durchschnitt Fördergelder in Höhe von einer Milliarde Dollar erforderlich sind und es 15 bis 20 Jahre dauert, um ein einziges Medikament für das zentrale Nervensystem auf den Markt zu bringen. Jetzt haben Wissenschaftler endlich begonnen, das Heilungspotenzial von bestehenden natürlichen Stoffen zu erforschen, die man bedürftigen Patienten schneller zur Verfügung stellen könnte. Zu den vielversprechenden Forschungsbereichen in dieser Hinsicht gehört Lithium mit seinem neuroprotektiven Potenzial.

Lithiumionen deaktivieren, wie oben erwähnt, das schädigende Enzym GSK-3, das mit der Parkinsonkrankheit in Verbindung gebracht wird. Außerdem verringert Lithium den oxidativen Stress, stützt die Antioxidantienspiegel und erhöht die Konzentrationen des neuroprotektiven Proteins BDNF. Das Zusammenspiel dieser neuroprotektiven Mechanismen könnte die Nervendegeneration, die für die einschränkenden Parkinsonsymptome verantwortlich ist, auffangen.

Forscher prüfen, ob Lithium das Potenzial hat, das Auftreten motorischer Beeinträchtigungen bei Parkinson zu verzögern und das Fortschreiten der Symptome zu verlangsamen. Besonders faszinierend erscheint die Möglichkeit, niedrig dosiertes Lithium einzusetzen, weil mit sinkender Dosis auch die Nebenwirkungen abnehmen. Nachdem erste Tierversuche, in denen die Wirkung niedriger Lithiummengen auf Parkinsonsymptome untersucht wurden, vielversprechende Ergebnisse geliefert haben, befinden sich jetzt klinische Studien am Menschen im Anfangsstadium. Doch am faszinierendsten sind wohl die Hinweise darauf, dass ein Lithiummangel ursächlich zur Entstehung von Parkinson beitragen könnte. Einige Daten zeigen, dass ein Lithiummangel der Nervengesundheit schadet und dass die Verabreichung von Lithium zu klinischen Verbesserungen bei Personen mit neurologischen Störungen führt.

Wie die Parkinsonforscherin Laurie K. Mischley sagt, lautet die einfache Frage: „Wenn kein Lithiummangel vorläge, gäbe es dann weniger Fälle, weniger Aktivität oder ein verlangsamtes Fortschreiten von ZNS-Erkrankungen?" (Mischley, 2012)

Parkinson verstehen

Alzheimer sowie die Parkinsonerkrankung und andere neurogenerative Erkrankungen weisen gemeinsame pathophysiologische Prozesse auf. Die zentrale Anormalität bei Alzheimer ist die Ansammlung von Beta-Amyloid und Tauproteinen im Hirngewebe. Bei Parkinson treten Verklumpungen eines anderen Proteins, des sogenannten Alpha-Synucleins auf. Anormale Ablagerungen des Alpha-Synuclein-Proteins werden auch als Lewy-Körperchen bezeichnet und können mehrere unterschiedliche Hirnregionen betreffen. Wenn sich die Proteine ansammeln, arbeiten die umgebenden Neuronen weniger effektiv und sterben schließlich ab.

Bei der Parkinsonkrankheit treten die Lewy-Körperchen hauptsächlich im Bereich des Mittelhirns, in der sogenannten Substantia nigra auf. Die sichelförmige Masse sitzt im Hirnstamm, unweit des Rückenmarks. In einem gesunden Gehirn wird von den Zellen in der Substantia nigra die chemische Substanz Dopamin produziert und ausgeschüttet. Dopamin wirkt als Neurotransmitter, der eine Vielzahl von chemischen Botschaften durch das Nervensystem sendet. Insbesondere reguliert es die Belohnungs- und Suchtzentren des Gehirns und trägt außerdem zur Bewegungs- und Gleichgewichtskoordination bei. Das in der Substantia nigra produzierte Dopamin ist für die direkte Übertragung von Signalen zu den Basalganglien zuständig, eine Gruppe von Nervenkernen, die eine wichtige Funktion bei der Bewegungsinitiierung und -steuerung übernehmen.

In den Hirnregionen, die von Parkinson betroffen sind, gerät die Dopaminproduktion ins Stocken. Wenn sich dort die unerwünschten Proteinklümpchen ansammeln, werden die umgebenden Zellen von Nährstoff- und Energielieferungen abgeschnitten. Ohne diese lebensnotwendige Versorgung sind die Zellen nicht mehr in der Lage, die Dopaminherstellung fortzusetzen. Bald beginnen die Neuronen abzusterben und die Dopaminreserven nehmen ab. Mit der Zeit ist nicht mehr genügend Dopamin vorhanden, um Signale erfolgreich vom Mittelhirn zum Rückenmark zu übertragen. Das hindert das Gehirn daran, mit dem Körper zu kommunizieren, um körperliche Aktivitäten zu koordinieren. Anfangs zeigt sich dies in Form von sporadisch auftretenden abnormalen Bewegungsmustern, doch wenn die Krankheit weiter voranschreitet, kann es auch zu Lähmungen kommen.

Das erste Anzeichen der Parkinsonkrankheit ist für gewöhnlich ein leichter Tremor des Daumens und Zeigefingers, manchmal als „Pillendrehen" bezeichnet. Im weiteren Verlauf kann es zu unterschiedlichen Symptomen kommen, zum Beispiel:

- Tremor der Hände, Arme, Beine, des Kiefers und Gesichts
- Bradykinesie (verlangsamte Bewegungen)
- Rigidität und Steifheit der Gliedmaßen oder des Rumpfs
- Mangelnde Stabilität der aufrechten Körperhaltung oder Störungen des Gleichgewichts und der Koordination
- Mangelnder Gesichtsausdruck, Probleme beim Schlucken oder Sprechen

Es ist wichtig darauf hinzuweisen, dass Parkinson an sich nicht als tödliche Krankheit gilt. Doch die Komplikationen, die die Krankheit mit sich bringen kann, sind sehr schwerwiegend: Laut den Centers for Disease Control and Prevention (CDC) nehmen die durch Parkinson ausgelösten Komplikationen Platz 14 der häufigsten Todesursachen in den USA ein (Murphy et al., 2015).

Derzeit sind die genauen Ursachen von Morbus Parkinson noch ungeklärt. In etwa 14 Prozent der Fälle ist die Krankheit auf eine einzelne Genmutation zurückzuführen. Bei Sportlern wie Muhammad Ali geht man davon aus, dass wiederholte Schädeltraumata eine entscheidende Rolle spielen. Doch die überwältigende Mehrheit der Parkinsonfälle gilt als idiopathisch, das heißt, die direkte Ursache ist unbekannt. Forscher vermuten, dass die Krankheit durch eine komplexe Kombination von subtilen biologischen, genetischen und Umweltfaktoren entsteht (Klein & Westenberger, 2012). Mit anderen Worten, die Krankheit resultiert aus dem Zusammenspiel von Natur und Umwelt – aus langfristigen Wechselwirkungen zwischen Erbanlagen, Lebensaktivitäten und Umwelteinflüssen (Tanner, 2011).

Zurzeit gehören zu den ermittelten Risikofaktoren für Parkinson:

- Alter: Die Krankheit setzt typischerweise im mittleren oder höheren Lebensalter ein, und die Anfälligkeit steigt mit zunehmendem Alter.
- Geschlecht: Die Krankheit tritt bei Männern häufiger auf als bei Frauen, obwohl nicht geklärt ist, ob dies mit Erbanlagen, Hormonen oder Verhaltensunterschieden zusammenhängt.
- Gifte: Kontakt mit Umweltgiften wie Pestiziden und Herbiziden erhöht nachweislich die Krankheitsrate.

Herausforderungen bei der Parkinsonbehandlung

Zu den Hauptproblemen bei der Behandlung von Parkinson gehört, dass die Symptome erst spät im Krankheitsverlauf auftreten. Häufig sind 60 bis 80 Prozent der Neuronen in einer Hirnregion bereits zerstört, bevor sich ein Symptom manifestiert. Diese Verzögerung macht es extrem schwierig, die Krankheit frühzeitig zu erkennen. Wenn Patienten mit klinischen Symptomen in einer Arztpraxis vorstellig werden, können bereits beträchtliche Schädigungen vorliegen – in den meisten Fällen zu gravierend, um vollständig reversibel zu sein.

Dennoch gibt es Grund zur Hoffnung für Betroffene: Es stehen verschiedene Therapien zur Behandlung der Symptome zur Verfügung und viele davon sind durchaus wirksam. Ein Medikament namens Levodopa oder L-Dopa galt lange als Goldstandard in der Parkinsontherapie. Levodopa wird im Gehirn in Dopamin umgewandelt und gleicht den Dopaminverlust aus, der durch das Absterben von Neuronen in der Substantia nigra ausgelöst wird. Durch diese Supplementierung des Dopaminspiegels wird das chemische Kommunikationssystem zwischen Gehirn und Körper zum Teil wiederhergestellt. Die neuronale Kommunikation verbessert sich und die für Morbus Parkinson charakteristische Steifigkeit und der Tremor gehen zurück (NIH, 2015).

Als Levodopa vor fast 50 Jahren eingeführt wurde, revolutionierte es die Parkinsonbehandlung. Das einfache Medikament bot schnelle, wirksame und dringend benötigte Linderung der körperlichen Manifestationen der Krankheit. Doch obwohl Levodopa die Symptome mildert, ändert es nichts an dem grundlegenden Verlauf der Krankheit. Außerdem ist inzwischen gut belegt, dass die meisten Menschen, die Levodopa nehmen, nach fünf bis zehn Jahren unter erheblichen Nebenwirkungen leiden (Mischley, 2012). Zu diesen Nebenwirkungen gehören unwillkürliche Zuckungen und ruckartige Bewegungen (Dyskinesien), die sich genauso einschränkend auswirken können wie die eigentliche Krankheit. Bei manchen Patienten kommt es auch zum sogenannten On-Off-Phänomen, bei dem Levodopa die Symptome für einige Zeit unter Kontrolle bringt und dann willkürlich und abrupt seine Wirkung verliert. Den Betroffenen bleibt nichts anderes übrig, als zwischen der Langsamkeit, Steifigkeit und dem Tremor von Parkinson oder den mit dem Medikament verbundenen unvorhersehbaren Zuckungen und Bewegungsstörungen zu wählen.

Viele Forscher habe sich angesichts dieser paradoxen Situation gefragt, warum die Einnahme eines Dopamin-ergänzenden Medikaments so missliche Auswirkungen hat. Wie bei den meisten Fragen in der komplexen und sich ständig weiterentwickelnden Welt der Neurologie sind sich die Wissenschaftler auch in diesem Fall noch immer nicht ganz sicher. Die vorherrschende Theorie zur Erklärung dieser schmerzlichen dyskinetischen Reaktion hat mit einer veränderten Empfindlichkeit der Dopaminrezeptoren zu tun (Thanvi, Lo & Robinson, 2007).

Um dieses Phänomen zu verstehen, muss man sich vergegenwärtigen, wie Dopamin in einem gesunden Gehirn wirkt. Wenn ein chemischer Botenstoff wie Dopamin freigesetzt wird, tritt er in den synaptischen Spalt zwischen den Nervenzellen ein. Es überquert diesen kleinen Zwischenraum und bindet sich auf der anderen Seite an Rezeptoren, die speziell für diesen

Botenstoff gemacht sind. Diese Rezeptoren lassen sich auf unterschiedliche Sensibilitätsgrade programmieren. Ist die Sensibilität „hoch“, entdecken die Rezeptoren mehr von diesem Neurotransmitter und nehmen ihn verstärkt auf; ist die Sensibilität hingegen „niedrig“, greifen sie weniger davon auf. Die Dopaminmoleküle, die in der Synapse übrig sind, bleiben entweder in diesem extrazellulären Raum oder werden zurück zu der Nervenzelle transportiert, die sie freigesetzt hat.

Was bei Levodopa und ähnlichen Medikamenten geschieht, ist nach Ansicht von Wissenschaftlern Folgendes: Durch die dauerhafte Einnahme dieser Substanz wird die Sensibilität der Rezeptoren erhöht. Anfangs verläuft der Übergang zum Medikament problemlos, weil die Rezeptoren normal reagieren. Doch mit der Zeit werden sie empfindlicher: Sie sind „hungrig“ und suchen nach echtem Dopamin. Der Neurotransmitter wird nicht mehr in einem natürlichen, gleichmäßigen Fluss geliefert, sondern ergießt sich in einem einzigen großen Schwall, wenn das Medikament eingenommen wird, und versiegt dann allmählich bis zur Einnahme der nächsten vorgeschriebenen Dosis. Die Rezeptoren reagieren verwirrt und funktionieren nicht mehr richtig. Das Kommunikationsmuster zwischen Gehirn und Körper wird gestört und es kommt zu Bewegungsproblemen.

Anwendungsmöglichkeiten für Lithium bei der Parkinsonkrankheit

In der Psychiatrie setzt man Lithium für gewöhnlich ein, um die Dopaminaktivität bei krankhaften Störungen zu regulieren, bei denen das System bekanntermaßen außer Kontrolle ist, wie etwa bei Schizophrenie, ADHS, Suchterkrankungen oder affektiven Störungen. Ausgehend von diesem Konzept, stellten einige Wissenschaftler die Vermutung an, dass man durch die

Gabe von Lithiumsalzen die Nebenwirkungen von Levodopa reduzieren könnte, weil sie die Hyperempfindlichkeit der Dopaminrezeptoren korrigieren würden (Dalen & Steg, 1973). Falls sich die Hypothese in einem Test bestätigte, könnte Lithium zusammen mit Levodopa eingesetzt werden, um die positiven Wirkungen des Medikaments zu verlängern und Parkinsonbetroffenen dauerhaftere Erleichterung zu bringen.

Die Wissenschaftler wählten zwei Personen aus, die auch bei reduzierten Dosierungen von Levodopa unter Nebenwirkungen litten. Beide Patienten erhielten Lithium und wurden über einen Zeitraum von zwei Monaten beobachtet. Um das Risiko zusätzlicher Nebenwirkungen durch das Lithium zu vermeiden, wurden Mengen verabreicht, die unter der als therapeutisch geltenden Dosierung lagen (Serumkonzentrationen von 0,6 meq/L oder weniger). Während der Beobachtungsphase kam es bei beiden Patienten zu einem Rückgang der durch Levodopa ausgelösten Dyskinesien oder Tics. Die Autoren berichteten von den positiven Ergebnissen der Untersuchung, waren sich aber bewusst, dass ihr kleines Fallstudiendesign nicht ausreichte, um zu beweisen, dass Lithiumsalze die Nebenwirkungen von Levopoda bei Parkinsonpatienten lindern. Die Untersuchung weckte das Interesse anderer Wissenschaftler und in den darauffolgenden Jahren wurden in Reaktion auf die Untersuchung mehrere Beiträge veröffentlicht.

Eine bemerkenswerte Reaktion erschien in der medizinischen Fachzeitschrift *Lancet*. Ein Forscherteam berichtete von seinen Ergebnissen bei einer ähnlichen Studie über vier mit Levodopa behandelte Patienten, die mit Dyskinesien zu kämpfen hatten. Der Hauptunterschied bei dieser Folgestudie war, dass man diesen Probanden wesentlich höhere Lithiumkonzentrationen (450–900 mg) verordnete und dadurch höhere Blutwerte von 1 bis 1,6 meq/L erreichte. Im Gegensatz zu der ersten Studie, die zu dem Ergebnis gekommen war, dass Lithium die Nebenwirkungen von Levopoda sehr wirkungsvoll verringert hatte, führte dieser Test lediglich zu einer „leichten Reduzierung“ einiger unkontrollierbarer Tics bei zwei der vier Probanden. Außerdem entschied sich nach Abschluss dieser zweiten Studie keiner der vier Patienten dafür, die Lithiumtherapie fortzusetzen. Als Hauptgründe nannten sie den begrenzten Nutzen der Therapie oder störende Nebenwirkungen wie Appetitverlust, Übelkeit oder Schläfrigkeit. Aus den Ergebnissen dieser kleinen unkontrollierten Studie zogen die Autoren schnell den Schluss, dass aufgrund der Toxizitätsrisiken von einer Lithiumtherapie bei Parkinsonpatienten abzuraten sei (Van Wort & Amandi, 1973). Dabei haben sie allerdings nicht berücksichtigt, dass möglicherweise die eingesetzten Dosierungen, die jenen entsprachen, die man in der Psychiatrie zur Kontrolle von Manien verwendet, einfach zu hoch waren.

Ungefähr ein Jahr danach erschienen die Ergebnisse einer etwas formaleren Studie, um dieser laufenden Untersuchung etwas mehr Substanz zu verleihen. Für eine einzelblinde, Placebo-kontrollierte Studie, in der die Wirksamkeit von Lithiumcarbonat bei Dyskinesiesymptomen überprüft werden sollte, wurden 21 Probanden ausgewählt. Alle Teilnehmer erhielten eine Anfangsdosis von 250 mg, die dann gesteigert wurde, bis sich Nebenwirkungen zeigten. Spezifische Lithiumkonzentrationen im Blut wurden nicht angegeben, aber die Dosierungen lagen vermutlich im oberen Bereich oder zwischen 900 bis 1200 mg täglich. Wenig überraschend bei einer Zieldosis, die ausreichend ist, um Nebenwirkungen auszulösen, brachen mehrere Teilnehmer die Studie ab, weil sie unter unangenehmen körperlichen Folgen wie Unsicherheit, Depressionen und Hautausschlägen litten. Bei den Probanden, die bis zum Schluss an der Studie teilnahmen, wurden keine signifikanten Verbesserungen bei den durch Levopoda bedingten Dyskinesien festgestellt (McCaul & Stern, 1974).

Fast ein Jahrzehnt nach der Veröffentlichung der ersten Studie über Lithium und Levodopa erschien in *Annals of Neuro-*

logy ein Beitrag, der das Lithium in die Diskussion über die Parkinsonbehandlung zurückbrachte. Sechs Patienten mit schwerer Parkinsonerkrankung, bei denen Medikamente keine gleichbleibende Wirkung mehr erzielten, bekamen in einer doppelblinden Überkreuzstudie neben ihren regulären Medikamenten zusätzlich Lithiumcarbonat. Die Lithiumdosierung wurde an den Einzelfall angepasst, um sicherzustellen, dass die Serumkonzentrationen zwischen 0,6 und 1,2 meq/L und nicht höher lagen. Bei fünf der mit Lithium behandelten Patienten kam es zu einer signifikanten Abnahme der Muskelsteifigkeit (Akinesie) und einer Linderung schmerzhafter dystoner Krämpfe. Die daraus resultierenden Verbesserungen der Mobilität waren so eindrucksvoll, dass die Probanden durchschnittlich einen ganzen Punkt in der Parkinsoneinstufung nach oben rutschten. Die Verbesserungen hielten über den gesamten Studienzeitraum von 36 Wochen an. Bei der Placebogruppe gab es im Gegensatz dazu keinerlei Fortschritte. Die Autoren beendeten ihren Bericht mit der Feststellung, dass „Lithiumcarbonat einen neuen und potenziell wirksamen Behandlungsansatz zu eröffnen scheint." (Coffey et al., 1982)

Frühere Untersuchungen hatten sich hauptsächlich auf den Einsatz von Lithium zur Linderung der Tic-artigen Dyskinesienebenwirkungen von Levodopa konzentriert, aber der Frage, ob Lithium auch für eine gezielte und direkte Behandlung von Parkinsonsymptomen geeignet sein könnte, keine Beachtung geschenkt. Eine doppelblinde, Placebo-kontrollierte Studie, die kurz danach durchgeführt wurde, ergänzte diesen neuen Forschungsansatz. Eine einzige Tagesdosis von 600 mg Lithiumcarbonat mit langsamer Freisetzung wurde sieben Patienten verabreicht, die unter schwerer Dystonie, einer Art unkontrollierbarer, anhaltender Muskelkontraktion, typisch für fortgeschrittene Parkinsonkrankheit, litten. Es zeigte sich, dass diese pharmakologische Dosis therapeutische Lithiumspiegel von 0,5 bis 1,2 meq/L erzeugte. Die Teilnehmer wurden an mehreren Phasen der Untersuchung beteiligt und erhielten abwechselnd eine Lithiumbehandlung und eine Umstellung auf ein Placebo. Am Ende der Studie berichteten die Wissenschaftler, dass die schmerzhaften Parkinsonkrämpfe in den meisten Phasen der Lithiumbehandlung zurückgegangen oder verschwunden waren. Mehr noch – diese dystonen Krämpfe traten 1 bis 14 Tage nach Beendigung der Lithiumbehandlung wieder konsequent in derselben Stärke auf wie vor Therapiebeginn (Quinn & Marsden, 1986).

Jenseits des Dopamins: Lithium und Neuroprotektion

Was viele der frühen Forschungen übersahen, war, dass Lithium bei Parkinson nicht nur die Nebenwirkungen von Levodopa lindern, sondern noch in anderer Form hilfreich sein kann. Es ist gut belegt, dass Lithium das zentrale Nervensystem durch zahlreiche Mechanismen ins Gleichgewicht bringt und schützt. Kapitel 5 bot einen umfassenden Überblick über die verschiedenen Wirkmechanismen, durch die Lithium die Hirnfunktion fördert. Bei Parkinson und anderen neurodegenerativen Erkrankungen spielen einige dieser neuroprotektiven Faktoren eine besonders wichtige Rolle. Viele der im Folgenden beschriebenen Mechanismen sind auch relevant für Alzheimer und Demenz.

Lithium unterdrückt Glycogensynthase-Kinase-3 (GSK-3)

Das Enzym Glycogensynthase-Kinase-3 (GSK-3) überwacht in einem gesunden Körper die Expression von 40 verschiedenen Proteinen. Es verbindet sich mit einer Reihe von Aminosäuren, um die Proteine zu aktivieren, transportieren und synthetisieren, die unsere Zellen für ihre tägliche Funktion brauchen (Jope & Roh, 2006).

Bei einigen neurodegenerativen Krankheiten kommt es zur Fehlregulation von GSK-3 und unerwünschte Proteine sammeln sich im Hirngewebe an. Ein ähnliches Muster tritt bei Parkinson auf, wo GSK-3 die Produktion von Alpha-Synuclein-Proteinen, die Hauptsubstanz in den Lewy-Körperchen, in die Höhe treibt.

Lithium wirkt als direkter GSK-3-Hemmer und verhindert die Überaktivität des Enzyms und seiner Zielproteine. Durch die Hemmung von GSK-3 kann Lithium wahrscheinlich die Alpha-Synuclein-Produktion stoppen und die Bildung von Lewy-Körperchen in der Substantia nigra und anderen Hirnregionen verlangsamen (Lauterbach, Fontenelle & Teixeira, 2012).

Lithium fördert das Überleben der Zellen

Das natürliche Müllbeseitigungssystem der Zellen ist unabdingbar für ihr Überleben. Bei neurodegenerativen Störungen wie Parkinson kann der Autophagie-Prozess, in dem zellulärer Abfall abgebaut und beseitigt wird, in den Neuronen beeinträchtigt oder deaktiviert werden. So kommt es schneller zur Bildung von Ablagerungen anormaler Proteine wie Alpha-Synuclein in den Hirnzellen, was zu Problemen bei der Dopaminsignalübertragung, zu Entzündungen und schließlich zum Zelltod führt.

Eine Lithiumbehandlung stellt nachweislich die Autophagie in beeinträchtigten Neuronen wieder her. Anders ausgedrückt: Lithiumionen aktivieren das Abfallentsorgungssystem der Zellen, damit unerwünschte Proteine und andere Bestandteile entfernt werden, bevor sie sich als Problem erweisen. In Tiermodellen hat Lithium die Beseitigung von intrazellulärem Alpha-Synuclein verbessert, was dazu beiträgt, die Bildung von Lewy-Körperchen zu verlangsamen und das Fortschreiten von Parkinson aufzuhalten (Sarkar et al., 2005; Ravikumar et al., 2010).

Lithium verringert oxidativen Stress

Oxidativer Stress gilt als eine der grundlegenden Ursachen für Fehlfunktionen und das Absterben von Zellen bei Parkinson. Oxidativer Stress ist im Grunde ein Ungleichgewicht zwischen der Produktion von freien Radikalen und der Fähigkeit des Körpers, deren schädlichen Auswirkungen durch die Neutralisierung mit Antioxidantien entgegenzuwirken.

Freie Radikale sind zerstörerische Moleküle, die im normalen Stoffwechselgeschehen und durch Umweltbelastungen wie Strahlung, Luftverschmutzung, Giftstoffe in der Nahrung und im Wasser, Tabakrauch und andere Ursachen entstehen. Es gibt Hinweise darauf, dass bei Parkinsonpatienten unverhältnismäßig hohe Konzentrationen von freien Radikalen innerhalb des Nervensystems auftreten (Bosco et al., 2006; Nakabeppu et al., 2007). Gleichzeitig weisen die Patienten anormal niedrige Konzentrationen von Glutathion auf, das wichtigste protektive Antioxidans des Körpers. Dieses Ungleichgewicht zwischen einer hohen Belastung durch freie Radikale und niedriger Antioxidantien-Abwehr erzeugt signifikante oxidative Schäden. Bei Parkinson werden Lipide, Proteine und DNA in den Nervenzellen häufig durch freie Radikale zerstört.

Bei mehreren In-vitro-Studien wurde festgestellt, dass Lithiumgaben die Zellen vor dieser Schädigung durch freie Radikale schützten (Kim et al., 2011). Außerdem wurde nachgewiesen, dass Lithium die Glutathionproduktion anregt und damit dazu beiträgt, die Abwehr gegen künftige Angriffe zu stärken (de Vasconcellos et al., 2006; Kim et al., 2011). Von daher hat Lithium einen normalisierenden Effekt auf oxidativen Stress, was entscheidend ist, um den Schädigungen der Nervenzellen bei Parkinson vorzubeugen.

Lithium erhöht neurotrophe Faktoren

Neurotrophine sind eine Familie großer Proteine, die das Wachstum und Überleben von Nervenzellen fördern. Weil man von Neurotrophinen weiß, dass sie die Regulierung der Zellteilung und des neuronalen Wachstums unterstützen, hat man intensive Forschungsanstrengungen unternommen, um ihr therapeutisches Potenzial bei neurodegenerativen Störungen oder körperlichen Traumata, die zur Abtrennung von Nervenverbindungen führen, genauer zu untersuchen. Eine Erhöhung von wichtigen neurotrophen Faktoren kann regulierend dazu beitragen, das Überleben von Neuronen nach einer Verletzung oder bei neurodegenerativen Störungen wie Parkinson zu fördern.

BDNF ist einer der wichtigsten neurotrophen Faktoren im zentralen Nervensystem. Er findet sich in den Synapsen oder Zwischenräumen der Neuronen, wo er die Kommunikation und Signalübertragung von Zelle zu Zelle fördert. Es gibt immer mehr Belege für einen Zusammenhang zwischen BDNF und der Pathogenese von Parkinson, wobei niedrigere Spiegel offenbar mit stärkeren motorischen Einschränkungen in den frühen Krankheitsphasen korrelieren. Wissenschaftler gehen davon aus, dass die Aufrechterhaltung angemessener BDNF-Spiegel die Dopaminsignalübertragung stabilisiert und das Voranschreiten der Krankheit verlangsamt. Von daher ist die Erhöhung von BDNF-Spiegeln ein zentrales Ziel in der Entwicklung von neuroprotektiven Therapien bei Morbus Parkinson (Scalzo et al., 2010).

Wie man festgestellt hat, stimuliert Lithium die Zirkulation von mehreren entscheidenden neurotrophen Faktoren, einschließlich BDNF (Leyhe et al., 2009; Fukumoto et al., 2001). Eine dauerhafte Lithiumtherapie erhöht nicht nur den Spiegel dieses Schlüsselproteins auf der lokalen oder zellulären Ebene, sondern optimiert auch die Expression des BDNF-*Gens*. Bei Patienten, die Lithium einnehmen, wird das Gen, das für die BDNF-Produktion kodiert, in einer „eingeschalteten“ Position belassen, was eine konstante Freisetzung des Proteins im gesamten Nervensystem fördert. Man geht davon aus, dass diese auf der genetischen Ebene einprogrammierte neurotrophe Veränderung zu besserer Ausbreitung und längerem Anhalten der positiven Wirkungen von BDNF führen würden (Dwivedi & Zhang, 2014).

Den Wandel vollziehen: Niedrig dosiertes Lithium bei Parkinson

Trotz seines faszinierenden Potenzials ist Lithium nur in kleinen Studien untersucht worden und wird in der Praxis selten bei Parkinsonpatienten angewendet. Die Nebenwirkungen werden nach wie vor als großes Hindernis bei der Behandlung betrachtet. Dies gilt insbesondere für die Parkinsonbetroffenen, die tendenziell ein höheres Durchschnittsalter und folglich größere Probleme mit der Verstoffwechselung konzentrierter Lithiummengen haben.

Man hat erste Untersuchungen durchgeführt, um festzustellen, ob niedriger dosiertes Lithium die mit Parkinson verbundenen motorischen Probleme lindern kann. Ein Team unter der Leitung der renommierten Parkinsonforscherin Julie K. Andersen führt zu diesem Thema eine Studienreihe mit Nagetieren durch und hat kürzlich die dritte dieser Untersuchungen abgeschlossen. Mäuse mit einer Mutation für Parkinson wurden mit einer Lithiumdosis behandelt, die etwa einem Viertel der Menge entsprach, die ein psychisch kranker Mensch in einer Therapie erhalten würde. In nahezu allen anderen Studien über Lithium und seine Wirkung auf Parkinson wurde eine Dosis verwendet, die etwa viermal so hoch war (Lazzara et al., 2015).

Wie die Wissenschaftler feststellten, stärkte das niedrig dosierte Lithium die Expression des Enzyms Tyrosinhydroylase, das die Dopaminsynthese steigert. Auf die Frage nach der Wirkung antwortete Andersen: „Es kam eindeutig zu einer Prävention der motorischen Probleme, die man bei den Tieren erwartet hätte. Die Behandlung hat zudem die Hirnregion geschützt, die normalerweise durch Parkinson geschädigt wird." (Buck Institute, 2015)

Andersens Begeisterung über niedrig dosiertes Lithium ist unverkennbar. 2012 reichte sie eine Ko-Anmeldung für ein Patent ein, das folgendermaßen benannt war: „Niedrig dosiertes Lithium in der Behandlung oder Prophylaxe der Parkinsonkrankheit". Das Patent erhob Anspruch auf alle Formen, physiologischen Dosierungen und Augmentationsstrategien dieses natürlich vorkommenden Minerals, ob allein oder in Kombination mit anderen Interventionen bei der Parkinsontherapie. Das Patent stellt fest, dass die langfristige Gabe von niedrig dosiertem Lithium dazu beitragen könnte, das Fortschreiten der Parkinsonsymptome oder deren Schweregrad zu hemmen (Andersen & Kim, 2012).

Andere Forscher wie Laurie K. Mischley haben sich ähnlich enthusiastisch über das neuroprotektive Potenzial von niedrig dosiertem oder „Spurendosis"-Lithium geäußert. Mischleys Hauptinteresse ist herauszufinden, ob ein Lithiummangel möglicherweise zu den zunehmenden Fällen neurodegenerativer Erkrankungen wie Parkinson beiträgt. In derzeit laufenden Studien wird untersucht, wie häufig ein Lithiummangel bei dieser Personengruppe vorliegt (Mischley, 2014).

Es besteht dringender Bedarf an weiteren Studien zu niedrig dosiertem Lithium in der Parkinsontherapie. In einer institutionellen Presseveröffentlichung über Andersons neueste Forschungsergebnisse erklärte David K. Simon, außerordentlicher Professor für Neurologie an der Harvard Medical School in Boston und Vorsitzender des Scientific Review Committee for the Parkinson's Study Group, eines gemeinnützigen Netzwerks von Parkinsonzentren: „Diese Studie bestätigt frühere Ergebnisse aus Andersons Labor und aus anderen Untersuchungen und liefert weitere Nachweise dafür, dass Lithium therapeutisches

Potenzial für die Parkinson-Erkrankung haben könnte – eine Theorie, die in klinischen Studien überprüft werden sollte." (Buck Institute, 2015)

Lithium ist eine tragfähige Option im Kampf gegen Parkinson und wir hoffen, das künftige Forschungsarbeiten dies bekräftigen werden.

9. Lithium als Medizin: Affektive Störungen

„Grundpfeiler", „Goldstandard", „Maßstab", „First-line", „Am besten verträglich", „Markenzeichen". All diese Lobesworte wurden benutzt, um die Rolle des Lithiums in der Behandlung von affektiven Störungen zu beschreiben.

Die stimmungsausgleichenden Eigenschaften des Lithiums sind seit Langem bekannt. Schon im antiken Rom und Griechenland wurde den Menschen empfohlen, zur Linderung von „Melancholia" und „Mania" in alkalireichen Quellen zu baden. Mitte des 19. Jahrhunderts behandelte man akute Manien im Bellevue Hospital Medical Center in New York mit pharmakologischen Lithiummengen. In den 1940ern fing der australische Psychiater John Cade an, Lithium in Form von Lithiumcarbonat anzuwenden, und behandelte damit sehr erfolgreich manisch-depressive Patienten. Als Lithium in den 1970ern schließlich von der Lebensmittelüberwachungs- und Arzneimittelbehörde der Vereinigten Staaten, der FDA, für die Therapie von affektiven Störungen zugelassen wurde, lagen bereits zahlreiche Nachweise dafür vor, dass es wirkungsvolle stabilisierende Effekte auf das Nervensystem hat.

Seit damals ist das Wissen um die Wirksamkeit von Lithium zur Behandlung von affektiven Störungen weiter gewachsen. Studie um Studie wurde veröffentlicht, um Lithium als die wirksamste Therapieoption für Patienten mit bipolar affektiver Störung und behandlungsresistenter schwerer Depression zu etablieren. Doch obwohl sich die lobenden Berichte häufen, hat die klinische Anwendung langsam abgenommen. Ängste vor dem toxischen Potenzial hoch dosierten Lithiums und die lästige Notwendigkeit, die Serumspiegel von Patienten, die dieses Medikament nehmen, sorgfältig zu überwachen, machen die

Anwendung im modernen Klinikbetrieb irgendwie mühsam. Eine unzureichende Ausbildung von Psychiatern in der Lithiumtherapie und das aggressive Marketing für andere Medikamente tragen vermutlich ebenfalls zur rückläufigen praktischen Anwendung bei (Young & Hammond, 2007).

Eine neue Forschungsbewegung versucht, die Lithiumtherapie wiederzubeleben, indem man zurück zu seinen uralten Wurzeln geht. Es gibt allmählich immer mehr Anhaltspunkte dafür, dass schon geringe Mengen Lithium – Dosierungen, wie man sie im Grundwasser findet – tiefgreifende stimmungsstabilisierende Effekte haben könnten. So unwahrscheinlich es klingt, dass kleine Mengen dieses Minerals Einfluss auf die Stimmung haben, scheinen die Forscher umso mehr Nachweise dafür zu finden, je mehr sie forschen. Lithium ist weiterhin von unschätzbarem Wert für Patienten mit affektiven Störungen und für die Fachkräfte, die sie behandeln.

Eine genauere Betrachtung affektiver Störungen

Stimmungsstörungen oder affektive Störungen sind Erkrankungen, bei denen sich die grundlegende Gemütsverfassung gravierend verändert. Die beiden häufigsten Formen der affektiven Störungen sind die Depression und die bipolare affektive Störung.

Depression

Depression ist gemessen an den dadurch verursachten Krankheitsjahren weltweit die Hauptursache von Invalidität. Schätzungen zufolge erleben zwischen 5 bis 20 Prozent aller Menschen irgendwann in ihrem Leben eine schwere depressive Episode, die zu Klinikaufenthalt, intensiver Therapie oder einer Behandlung mit Psychopharmaka führt (WHO).

Depressionen unterscheiden sich vom alltäglichen „Tiefs“ oder den Emotionen, mit denen wir auf mögliche Probleme reagieren. Dass man nach einem traumatischen Ereignis traurig oder durcheinander ist, wird erwartet und ist kein Anlass zur Besorgnis. Doch wenn extreme Traurigkeit oder Gefühle tiefster Verzweiflung ohne konkreten Grund für längere Zeit anhalten, könnte die Ursache eine Depression sein.

Diese neurologische Störung manifestiert sich in niedergeschlagener Stimmung, Antriebsarmut und einem niedrigen Selbstwertgefühl. Eine Depression umfasst mehrere schwere Symptome, die zu erheblichen Beeinträchtigungen führen können, sodass der Einzelne nicht mehr in der Lage ist, normal zu arbeiten, zu schlafen, zu lernen, zu essen oder Freude am Leben zu empfinden. Zu diesen Symptomen gehören:

- Veränderter Schlafrhythmus: Einschlafschwierigkeiten, Schlafstörungen oder ungewöhnlich langer Schlaf
- Veränderungen des Appetits, die sich auf das Gewicht auswirken, entweder durch Appetitlosigkeit oder weil der Betreffende das Essen als Bewältigungsstrategie nutzt
- Konzentrationsmangel: Es wird schwieriger, Entscheidungen zu treffen
- Energieverlust: Man fühlt sich erschöpft, das Denken verlangsamt sich oder man ist unfähig, den normalen Alltag zu bewältigen
- Fehlendes Interesse an üblichen Aktivitäten oder Verlust der Fähigkeit, Freude zu empfinden
- Geringes Selbstwertgefühl: Grübeln über Verluste oder Niederlagen und übertriebene Schuldgefühle
- Hoffnungslosigkeit: Das Gefühl, dass nie wieder etwas Positives geschehen wird
- Körperliche Beschwerden und Schmerzen

Bipolare Störung

Die bipolare oder manisch-depressive Störung umfasst dramatische Wechsel zwischen manischen Hochs und depressiven Tiefs. Mit anderen Worten: Menschen mit bipolarer Störung durchleben Phasen, in denen sie sich euphorisch und voller Energie fühlen, und andere Phasen, in denen sie extrem hoffnungslos und traurig sind. Zwischen diesen Phasen fühlen die Betreffenden sich in der Regel normal. Man kann sich dieses „Himmelhoch jauchzend und zu Tode betrübt" als die beiden Stimmungs-„Pole" vorstellen, was der Grund ist, warum die Störung als „bipolar" bezeichnet wird. Im Gegensatz dazu umfasst die unipolare Depression (oder was man einfach als Depression bezeichnet) ausschließlich Phasen niedergeschlagener Stimmung.

Menschen mit bipolarer Störung suchen eher Hilfe, wenn sie deprimiert sind, als wenn sie manische Symptome erleben (Hirschfield, 2005). Von daher ist eine sorgfältige Anamnese erforderlich, um sicherzustellen, dass die bipolare Störung nicht irrtümlich als Depression diagnostiziert wird.

Zu den Symptomen der Manie oder einer manischen Episode gehören:

- Hochstimmung: Eine längere Phase, in der die Betreffenden in Hochstimmung oder überglücklich sind
- Extreme Reizbarkeit: leicht abgelenkt, ruhelos, erregt
- Impulsives Verhalten: Die Betreffenden lassen sich auf lustorientierte, hochriskante Verhaltensweisen ein
- Schlafmangel: kein Müdigkeitsgefühl
- Die Gedanken rasen: gehetzte, schnelle Sprechweise und sprunghafte Themenwechsel

Zu den Symptomen einer depressiven Episode gehören:

- Gedrückte Stimmung: anhaltende Traurigkeit oder Hoffnungslosigkeit
- Erschöpfung: Müdigkeit und Abgeschlagenheit

- Interessenverlust: kein Bedürfnis, sich auf früher geschätzte Aktivitäten einzulassen
- Konzentrationsprobleme: Unfähigkeit, sich zu konzentrieren, zu erinnern oder Entscheidungen zu treffen

Die Ursache ermitteln

Affektive Störungen haben keine einzelne konkrete Ursache. Man geht vielmehr davon aus, dass sie sich aus dem Zusammenspiel von genetischen und physiologischen Faktoren mit Lebenserfahrungen ergeben. Ein Trauma, der Verlust eines geliebten Menschen oder des Arbeitsplatzes, Beziehungsprobleme oder jede andere belastende Situation können eine depressive Episode auslösen, aber nicht immer ist ein klar erkennbarer Anlass gegeben.

Wer einen direkten Familienangehörigen mit einer affektiven Störung hat, trägt ein zwei- bis dreimal höheres Risiko, selbst eine Form der Depression zu entwickeln, was darauf hindeutet, dass eine genetische Komponente am Werk ist. Technische Fortschritte verbessern die Genforschung auf dem Gebiet der affektiven Störungen, auch wenn sich die Untersuchung dieses Bereichs als schwierig erwiesen hat. Vor Kurzem wurde die *Bipolar Disorder Phenomenone Database* ins Leben gerufen: Sie soll eine Datenbank sein, in der die erkennbaren Anzeichen affektiver Störungen und die sie beeinflussenden Gene dokumentiert und verbunden werden (Potash, 2007).

In Studien mit bildgebenden Verfahren konnte beobachtet werden, dass das Gehirn von Menschen mit affektiven Störungen anders aussieht und arbeitet als das Gehirn von Personen, die nicht unter Depressionen leiden. Studien haben gezeigt, dass die Aktivität im Frontallappen bei depressiven Personen geringer ist. Veränderungen zeigen sich am deutlichsten im präfrontalen Cortex, der zentralen Steuerungsstelle für höhere kognitive Funktionen, für den Ausdruck der Persönlichkeit und für die Anpassung sozialen Verhaltens. Der Hippocampus, eine Hirnregion, die als Schnittstelle zwischen Gedächtnis und Stimmung dient, scheint bei depressiver Erkrankung kleiner und schwächer ausgebildet zu sein. Hingegen kann die Amygdala, die Region, in der emotionale Erinnerungen gespeichert werden, eine erhöhte Aktivität aufweisen, insbesondere bei wiederkehrenden Episoden und wenn die Krankheitsursachen mit einem Trauma zusammenhängen (Gotlib & Hamilton, 2008).

Es gibt auch einige Hinweise darauf, dass der Entwicklungs- und Reifungsprozess des Gehirns in der Kindheit die Symptome einer affektiven Störung beeinflusst. In einer Studie mit bildgebenden Verfahren wurde festgestellt, dass das Muster der Hirnentwicklung bei Kindern mit bipolarer Störung dem von Kindern mit „multidimensionaler Beeinträchtigung" glich, einer Störung, deren Symptome sich zum Teil mit denen der bipolaren Störung und Schizophrenie überschneiden. Das spricht dafür, dass die Muster der Hirnentwicklung bei diesen zwei Krankheitsbildern mit dem Risiko instabiler Stimmungen verbunden sind (Gogtay, 2007).

Auf biochemischer Ebene scheint es einen starken Zusammenhang zwischen abnormen Konzentrationen von Neurotransmittern, also der Substanzen, die die Stimmung beeinflussen, und klinischen Depressionen zu geben. Bei einigen Menschen mit Depressionen finden sich niedrige Spiegel von Neurotransmittern wie Serotonin, Dopamin und Noradrenalin. In diesen Fällen können Antidepressiva die Menge dieser chemischem Substanzen im Gehirn erfolgreich erhöhen und dazu beitragen, die Symptome der Depression zu lindern. Andererseits ist nachgewiesen worden, dass es auch depressiv Erkrankte gibt, deren Neurotransmitterspiegel erhöht sind (Nutt, 2009). Die genaue Verbindung zwischen depressiven Symptomen und Neurotransmittern ist also noch nicht völlig geklärt, und man weiß immer noch nicht, ob Veränderungen der Neurotransmitterspiegel die Entstehung einer Depression verursachen oder ob Depressionen zur Veränderung der Neurotransmitterspiegel führen.

Zahlreiche Studien haben Depressionen auch mit erhöhten Entzündungsmarkern im Körper in Verbindung gebracht. Zu Entzündungen kommt es, wenn ein Ungleichgewicht zwischen Entzündungsmediatoren und Antientzündungsmediatoren besteht. Die Rolle der Entzündungen bei schweren Depressionen ist in den letzten beiden Jahrzehnten umfassend erforscht worden, und man weiß heute, dass schwere Depressionen sowohl eine Unterdrückung als auch eine Aktivierung des Immunsystems umfassen (Blume et al., 2011). Zytokine sind kleine Proteine, die bei Immunreaktionen von den Zellen für die Kommunikation ausgeschüttet werden. Einer Studie zufolge gab es auffällige Ähnlichkeiten zwischen den Symptomen eines Zytokin-induzierten Krankheitsverhaltens und Depressionen, wie auch Magersucht, Gewichtsverlust, Anhedonie, Angst und neurokognitive Symptome (Maes et al., 2012).

Zwei große Analysen aus den Jahren 2010 und 2012 werteten zusammen die Daten von 53 Studien sowie mehrere Post-mortem-Untersuchungen aus und stellten fest, dass Menschen mit Depressionen Anzeichen ausgebreiteter Entzündungen im Gehirn und in anderen Organen aufwiesen (Dowlati, 2010; Liu, Ho & Mak, 2012). Ähnliche Untersuchungen haben bestätigt, dass Entzündungen auslösende Krankheiten wie Immunstörungen und Infektionen das Risiko für die Entwicklung einer affektiven Störung erheblich erhöhen. Eine in der Zeitschrift *JAMA Psychiatry* veröffentlichte dänische Studie sichtete die Krankenberichte von über drei Millionen Menschen und kam zu dem Schluss, dass eine Vorgeschichte mit Infektionen mit einem um 62 Prozent erhöhten Risiko einherging, später eine Depression oder bipolare Störung zu entwickeln. In demselben Beitrag wurde festgestellt, dass eine frühere Autoimmunerkrankung das Risiko um 45 Prozent erhöhte (Benros et al., 2013).

Neueren Forschungen zufolge schützt Lithium das Gehirn möglicherweise vor einer Neuroinflammation, die leicht dazu führen kann, dass sensible Hirnzellen geschädigt werden (Basselin et al., 2010). In einer Studie erhielten Mäuse sechs Wochen lang entweder ein Futter, das Lithiumchlorid enthielt, oder ein lithiumfreies Futter. Am Ende der Studie führten die Wissenschaftler entzündungsauslösende Bakterien ein und analysierten die Konzentrationen von Entzündungsmarkern im Gehirn. Sie stellten fest, dass sich bei der Gruppe mit der Lithiumsupplementierung reduzierte Spiegel des Entzündungsfaktors Arachidonsäure und erhöhte Spiegel des Antientzündungsfaktors 17-Dehydroxyl-Docosahexaensäure (17-OH-DHA) fanden.

So faszinierend diese Forschung ist, hat sie doch bislang fast nicht mehr aufgedeckt, als dass ein Zusammenhang zwischen Entzündungen und psychischen Problemen besteht. Ursache und Wirkung sind nach wie vor ungeklärt. Trotzdem scheint das Immunsystem ein wichtiger Bereich zu sein, den es zu beachten gilt, wenn man die komplexe Pathophysiologie dieser Störungen und ihre angemessene Behandlung verstehen will.

Diese diversen Mechanismen spielen allesamt eine Rolle, wenn man über Behandlungsstrategien für Menschen mit affektiven Störungen nachdenkt.

Therapieherausforderungen

Obwohl es bewährte Therapien gegen Depressionen gibt, werden weniger als die Hälfte der Betroffenen behandelt. In einigen Staaten sind es sogar nur 10 Prozent. Fehlende Finanzmittel, das mit psychischen Störungen verbundene Stigma und falsche Diagnosen stehen, unter anderem, einer wirksamen Therapie im Wege (WHO, 2015). Die häufigsten Behandlungsformen bei denjenigen, die tatsächlich versorgt werden, sind Medikamente und Psychotherapie.

Die beliebtesten Medikamente für die Behandlung depressiver Symptome sind Antidepressiva wie Fluoxetin (Prozac), Paroxetin (Paxil) und Sertralin (Zoloft). Antidepressiva wirken, indem sie Neurotransmitter wie Serotonin, Noradrenalin und Dopamin ins Gleichgewicht bringen. Leider wirken Antidepressiva nicht bei jedem. In der Praxis bringen sie für 50 bis 66 Prozent der Betroffenen keine vollständige Genesung (Gaynes et al., 2008). Die häufigsten Nebenwirkungen sind Kopfschmerzen, Übelkeit, Schlaflosigkeit oder Benommenheit und Unruhe. Paradoxerweise müssen zudem laut Vorschrift der US-amerikanischen Arzneimittelbehörde FDA alle Antidepressiva den Warnhinweis enthalten, dass ein erhöhtes Risiko für Suizidgedanken oder -versuche bei Kindern, Jugendlichen und jungen Erwachsenen bis zum Alter von 24 Jahren besteht. Das ist natürlich besonders problematisch, da die Medikamente für eine Personengruppe bestimmt sind, die ohnehin anfällig für solche gefährlichen Symptome ist.

Wenn bipolare Patienten ausschließlich ein Antidepressivum nehmen, kann sich das Risiko einer Manie oder eines rapiden Wechsels zwischen manischen und depressiven Symptomen erhöhen (Thase & Sachs, 2000). Aus diesem Grund werden Antidepressiva vermieden oder häufiger in Kombination mit einem Stimmungsstabilisator wie Lithium oder einem Antikonvulsiva beziehungssweise antipsychotischen Medikament verschrieben.

Bei Depressionen, die nicht auf Medikamente oder Psychotherapie ansprechen, werden mitunter auch hirnstimulierende Verfahren angewandt. Bei dieser Therapieform werden spezifische Hirnareale durch Elektroschocks oder Magnetfelder angeregt. Die Verfahren können Nebenwirkungen, zum Beispiel Gedächtnisverlust, verursachen. Im Allgemeinen ist eine Behandlung umso erfolgreicher, je früher sie einsetzt.

Obwohl heutzutage also viele antidepressive Therapien zur Verfügung stehen, scheinen nur verhältnismäßig wenige Patienten auf lange Sicht gut darauf anzusprechen. Die Rückfallraten bewegen sich im Rahmen von enttäuschenden 50 Prozent, wobei die Betroffenen im Durchschnitt fünf bis neun schwere depressive Episoden im Laufe ihres Lebens durchlaufen. Da heute immer mehr Menschen über Symptome klagen, ist der Bedarf an effektiven und schnell wirkenden Behandlungsstrategien dringender als je zuvor, und Lithium bietet eine gut belegte, aber nur unzureichend genutzte Therapiemöglichkeit.

Die Geschichte des Lithiums bei der bipolaren Störung

Seit seiner Einführung in die moderne Psychiatrie im Jahr 1949 galt Lithium lange Zeit als Standardverfahren im Umgang mit der bipolaren Erkrankung. Man hat es extensiv eingesetzt, über 60 Jahre lang erforscht und in zahllosen Studien nachgewiesen, dass es bei akuten manischen Episoden erfolgreich wirkt. Einige frühe Studien wurden zwar für methodische Schwächen kritisiert, doch insgesamt steht Lithium auch in der neueren Forschung weiterhin glänzend da. Eine neuere Auswertung, die sich auf drei Jahrzehnte solider Daten stützte, bestätigte die überlegene klinische Wirksamkeit von Lithium für die Behandlung der manischen Phase der bipolaren Störung (Baldessarini & Tondo, 2000). Man geht davon aus, dass Lithium bei ungefähr 60 bis 80 Prozent der bipolar Erkrankten positive Wirkungen erzielt und dass die Patienten auch bei langjähriger Einnahme keine Toleranz oder Empfindlichkeit gegenüber der Substanz entwickeln, wenn die Behandlung adäquat durchgeführt wird (Lepkifker et al., 2007).

Es ist dieser Kontext der langfristigen Erhaltungstherapie und der Prophylaxe, in dem Lithium als anderen Arzneimitteln weit überlegen gilt. So sind neuere pharmazeutische Rezepturen zum Beispiel durchaus vielversprechend in Bezug auf die Therapie der akuten bipolaren Manie, doch keines reicht in der langfristigen Wirksamkeit an Lithium heran. Das ist wichtig, weil bei manischen Episoden die deutliche Tendenz besteht, dass sie sich wiederholen. Man schätzt, dass es bei mindestens 80 Prozent der Patienten, die eine manische Episode durchlaufen, zu einem oder mehreren Rückfällen kommt (NIMH/NIH, 1985, 2002). In einer Meta-Analyse, in der die Daten von 1580 bipolaren Patienten ausgewertet wurden, kam man zu dem Ergebnis, dass Lithium anderen Medikamentengruppen bei der Prävention manischer Episoden überlegen war (Severus et al., 2014). Eine weitere Meta-Analyse, in der 14 randomisierte kontrollierte Studien unterschiedlicher Stimmungsstabilisierer untersucht wurden, ergab, dass Lithium auch auf depressive Zyklen einen ähnlichen prophylaktischen Einfluss hatte (Smith, 2007). Eine Forschungsgruppe wertete naturalistische Beobachtungsstudien aus und berichtete auf dem 23. Kongress der European Psychiatric Association (EPA) von ihrem Ergebnis, dass Lithium weiterhin die neuesten atypischen Antipsychotika, Antidepressiva und Antiepileptika bei der langfristigen Behandlung bipolarer Störungen in den Schatten stellt. Die Sitzungsleiterin Birgit Völlm konstatierte zusammenfassend: „Lithium ist immer noch das Beste." (Simhandl, 2015)

Lithiumtoxizität, die Folge einer schlecht durchgeführten Lithiumtherapie, bereitet vielen Therapeuten immer noch ernsthafte Sorge. Das Phänomen wurde 2012 in einer systematischen Untersuchung umfassend beschrieben. Die Autoren sichteten 385 Studien zu dem Thema und kamen zu dem Schluss, dass bei Personen mit affektiven Störungen, die mit pharmazeutischen Lithiumdosierungen behandelt werden, ein erhöhtes Risiko für eine Einschränkung der Nierenfunktion, Schilddrüsenunterfunktion, Hyperparathyreoidismus und Gewichtszunahme besteht (McKnight et al., 2012). Man geht allerdings davon aus, dass Nebenwirkungen wesentlich häufiger auftreten, wenn die Serumspiegel über dem sogenannten „therapeutischen Bereich" liegen. Von daher ist eine sorgfältige Kontrolle und Dosisregulierung notwendig, um Nebenwirkungen und Vergiftungssymptome zu verhindern, doch wenn diese Maßgaben erfüllt werden, kann die Lithiumtherapie sicher und wirksam sein. Lithium ist als der einzig „wahre" Stimmungsstabilisator bezeichnet worden und ist seit mehr als einem halben Jahrhundert ein Eckpfeiler in der Behandlung bipolarer Störungen (Malhi, 2007).

Weniger Aufmerksamkeit wurde dem Potenzial zuteil, das Lithium für die Behandlung und Prävention der unipolaren Depression hat, obwohl das Thema in der Fachliteratur umfassend behandelt wurde. Die Erforschung der antidepressiven Eigenschaften von Lithium nahm bereits in den 1950ern ihren Anfang, als Wissenschaftler untersuchten, wie bipolare Patienten in der depressiven Phase auf Lithium reagierten. Die dabei gesammelten umfangreichen Daten deuteten darauf hin, dass Lithium zusätzlich zu seinen stimmungsstabilisierenden Eigenschaften auch eigenständige antidepressive Wirkungen hat. Eine Meta-Analyse von Studien, die seit jener Zeit durchgeführt wurden, ergab tatsächlich eine Überlegenheit des Lithiums im Gegensatz zu Placebos bei einer Bandbreite von Plasmaspiegeln und Dosierungen, und zwar sowohl bei der Behandlung von depressiven Patienten als auch bei der Rückfallprävention (Souza & Goodwin, 1991). Eine weitere umfassende Überprüfung von Studien, die zwischen 1950 und 2006 durchgeführt wurden, bestätigte, dass Lithium das Wiederauftreten von unipolaren Depressionen bei Patientengruppen durchweg erfolgreich verhindert (Davis et al., 2006).

Lithium als Augmentationstherapie

Eine neue Anwendungsmöglichkeit für Lithium in der Depressionsbehandlung zeichnete sich in den 1980er-Jahren ab: niedrig dosierte Lithiumsalze als Augmentations-(Verstärkungs-)therapie. Patienten, die nur unzureichend auf Antidepressiva ansprechen, haben in der Regel zwei Optionen: Entweder sie wechseln zu einem neuen Medikament oder sie nehmen ein zweites Mittel hinzu, um die Behandlung zu fördern, zu verstärken oder zu ergänzen. Ein Vorteil der Augmentation ist, dass dadurch die Übergangsphase von einem Medikament zum anderen entfällt. Zweitens kann die Augmentation, wenn sie anschlägt, sehr schnell wirken.

Die erste Studie, die den Einsatz von Lithium als Augmentationsmittel untersuchte, wurde im Jahr 1981 von De Montigny durchgeführt. Bei acht Patienten, bei denen eine mindestens 3-wöchige Behandlung mit trizyklischen Antidepressiva nicht angeschlagen hatte, wurde 48 Stunden nach Zufügung des Lithiums eine eindrucksvolle Verbesserung beobachtet. Nachfolgende randomisierte Kontrollstudien haben diese ursprünglichen Ergebnisse in mehr als 30 Open-Label- und Vergleichsstudien bestätigt, an denen insgesamt über 500 Patienten mit Depressionen teilnahmen (Bauer et al., 2003, 2010). In diesen Studien wurde Lithium zur Augmentation bei vielen unterschiedlichen Antidepressiva eingesetzt, einschließlich selektive Serotonin-Wiederaufnahme-Hemmer (SSRI), tri- und tetrazyklische Antidepressiva und Monoaminoxidase-Hemmer. Wie man feststellte, ergänzte Lithium jede Sorte bis zu einem gewissen Grad, mit einer mittleren Ansprechrate von etwa 56 Prozent.

Eine weitere Meta-Analyse zur Lithiumaugmentation fasste zehn randomisierte doppelblinde, Placebo-kontrollierte Studien zu dem Thema zusammen (Crossley & Bauer, 2007). Diese Art von Placebo-kontrollierter Studie gilt als Goldstandard in der heutigen Forschungspraxis und von daher fanden die Resultate dieser neueren Meta-Analyse große Beachtung. Nach Überprüfung der Resultate von 269 Patienten, hauptsächlich mit unipolarer Depression, stellten die Wissenschaftler fest, dass Lithium im Vergleich zum Placebo eine signifikant positive Wirkung hatte. Die negativen Befunde einiger weniger Studien in dem Pool wurden darauf zurückgeführt, dass die Behandlungsdauer zu kurz und die Teilnehmerzahl zu gering war oder dass ein Medikament verwendet wurde, das sich nicht gut mit Lithium vertrug. Von daher wird es bei künftigen Untersuchungen wichtig sein, genau zu ermitteln, wie viel und wie lange Lithium angewendet werden sollte, um optimale Ergebnisse zu erzielen. Man darf gespannt sein, ob sich niedrig dosiertes Lithium in diesem Bereich als wirksam erweisen wird.

Man hat argumentiert, dass Lithium die am besten belegte Augmentationstherapie in der Behandlung depressiver Patienten ist, bei denen Standard-Antidepressiva keine Wirkung zeigen. Doch die Frage bleibt, ob eine positive Reaktion auf eine Lithiumaugmentation einen echten Synergieeffekt mit bestimmten Medikamenten anzeigt oder ob die Verbesserungen einfach auf die antidepressive Wirkung des Lithiums selbst zurückzuführen sind. Unklar ist auch, welche Dosierung und Behandlungsdauer am besten funktioniert. So oder so lässt die Fachliteratur aus mehreren Jahrzehnten keinen Zweifel daran, dass Lithium ein Riesenpotenzial als Antidepressionstherapie hat – ein Potenzial, das in der klinischen Praxis größtenteils nicht ausgeschöpft wird.

Schlüsselmechanismen

Man hat drei Schlüsselfaktoren ermittelt, die darauf schließen lassen, dass Lithium erfolgreich gegen Depressionen wirkt: Das Vorliegen einer bipolaren Störung, eine hohe Frequenz von schweren depressiven Episoden und eine familiäre Vorbelastung durch einen Verwandten ersten Grades, der von einer schweren Depression oder bipolaren Störung betroffen war (Sugawara et al., 2010). Diese Befunde sprechen dafür, dass die stimmungsstabilisierenden und antidepressiven Effekte des Lithiums eng miteinander verbunden sind, und deuten außerdem darauf hin, dass die beteiligten Mechanismen wahrscheinlich mit genetischen oder epigenetischen Veränderungen zusammenhängen. Doch trotz jahrelanger Forschungsanstrengungen ist immer noch unklar, wie die *genauen* Mechanismen beschaffen sind, durch die Lithium in den Zellen wirkt und depressive Symptome lindert.

Zurzeit bestehen mehrere Theorien zur Erklärung der grundlegenden Abläufe, die zu den antidepressiven und stimmungsstabilisierenden Effekten des Minerals führen.

Lithium verstärkt das serotonerge System

Eine populäre Theorie, die derzeit zur Beschreibung der pathologischen Ursache von Depressionen benutzt wird, ist die bereits beschriebene Monoamin-Hypothese. Dieser Theorie zufolge sind affektive Störungen mit einer gestörten Serotonin- und/oder Noradrenalin-Neurotransmission verbunden. Gestützt wird diese Hypothese durch die Erkenntnis, dass die meisten Antidepressiva dazu beitragen, die Übermittlung dieser chemischen Substanzen im gesamten Gehirn zu optimieren, insbesondere die serotonergen Aktivitäten.

Aus Studien am Menschen ist bekannt, dass Lithium einen netzfördernden Effekt auf das Serotonin hat, also dass es die Menge, die im Gehirn und anderen Organen zur Verfügung steht, optimiert (Chenu & Bourin, 2006; Schor et al., 2002, 2003). Tierstudien haben ein besseres Verständnis dafür geliefert, wie dies im Einzelnen geschieht, und haben gezeigt, dass Lithium das serotonerge System auf vielfältige Weise unterstützt und ausgleicht (Wegener et al., 2003). So beheben Lithiumionen möglicherweise Probleme mit der Synthese, Aufnahme, Speicherung,

Freisetzung und/oder dem Abbau des Neurotransmitters und sorgen so dafür, dass den Zellen eine ausreichende Menge zur Verfügung steht. Einige Studien haben sogar nahegelegt, dass das Lithium auch die Arbeit der Serotoninrezeptoren verbessert, die bei der Aufnahme der wichtigen Substanz helfen, damit die Zellen sie richtig nutzen können (Orice, 1990). Deshalb erhöht oder senkt Lithium nicht einfach nur die Serotoninspiegel, sondern trägt auch dazu bei, seinen Transport im gesamten Nervensystem zu regulieren.

Lithium wirkt auf die Glycogensynthase-Kinase-3 (GSK-3)
Das Enzym Gycogensynthase-Kinase-3, kurz GSK-3, hat – wie in den Kapiteln 5, 7 und 8 erläutert – großen Einfluss auf die neuronale Funktion, Struktur, Remodellierung, das Überleben der Zellen und die Genexpression. Es ist auch aufs Engste verknüpft mit der Aktivität mehrerer wichtiger Neurotransmittergruppen, einschließlich des serotonergen Systems sowie der dopaminergen, cholinergen und glutaminergen Systeme.

Mehr und mehr Forschungsstudien gelangen zu der Erkenntnis, dass Probleme mit GSK-3 auch an der Entstehung und dem Voranschreiten von affektiven Störungen wie der bipolaren Störung und der schweren Depression beteiligt sind.

Die Untersuchung der Verbindung zwischen GSK-3 und affektiven Störungen begann 1996 mit der Entdeckung, dass Lithium eine direkte hemmende Wirkung auf das Enzym hat. Forscher stellten damals die Theorie auf, dass die stimmungsstabilisierenden und antidepressiven Wirkungen des Lithiums tatsächlich darauf zurückzuführen seien, dass das Mineral dieses Enzym regulieren kann (Klein & Melton, 1996). Weitere Studien haben dazu beigetragen, diese Theorie zu unterstützen, und gezeigt, dass GSK-3 bei Personen, die mit depressiven Symptomen zu kämpfen haben, häufig hyperaktiv sind. In Anbetracht dieser Befunde ist GSK-3 in der Erforschung affektiver Störungen zu einem zentralen Therapieziel geworden (Jope &

Roh, 2006). Man hat nachgewiesen, dass auch andere Stimmungsstabilisatoren GSK-3 hemmen können, aber keiner so effektiv wie Lithium. Valproinsäure zum Beispiel, die ursprünglich als Antikonvulsivum eingesetzt wurde und heute breite Anwendung als Stimmungsstabilisator bei der bipolaren Störung findet, hat einigen Forschern zufolge eine direkte hemmende Wirkung auf die GSK-3-Aktivität, was von anderen Forschern allerdings bestritten wird. Die GSK-3-Theorie könnte möglicherweise erklären, warum sich Lithium sowohl als eigenständiges Mittel zur Behandlung affektiver Störungen als auch in Kombination mit Antidepressiva, die bei ähnlichen Neurotransmittersystemen ansetzen, als erfolgreich erwiesen hat.

Lithium führt zu einer Zunahme der grauen Substanz im Gehirn

Im Zuge des technischen Fortschritts konnten Wissenschaftler eindeutig belegen, dass depressive Gehirne anders aussehen als gesunde. Ein Merkmal, das bei Depressionen häufig beobachtet wird, ist ein Schrumpfen der grauen Substanz – jenes Hirngewebes, das sich überwiegend aus Zellkörpern von Neuronen zusammensetzt. Dieses Schrumpfen ist am ausgeprägtesten in denjenigen Hirnregionen, die für die Gefühlsregulation zuständig sind. Wissenschaftler sind sich nicht ganz sicher, wie oder warum dieser Gewebeverlust auftritt, aber es gibt Anzeichen dafür, dass eine Umkehrung dieses Prozesses zu einer Linderung depressiver Symptome führt.

Wissenschaftler, die mittels der Magnetresonanz- oder MRT-Technik „Bilder" vom Gehirn gemacht haben, haben festgestellt, dass sich bei Patienten, die Lithium nehmen, mit der Zeit das Volumen der grauen Substanz vergrößert (Kempton, 2008). Besonders eindrucksvoll geschieht dies im Hippocampus, einer Hirnregion, die von wesentlicher Bedeutung für das Abspeichern von Erinnerungen und Gefühlen ist. Man geht davon aus, dass Lithiumionen zur Regeneration von Nervenzellen in diesem Areal beitragen und damit dem Gehirn helfen, in emotionaler Hinsicht wieder normal zu funktionieren. Dieses neuroregenerative Phänomen hat weitreichende Implikationen für die Behandlung affektiver Störungen und anderer neurologischer Erkrankungen.

Lithium schützt vor Entzündungen

In akuten Situationen ist eine Entzündung ein natürlicher Schutzprozess. Es ist eine angeborene Reaktion des Immunsystems, durch die weiße Blutkörperchen und andere heilende Faktoren in Geweberegionen transportiert werden, die verletzt oder auf andere Weise geschädigt sind. Doch wenn die Entzündung im Nervensystem oder anderen Körperregionen noch lange nach der unmittelbaren Verletzung oder Bedrohung anhält, kann sie sich ausbreiten und großen Schaden anrichten. Diese Form von unkontrollierter Entzündungsreaktion ist mit Symptomen psychischer Störungen wie Depression oder Manie verbunden.

Eine neuere Meta-Analyse von 29 Studien bestätigte, dass Patienten mit Depressionen erhöhte Spiegel von entzündungsfördernden chemischen Substanzen, den sogenannten Zytokinen, haben (Liu, Ho & Mak, 2012). Zytokine sind die Botenmoleküle des Immunsystems und umfassen diverse Komponenten wie Interleukine, Interferone und Wachstumsfaktoren. Lithium trägt dazu bei, Entzündungen einzudämmen, indem es die Reaktivität der Zytokine dämpft. Insbesondere verringert es die Produktion von zwei entzündungsfördernden Zytokinen – Interleukin-1B und Tumor-Nekrosefaktor (Boufidou et al., 2004; Nahmann, 2012).

Niedrig dosiertes Lithium bei Depressionen

Betrachtet man alle vorliegenden Nachweise, gehört Lithium zu den am gründlichsten untersuchten, aber unzureichend genutzten Therapien, die für die Behandlung von Depressionen zur Verfügung stehen. Obwohl es vor allem dafür bekannt ist, dass es die Stimmungsschwankungen bei der bipolaren Störung stabilisieren kann, hat es sich auch als wertvoll für die Behandlung und Prävention unipolarer Depressionen erwiesen. Mehr als 60 Jahre Forschung und klinische Praxis zeigen, dass Lithium in unterschiedlichen Dosierungen eine sichere und wirksame Therapie gegen Depressionen sein kann, und wie neuere Studien belegen, lässt es sich auch gut mit anderen antidepressiven Medikamenten kombinieren, um den therapeutischen Nutzen zu verstärken und die Aussicht auf eine erfolgreiche Behandlung zu erhöhen.

Obwohl die genauen Mechanismen, über die Lithium im Körper wirkt und depressive Symptome lindert, noch nicht geklärt sind, gibt es mehrere Theorien. Es liegen deutliche Hinweise darauf vor, dass Lithium dazu beiträgt, die Spiegel des Neurotransmitters Serotonin ins Gleichgewicht zu bringen und dessen Zirkulation im gesamten Nervensystem zu unterstützen. Weitere Studien haben gezeigt, dass Lithium das Enzym GSK-3 hemmt, das bei affektiven Störungen vermutlich hyperaktiv wird. Downstream wirkt dieses Enzym auch unterstützend auf die Neurotransmission im gesamten Gehirn und Körper; von daher geht man davon aus, dass es die Stimmung direkt beeinflusst. Lithium trägt durch seine entzündungshemmende Wirkung im Gehirn und anderen Organen zusätzlich dazu bei, depressive Symptome zu verbessern.

Angesichts der eindrucksvollen Nachweise für die antidepressive und stimmungsstabilisierende Wirkung von Lithium erscheint es seltsam, dass die Popularität des Mineralstoffs in klinischen Settings abnimmt (Fenn et al., 1996; Blanco et al., 2002). Es gibt offenbar keinen nennenswerten Grund, der diese Diskrepanz erklärt, obwohl wir vermuten, dass hier mehrere Dinge zusammenspielen. Erstens trägt Lithium aufgrund seiner langen Geschichte in der Psychiatrie und seiner Verwendung für schwere psychische Krankheiten zweifellos ein gewisses Stigma. Zweitens ist Lithium ein altes Medikament, das keine kommerziellen Fürsprecher hat, die die Werbetrommel rühren. Da es keinen Profit verspricht, geht es in der Flut lukrativer neuer Antidepressiva, die jedes Jahr auf den Markt kommen, unter. Schließlich schrecken manche Therapeuten möglicherweise davor zurück, Lithium in hohen Dosierungen zu verschreiben, weil es aufwendige Kontrollen zur Vermeidung von Nebenwirkungen erfordert. Dieses letztgenannte Problem ließe sich nach unserer Überzeugung lösen, indem man Lithium in niedriger Dosierung oder in Mengen verschreibt, die jenen entsprechen, die sich in Nahrungsmitteln und im Trinkwasser finden.

In der Pharmakotherapie reichen die Lithiumdosierungen von 900 bis 2400 mg pro Tag, um einen Serumspiegel von 0,6 bis 1,5 meq/L zu erreichen. Paradoxerweise gibt es kaum Fachliteratur, die Nachweise für angemessene Ziele der Lithiumaufnahme liefert, weder für gesunde Personen noch für solche mit psychischen Störungen (Mischley, 2014). Die meisten Studien konzentrieren sich auf die toxischen Wirkungen von zu hohen Lithiummengen im Körper, während Untergrenzen kaum erforscht wurden.

Schon Jahrhunderte (wenn nicht Jahrtausende), bevor pharmakologische Lithiumtabletten auf den Markt kamen, hat man die stimmungsaufhellenden Eigenschaften natürlichen Lithiums gepriesen. Die böhmischen Spas in der heutigen Tschechischen Republik gehörten früher zu den berühmtesten Quellen in Europa und standen in dem Ruf, die Stimmung und das Wohlbefinden der darin Badenden zu verbessern. Im Jahr 1948 analysierte Gerhard Schrauzer, damals noch Chemielaborant in einem lokalen Forschungsinstitut, das sich auf Mineralwässer spezialisiert hatte, diese Quellen. Er stellte fest, dass das Wasser, verglichen mit anderen Quellen in der Gegend, ungewöhnlich hohe Lithiumkonzentrationen aufwies. Diese unveröffentlichten Daten veranlassten Schrauzer, der später Professor im Fachbereich Chemie und Biologie der University of California in San Diego wurde, sich während seines gesamten Berufslebens mit diesem essenziellen Nährstoff und seiner Bedeutung für die Stimmung zu befassen (Mischley, 2014). So haben seine Forschungen insbesondere zu einer neueren Serie von elf ökologischen Studien geführt, die einen Zusammenhang zwischen niedrigen Lithiummengen im Trinkwasser und negativen Auswirkungen in Bezug auf Verhalten, Kriminalität und Gesundheit ermittelten (Kapusta & König, 2015).

Leider liegt nur eine veröffentlichte Studie über eine Intervention mit Lithium in Supplementdosierung vor. 1994 erhielten 24 zufällig ausgewählte ehemalige Suchtkranke über vier Wochen lang entweder 400 µg Lithium oder ein Placebo, um herauszufinden, ob Lithium die Stimmung verbesserte. In der Lithiumgruppe trat nach vier Wochen verglichen mit den Ausgangswerten eine statistisch signifikante Verbesserung der Stimmung ein, insbesondere bei den Bewertungsskalen für Glück, Freundlichkeit und Energie. Bei der Placebogruppe kam es nicht zu diesen Veränderungen (Schrauzer & deVroey, 1994).

Obwohl nur wenige Studien zu niedrig dosiertem Lithium und seiner stimmungsverbessernden Wirkung existieren, gibt es eine Fülle von Nachweisen dafür, dass der Nährstoff neuroprotektive und ausgleichende Effekte im zentralen Nervensystem hat. Hunderte von Fallbeispielen aus unserer Praxis zeigen, dass Lithium in Supplementdosierung einen großen Beitrag zur Behandlung von affektiven Störungen leisten kann. Klinische Erfahrung verbunden mit zahlreichen epidemiologischen Studien, die einen Zusammenhang zwischen geringen Lithiummengen im Trinkwasser und höheren Raten psychiatrischer Erkrankungen aufzeigen, bieten zweifellos eine starke Basis für intensivere Explorationen. Weitere Forschungsanstrengungen, um die Wirkung von niedrig dosiertem Lithium bei affektiven Störungen zu erforschen, scheinen angezeigt.

Weltweit steigt die Zahl der affektiven Störungen immer weiter an und es besteht dringender Bedarf an sicheren, gezielten Interventionen. In den letzten Jahren ist die Zahl der pharmakologischen Substanzen, die für die Behandlung von affektiven Störungen zur Verfügung stehen, sprunghaft angestiegen, aber Lithium bleibt für viele Patienten eine der verträglichsten Therapieoptionen. In Anbetracht dieser Situation sollten Psychiater diese altbewährte Therapie in ihr Arsenal für die Behandlung von Depressionen aufnehmen und über das Potenzial einer Begleittherapie mit niedrig dosiertem Lithium nachdenken.

10. Lithium als Medizin: Suizidprävention

Suizid ist weltweit ein ernsthaftes Problem. Er verursacht unermessliches Leid nicht nur für die Menschen, deren Leben ein jähes Ende erfährt, sondern auch für ihre Familien und ihr Umfeld. Wenn Menschen durch Suizid sterben, löst dies bei Angehörigen und Freunden häufig Schock, Wut, Schuldgefühle und hartnäckige Depressionen aus.

Die Weltgesundheitsorganisation WHO schätzt, dass jedes Jahr etwa eine Million Menschen durch Suizid ums Leben kommen, was in Bezug auf die Mortalitätsrate bedeutet, dass weltweit 16 von 100 000 Menschen daran sterben oder dass sich alle 40 Sekunden ein Mensch das Leben nimmt. Es wird prognostiziert, dass diese Rate weiter ansteigen wird und bis 2020 alle 20 Sekunden ein Suizid geschieht. Weltweit gehört die Selbsttötung zu den fünf Haupttodesursachen bei Jugendlichen zwischen 15 und 19 Jahren, und in vielen Ländern steht der Suizid bei Jungen ebenso wie bei Mädchen dieser Altersgruppe an erster oder zweiter Stelle der Todesursachen. In den USA ist Suizid die zehnthäufigste Todesursache, und jedes Jahr fallen ihm mehr als doppelt so viele Menschen zum Opfer als einem Mord. Im Durchschnitt sind zwischen 2001 und 2009 mehr als 33 000 Amerikaner jährlich infolge einer Selbsttötung gestorben oder mehr als eine Person alle 15 Minuten.

Mehr als acht Millionen Erwachsene geben an, dass sie sich im Laufe der letzten zwölf Monate mit ernsthaften Suizidgedanken getragen haben; 2,5 Millionen sagen, dass sie in diesem Zeitraum einen konkreten Suizidplan geschmiedet haben, und 1,1 Million berichten von einem durchgeführten Suizidversuch. Bei Frauen besteht eine höhere Wahrscheinlichkeit, dass sie Suizidgedanken offen aussprechen und Suizidversuche überleben. Suizidgedanken, -pläne und -versuche sind bei jungen Erwachsenen im Alter zwischen 18 und 29 Jahren signifikant häufiger als bei Erwachsenen über 30. Fast 16 Prozent der Schüler der Jahrgangsstufen 9 bis 12 berichten, dass sie schon einmal ernsthaft an Suizid gedacht haben, und 7,8 Prozent geben an, dass sie in den letzten zwölf Monaten mindestens einen Selbsttötungsversuch unternommen haben. Menschen, die einen Suizidversuch überleben, können schwere Verletzungen davontragen, wie Knochenbrüche, Hirnschäden oder Organversagen. Unter jungen Erwachsenen im Alter von 15 bis 24 Jahren kommen etwa 100 bis 200 Versuche auf jeden vollendeten Suizid. Schätzungen zufolge verursachen diese nicht tödlichen, selbst herbeigeführten Verletzungen Kosten in Höhe von 6,5 Milliarden Dollar für ärztliche Behandlungen und Arbeitsausfälle.

Etwa 90 Prozent der Personen, die durch Suizid ums Leben kommen, haben eine klinisch diagnostizierbare psychiatrische Störung. Schätzungen zufolge ist die Suizidrate bei Personen mit affektiven Störungen tatsächlich 30-mal höher als in der Allgemeinbevölkerung (WHO, 2014). Aufgrund dieser alarmierenden Statistik ist die Verringerung des Suizidrisikos ein dringendes und vorrangiges Anliegen in der Behandlung von Patienten mit affektiven Störungen.

Ein vernachlässigter Forschungsbereich

Suizidgefährdete Patienten zu behandeln stellt Ärzte und Therapeuten immer noch vor eine große Herausforderung. Trotz der enormen gesellschaftlichen Tragweite dieses Problems hat das wissenschaftliche Verständnis oder die Therapie von suizidalem Verhalten in den letzten Jahrzehnten wenig Fortschritte gemacht. Große epidemiologische Studien haben gezeigt, dass psychische Störungen zu den großen Risikofaktoren gehören, aber die Psychiatrie hat dieses Thema lange vernachlässigt. Suizid und Suizidversuche sind im Diagnostic and Statistical Manual of Mental Disorders IV (DSM-IV) lediglich als Symptome der Borderline-Persönlichkeitsstörung und der affektiven Störungen aufgeführt. Das DSM-V enthält keinen diagnostischen Code für suizidales Verhalten, obwohl es der häufigste Notfall in der Psychiatrie ist. Auf jede Studie über suizidales Verhalten, die in den letzten fünf Jahren im *American Journal of Psychiatry* oder *JAMA Psychiatry* veröffentlicht wurde, kommen sechs Beiträge über Schizophrenie, obwohl suizidales Verhalten viermal häufiger auftritt. Und im Gegensatz zu Studien über Schizophrenie sind die Untersuchungen zum suizidalen Verhalten größtenteils epidemiologisch und befassen sich nicht mit der Frage, welche Mechanismen dem Verhalten zugrunde liegen (Aleman & Denys, 2014).

In der Forschung gibt es seit Langem Hinweise darauf, dass ernährungsbezogene Biomarker Aufschluss über das Suizidrisiko geben könnten. Niedrige Cholesterin- und Omega-Fettsäurenspiegel sind seit einigen Jahrzehnten als Risikofaktoren in der Diskussion, doch erst seit Kurzem wird den eindeutigen Ergebnissen aus kleineren Untersuchungen durch kontrollierte klinische Studien nachgegangen.

Unter den Patienten mit psychischen Störungen haben die von Anorexia nervosa (AN) Betroffenen das höchste Suizidrisiko. Bei AN-Patienten ist Suizid zudem die häufigste Todesursache (37 Prozent). Die Selbstmordrate ist achtmal höher unter jungen Frauen mit Anorexia nervosa als bei jungen Frauen im Allgemeinen. Trotz des hohen Suizidrisikos hat es in der biologischen Behandlung von Anorexia nervosa seit 50 Jahren keinerlei Fortschritte gegeben.

Der von den Centers for Disease Control and Prevention (CDC) veröffentlichte *Morbidity and Mortality Weekly Report* identifizierte im Jahr 1994 den Mangel an Evaluationsforschung als das größte Hindernis für eine Verbesserung der derzeitigen Bemühungen um eine Suizidprävention. Leider gilt dies auch noch zwei Jahrzehnte später. Uns stehen heute die

Mittel zur Verfügung, um gefährdete Patienten zu identifizieren, und die Wissenschaft zeigt, dass eine Korrektur ernährungsbezogener und metabolischer Ungleichgewichte einen positiven Einfluss auf die Stimmung haben kann.

In mehreren Studien wurde die antisuizidale Wirkung von Lithium untersucht. Eine der ersten Beschreibungen dieser Effekte stammte von Wissenschaftlern, die feststellten, dass die Suizidversuche während der Lithiumbehandlung verglichen mit Behandlungen ohne Lithiumtherapie um 20 Prozent abnahmen (Hanus & Zapletalek, 1984). Andere Studien gelangten zu ähnlichen Schlussfolgerungen und stellten die Vermutung an, dass Lithium aufgrund seiner stimmungsstabilisierenden und aggressions- und impulsivitätsdämpfenden Eigenschaften ein wirksames Mittel sei, um das Suizidrisiko zu verringern (Comai et al., 2012). Die Literatur lässt darauf schließen, dass Lithium aufgrund seines einzigartigen Profils eine sichere und effektive Präventionsstrategie zur Bekämpfung suizidalen Verhaltens bietet.

Die Bekämpfung suizidalen Verhaltens mit Lithium

Eine beeindruckende Reihe von Forschungsarbeiten hat in den letzten Jahrzehnten bewiesen, dass eine Behandlung mit Lithium das hohe Suizidrisiko bei Patienten mit affektiven Störungen verringern und auch das Suizidrisiko in der Allgemeinbevölkerung reduzieren kann. Diese aus mehreren Studien bezogene Evidenzbasis belegt die Wirksamkeit von Lithium in der Prävention versuchter und vollendeter Suizide. Kein anderes Mittel zeigt solche eindeutig positiven Ergebnisse. Leider ist diese effektive Behandlung immer noch weitgehend unbekannt und wird daher von vielen Ärzten, die Patienten mit affektiven Störungen behandeln, viel zu selten genutzt.

Doch das vielversprechende Potenzial ist unbestreitbar. Nachdem John Cade 1949 entdeckte, dass Lithium den Schweregrad manischer Episoden verringern konnte, untersuchten Wissenschaftler zunächst die potenzielle Wirksamkeit von Lithium zur Reduzierung des Suizidrisikos bei Patienten mit bipolarer Störung. Studien, die im Laufe der letzten 40 Jahre durchgeführt wurden, haben immer wieder gezeigt, dass Lithium dieses Risiko bei bipolaren Patienten senkt. Eine Studie zum Beispiel untersuchte lebensbedrohliche oder tödliche Suizidhandlungen bei mehr als 300 bipolaren Patienten bevor, während und nach einer langfristigen Lithiumbehandlung. Die Patienten waren alle länger als acht Jahre erkrankt gewesen. Während des Zeitraums, in dem sie Lithium nahmen, sank die Zahl der Suizide und Suizidversuche um fast das Siebenfache. Im ersten Jahr nach Beendigung der Therapie war die Suizidrate 20-mal so hoch wie während der Erhaltungsphase. Verglichen mit einem langsamen Ausschleichen verdoppelte sich das Risiko, wenn das Lithium abrupt abgesetzt wurde. Später kehrte die Rate zu dem Niveau zurück, das vor Beginn der Lithiumtherapie bestanden hatte (Tondo & Baldessarini, 2014). Epidemiologische Studien spiegeln diese Befunde wider und zeigen, dass ein Zusammenhang zwischen Regionen mit einer höheren Verschreibungsrate für Lithium und einem geringeren Suizidrisiko besteht.

Über die Jahre haben zahlreiche, relativ kleine Studien bestätigt, dass Lithium die Zahl der Suizide und Suizidversuche bei Patienten mit bipolaren Störungen senkt. Kürzlich lieferte eine Meta-Analyse einen eindrucksvollen Beweis für den Nutzen von Lithium in der Suizidprävention bei dieser Patientengruppe. Diese Auswertung von 22 Studien über Patienten mit schweren affektiven Störungen, die insgesamt 33 473 Risikojahre umfasste, kam zu dem Schluss, dass das Suizidrisiko unter der Lithiumtherapie um 82 Prozent geringer war (Tondo et al., 2001). Lithium ist nicht nur wirksamer als ein Placebo, die Erhaltungstherapie senkt das Suizidrisiko bei bipolaren Patienten auch stärker als antikonvulsive und antipsychotische Mittel.

Laut einer weiteren Meta-Analyse, die sich auf 31 Studien über eine Lithiumtherapie bei bipolaren Patienten konzentrierte, waren die Risiken für vollendeten und versuchten Suizid während der im Schnitt 18 Monate umfassenden Behandlung durchgehend geringer, um etwa 80 Prozent (Baldessarini et al., 2006). Diese entscheidenden Vorzüge der Lithiumbehandlung ergaben sich sowohl bei randomisierten als auch bei offenen klinischen Studien.

Die präventive Wirkung des Lithiums hinsichtlich des Suizidrisikos ist auch in spezifischen Untergruppen untersucht worden. Eine Studie bewertete mehr als 1300 Kriegsveteranen aus fünf verschiedenen Veteranenkrankenhäusern. Verglichen mit Patienten, die ein Placebo oder atypische Antipsychotika und Sedativa erhielten, zeigte sich bei den Lithiumpatienten der geringste Prozentsatz an Suizidversuchen und anderen gezielten Selbstschädigungen (Ahern et al., 2013).

Die suizidprophylaktischen Effekte des Lithiums wurden mit denen mehrerer stimmungsstabilisierender Antikonvulsiva, zum Beispiel Valproat, Carbamazepin und Lamotrigin verglichen. Bei mehr als 30 000 Patienten zeigte Lithium eine durchweg bessere präventive Wirkung. Eine Analyse randomisierter Studien ergab, dass es den Antikonvulsiva um fast das Dreifache überlegen war. Wie Wissenschaftler dann feststellten, kommt es zu einer starken Reduzierung des Suizidrisikos, wenn Lithium nicht nur für die Behandlung oder Prävention akuter manischer Episoden eingesetzt wird, sondern auch für eine langfristige Erhaltungstherapie bei Patienten mit unipolaren, Bipolar-II- und Bipolar-I-Störungen (Tondo & Baldessarini, 2014).

Bipolare Patienten unter Lithium scheinen unabhängig von der Ursache ein generell geringeres Todesrisiko zu haben als Patienten, die ein Placebo, ein trizyklisches Antidepressivum, Carbamazepin und Lamotrigin nehmen. Eine Meta-Analyse von 48 randomisierten kontrollierten Studien kam zu dem

Schluss, dass es bei Patienten, die eine Erhaltungstherapie mit Lithium machten, nicht nur zu weniger Suiziden und Suizidversuchen kam, sondern auch unabhängig von der Ursache zu 60 Prozent weniger Todesfällen als bei Patienten, die andere Medikamente nahmen. Gestützt auf diese häufig wiederholten Studienergebnisse zogen Forscher den Schluss, dass die Lithiumtherapie die signifikanteste Nachweisbasis hat und als Mittel der ersten Wahl bei Patienten mit affektiven Störungen angewendet werden sollte, wenn ein Suzidrisiko besteht (Cipriani et al., 2013).

Da Lithium die Stärke von sowohl manischen als auch depressiven Zyklen bei der bipolaren Störung verringert, untersuchte man die möglichen Vorteile einer Lithiumbehandlung zur Suizidprophylaxe bei Patienten mit schweren Depressionen. Die erste Meta-Analyse, veröffentlicht 2007, ergab, dass die antisuizidalen Effekte von Lithium bei Patienten mit wiederkehrender schwerer Depression ähnlich stark ausfallen wie bei bipolaren Patienten – die Suizid- und Suizidversuchsrate reduzierte sich um 76 Prozent. Bemerkenswerterweise zeigte sich dieser Effekt sogar in zwei Studien, an denen Personen teilnahmen, die ohne Lithium ein hohes Suizidrisiko mit besonders hohen Suizidzahlen aufwiesen. In den ausgewerteten Studien erhielten Patienten andere Medikamente, zum Beispiel Antidepressiva, Antikonvulsiva, Antipsychotika und Sedativa, entweder allein oder zusammen mit Lithium, was die antisuizidalen Effekte des Lithiums besonders eindrucksvoll hervortreten lässt (Guzetta et al., 2007).

Die suizidprophylaktische Wirkung von Lithium bei depressiven Patienten ist besonders wichtig, weil Zweifel bestehen, ob Antidepressiva suizidales Verhalten eindämmen. Obwohl nachgewiesen wurde, dass selektive Serotonin-Wiederaufnahme-Hemmer (SSRI) die effektivste Monotherapie für die Behandlung von Depressionen darstellen, sind die Nachweise für ihre suizidprophylaktische Wirkung nicht eindeutig. Bestimmte

Symptome wie Agitiertheit, Unruhe, Reizbarkeit, Wut, Schlaflosigkeit und Dysphorie sind speziell bei Patienten mit affektiven Störungen besonders häufig und werden durch Antidepressiva mitunter verschlimmert (Tondo & Baldessarini, 2014).

Mechanismen

Die Mechanismen, die den antisuizidalen Wirkungen von Lithium zugrunde liegen, sind schwer zu untersuchen, da sie sich in Tiermodellen natürlich nicht reproduzieren lassen. Trotz dieser Einschränkung ist es Wissenschaftlern gelungen, die spezifischen antisuizidalen Effekte des Lithiums auf verschiedene Weise zu erforschen. Einige Wissenschaftler vermuten, dass Lithium bei affektiven Störungen einem Rückfall vorbeugt. Lithium dämpft sowohl Aggression als auch Impulsivität (Cipriani et al., 2013), und die stärkste gemessene Verbindung zwischen Suizid und Persönlichkeit scheint bei den Indikatoren für Aggressivität und Impulsivität zu liegen. Neuere genetische Studien definieren Aggressivität und Impulsivität als Endophenotypen des Suizids. Ein Endophenotyp ist ein messbarer Trait-Marker, der die betreffende Krankheit (in diesem Fall Suizid) und den Genotyp verbindet. Lithium dämpft den Ausdruck dieser Eigenschaften und reduziert dadurch die Suizidrate bei genetisch anfälligen Patienten mit affektiven Störungen (Kovacsics, Gottesman & Gould, 2009). Durch die Untersuchung der Mechanismen, die zur antiaggressiven und antiimpulsiven Wirkung von Lithium beitragen, gewinnen wir neue Erkenntnisse über die neurobiologischen Grundlagen suizidalen Verhaltens. Wir wissen, dass neurobiologische Anormalitäten das Suizidrisiko erhöhen.

Man hat festgestellt, dass die Anzahl der Bindungsstellen der Serotonintransporter bei Menschen, die sich das Leben nehmen, geringer ist als bei Kontrollgruppen (Kovacsics et al.,

2009). Die starke biologische und genetische Disposition für das Suizidrisiko hängt vermutlich mit Anomalien im zentralen Serotonin-(5-HT-)System zusammen. Niedrige Serotoninspiegel tragen zur Aggression ebenso wie zur Impulsivität bei. Lithium könnte die Aggressivität durch seinen Einfluss auf das Serotoninsystem modifizieren. Es führt zu einem Anstieg des Serotoninspiegels und beeinflusst das Serotoninsystem in vielfältiger Weise auf verschiedenen Ebenen. Wissenschaftler vermuten, dass Lithium den 5-HT-Umschlag in Hirnregionen erhöht, die für die Regulierung emotionaler Reize, der kognitiven Funktion und die Impulskontrolle zuständig sind – also in Systemen, die direkt mit suizidalem Verhalten verbunden sind (Lauterbach et al., 2008).

Neueren Studien zufolge könnte Lithium Entzündungen im Gehirn reduzieren, indem es den Stoffwechsel der Omega-3-Fettsäure DHA reguliert. Außerdem trägt Lithium dazu bei, Entzündungen einzudämmen, indem es die Zytokin-Reaktivität dämpft. Entzündungen werden immer wieder mit einem erhöhten Suizidrisiko in Verbindung gebracht. Der Impuls, der den Einzelnen dazu veranlasst, über eine Selbsttötung nachzudenken, aktiviert möglicherweise eine physiologische Stressreaktion, die eine Entzündungsreaktion umfasst. Von daher haben Patienten mit suizidaler Depression möglicherweise höhere Entzündungswerte als depressive Patienten ohne Suizidgedanken.

Verschreibungsrate

Indem wir die Mechanismen, durch die Lithium das Suizidrisiko verringert, besser kennenlernen, gewinnen wir ein klareres Bild von der Neurobiologie des Suizids. Wenn wir besser verstehen, wie sich Lithium auf die Neurotransmission und die zellulären Signalpfade auswirkt, erhalten wir die Möglichkeit, eine bessere

Suizidprävention und bessere Behandlungsstrategien zu entwickeln. Während diese Forschungsanstrengungen weiterlaufen, sollten Praktiker sich an den bereits verfügbaren eindeutigen Nachweisen orientieren, indem sie Patienten, bei denen möglicherweise ein Suizidrisiko besteht, eine unterstützende Lithiumbehandlung verschreiben. Es ist das einzige Mittel, dessen Vorteile so eindeutig belegt sind. Durch eine sichere und preiswerte Erhaltungstherapie mit Lithium lässt sich das Suizidrisiko bei Patienten mit affektiven Störungen so weit senken, dass es dem der Allgemeinbevölkerung entspricht.

Die zu geringe Nutzung von Lithium ist kein rein amerikanisches Problem. Lithiumprophylaxe verhindert in Deutschland etwa 250 Suizide pro Jahr, obwohl die Verschreibungsrate im nationalen Gesundheitssystem gering ist. Nach Ansicht von Wissenschaftlern, die Verschreibungs- und Krankheitsmuster erforschen, bedürften etwa 820 000 Patienten in Deutschland einer prophylaktischen Lithiumbehandlung. Dennoch erhielten 2001 nur etwa 50 000 Patienten in Deutschland Lithiumpräparate. Einige deutsche Mediziner haben diese Diskrepanz als irritierend bezeichnet und die Frage aufgeworfen, ob angesichts dieser Situation ein Behandlungsfehler vorliegt (Müller-Oerlinghausen, Berghöfer & Ahrens, 2003). Epidemiologische Studien spiegeln die Forschungsnachweise wider, dass Lithium das Suizidrisiko senkt, und verweisen auf einen Zusammenhang zwischen der Häufigkeit der Lithiumverschreibung in bestimmten Regionen und einem reduzierten Suizidrisiko.

Trinkwasser

Ökologische Studien zeigen, dass die Aufnahme von Lithium die Suizidrate in der Allgemeinbevölkerung senkt. Die Verbindung zwischen dem Lithiumgehalt im Trinkwasser und der Suizidrate ist in mindestens vier Staaten und auf drei Kontinenten untersucht worden. So wurden in 27 Verwaltungsbezirken in Texas die Lithiumkonzentrationen im Trinkwasser analysiert und die Ergebnisse zeigten, dass die Suizidrate in Verwaltungsbezirken, in denen das Trinkwasser wenig oder kein Lithium enthielt, signifikant höher war als in Verwaltungsbezirken, in denen die Konzentrationen im Trinkwasser mindestens 70 µg/L betrugen (Schrauzer & Shrestha, 1990). Eine zweite größere Studie über den Lithiumgehalt im Trinkwasser in Texas stellte nicht nur eine negative Korrelation zwischen Lithiumkonzentrationen im Trinkwasser und Suizidraten fest, sondern auch einen negativen Zusammenhang zwischen Lithiumgehalt und der Häufigkeit einer Aufnahme in eine psychiatrische Klinik aufgrund von Psychosen, Neurosen und Persönlichkeitsstörungen sowie den Mord- und Kriminalitätsraten (Blüml et al., 2013).

Korrelationen zwischen dem Lithiumgehalt im Trinkwasser und der Suizidrate wurden auch in 18 Gemeinden in Japan ermittelt sowie in einer landesweiten repräsentativen Stichprobe von 6460 Haushalten in Österreich (Ohgami et al., 2009; Kapusta et al., 2011). Alle diese Studien zeigten, dass die allgemeine Suizidrate und das Verhältnis der Suizidmortalität umgekehrt korreliert waren mit den Lithiumkonzentrationen im Trinkwasser. Lithium wirkt nicht nur bei Patienten mit affektiven Störungen suizidprophylaktisch, sondern auch in der allgemeinen Bevölkerung, sogar in geringer Dosierung.

Ein Problem mit mehreren Risikofaktoren

Eine Suizidneigung wird in der Regel dem gemeinsamen Auftreten von stressreichen oder traumatischen Lebensereignissen und neurobiologischen Faktoren zugeschrieben. Den Daten zufolge, die die WHO in einem psychiatrischen Untersuchungsprogramm, den World Mental Health Surveys, erhoben hat, gehören zu den Risikofaktoren für suizidales Verhalten: Geschlecht, Alter, Bildung und Einkommensniveau, Arbeitslosigkeit, bestehende komorbide psychiatrische Störungen und negative Kindheitserlebnisse (Borges et al., 2010).

Auch die Vererbung ist ein Faktor, der das Suizidrisiko beeinflusst. Genetiker haben sich häufig auf eine veränderte serotonerge Aktivität im präfrontalen Cortex als Vorläufer des Suizidrisikos fokussiert. Dass der Suizidneigung die Vererbung zugrunde liegt, wird durch Studien über eineiige Zwillinge bestätigt. Ein eineiiger Zwilling von einer Person, die einen Suizidversuch unternommen hat, hat selbst ein 17-fach höheres Suizidrisiko als ein zweieiiger Zwilling. Einige Wissenschaftler schätzen die Vererblichkeit des Suizidrisikos auf 55 Prozent (Akbarian & Halene, 2013).

Obwohl die Genetik das Suizidrisiko zweifellos beeinflusst, hat man kein bestimmtes Gen oder eine mit diesem Risiko verbundene genetische Variante identifiziert. In Studien mit 9000 Personen, die unter affektiven Störungen litten und einen Suizidversuch unternommen hatten, wurde eine gemeinsame genetische Variation ausgeschlossen (Perlis et al., 2010).

In jüngerer Zeit haben Forscher wiederholt Veränderungen der Genexpression im Gehirn von Menschen festgestellt, die Suizid begangen hatten. In einer Studie über Hippocampusgewebe aus den Gehirnen von 62 Männern (46 Suizidopfer und 16 Vergleichspersonen) entdeckten sie eine umfangreiche Methylierung in der DNA von Neuronen. Der Grad der Promotor-DNA-Methylierung war bei mehreren Genen in den Gehirnen der Personen, die sich das Leben genommen hatten, signifikant höher (LaBonte et al., 2013).

Die DNA-Methylierung, ein Hauptregulator der Genexpression, tritt aus unterschiedlichen Gründen auf. Sie kann durch stressreiche oder traumatische Lebenserfahrungen ausgelöst werden, und stellt ein molekulares Bindeglied zwischen Genen und Lebenserfahrungen dar. Die Entdeckung dieser Verbindung zwischen neuronalem Genom und Lebenserfahrungen bestärkt die wissenschaftliche Auffassung, dass suizidales Verhalten aus dem Wechselspiel zwischen Erbanlagen und Umwelt resultiert. Der Nachweis für eine breite Reprogrammierung der Promotor-DNA-Methylierung im Hippocampusgewebe von Suizidanten stützt die These, dass Änderungen der Genexpression zu einem erhöhten Suizidrisiko führen.

Suizid und Depression sind beide mit umfangreichen Veränderungen in der Molekularstruktur von Nervenzellen verbunden, dabei unterscheidet sich das Hippocampusgewebe von suizidalen Patienten von demjenigen bei depressionsanfälligen Personen (Yen et al., 2009). Dieser Unterschied gibt Aufschluss über bestimmte neurobiologische Mechanismen, die zum Suizid führen. Außerdem zeigt er, dass Genom-Untersuchungen am Hirngewebe besonders aufschlussreich sind, wenn sie sich auf bestimmte Zellen konzentrieren, um spezifische epigenetische Signale zu ermitteln, die mit bestimmten Krankheiten oder Ergebnissen verbunden sind.

Diese neueren Studien haben dazu beigetragen, die epigenetische Risikostruktur zu isolieren, die eine Suizidanfälligkeit begründet. Man weiß heute, dass die meisten epigenetischen Marker Veränderungen durchlaufen, die ebenso dynamisch wie reversibel sind. Diese Veränderungen können von einer dauerhaften Eigenschaft, die durch eine frühe Lebenssituation ausgelöst wird, bis zu einer Fehlregulation in Reaktion auf ein akutes, aktuelles Lebensereignis reichen. Da eine epigenetische Fehlregulation reversibel ist, können neue Medikamente, die auf die Chromatin-assoziierten Proteine zielen, möglicherweise dazu beitragen, die durch Methylierung verursachten genetischen Fehlregulationen aufzuheben (Akbarian & Halene, 2013).

Suizid ist ein komplexes Verhalten, das aus diversen pathologischen Prozessen resultiert. Eine Auswertung der Literatur hat ergeben, dass mehrere Theorien existieren, die das Suizidrisiko erklären, zum Beispiel mit sozialen, genetischen, umweltbezogenen und neurobiologischen Faktoren (Mandelli et al., 2015). Ein Großteil der Autoren vertritt allerdings die Auffassung, dass suizidales Verhalten wahrscheinlich dem Zusammenspiel von genetischer Prädisposition und Risikofaktoren in der Umwelt zuzuschreiben ist.

Die erbliche Veranlagung wird durch vielfältige Umweltfaktoren moduliert, was zur Entwicklung von anomalen, mit suizidalem Verhalten verbundenen Temperamentsmerkmalen führen kann. Auch epigenetische Veränderungen erhöhen die Anfälligkeit, weil sie die normale Genexpression stören. Die neurobiologischen Anomalien, die darauf folgen, sind verbunden mit der Entwicklung von spezifischen emotionalen und verhaltensbezogenen Phänotypen und kognitiven Beeinträchtigungen. Dass wir verstehen, wie sich Methylierungsveränderungen auf die Gene auswirken, die an der Regulierung des Verhaltens und an kognitiven Prozessen beteiligt sind, ist von entscheidender Bedeutung für ein Verständnis des Suizidrisikos. Dieses Verständnis führt vielleicht dazu, dass man Methoden findet, den epigenetischen Prozess, der das Risiko eines suizidalen Ausgangs erhöht, umzukehren. Da diese Risikofaktoren auch Hirnprozesse beeinflussen, ist es für die Suizidprävention dringend notwendig, diese Veränderungen in der Neurobiologie zu verstehen.

Die Herausforderungen

Suizid ist ein komplexes Problem, aber kein Problem ist kostspieliger in Bezug auf unnötiges Leid und den Verlust an potenziellen Lebensjahren. Auf individueller Ebene wirkt er verheerend auf Familien, auf nationaler Ebene ist er von enormer Tragweite für die öffentliche Gesundheit.

Da beim Suizid so viele Faktoren zusammenspielen, stellt die Entwicklung effektiver Präventionsstrategien eine große Herausforderung dar. Doch die zugrunde liegende Neurobiologie darf nicht ignoriert werden. Es liegen immer mehr Nachweise dafür vor, dass sich Nährstoffdefizite schädlich auf die psychische Gesundheit auswirken und dass die Entstehung psychiatrischer Störungen das Risiko suizidalen Verhaltens erhöht. Die Befunde aus epidemiologischen Studien zeigen eindeutig, dass eine negative Korrelation zwischen Lithiummengen und der allgemeinen Suizidrate und dem Verhältnis der Suizidmortalität besteht. *Da Lithium sogar in niedrigen Dosierungen positive Effekte hat, sollte man die Lithiumsupplementierung oder eine Anreicherung des Trinkwassers mit Lithium als mögliches Mittel der Suizidprävention in Betracht ziehen.*

Wie der Surgeon General, der Leiter der obersten US-Gesundheitsbehörde, in seinem Bericht betont, brauchen wir mehr Forschungsanstrengungen in Neurobiologie und Epigenetik, um die Mechanismen, die zum Suizid führen, besser zu verstehen. Als Kliniker müssen wir besser darin werden, Patienten zu überwachen, insbesondere jene mit Depression, bipolarer Störung, Anorexia nervosa und komorbidem Substanzmissbrauch. Wir müssen Ernährungsdefizite und Entzündungen genauer erforschen. Auch Hausärzte müssen wachsamer bei der Kontrolle von Patienten werden, denen sie Medikamente verschrieben haben, die das Risiko von suizidalen Verhaltensweisen erhöhen könnten. Es gibt keine wichtigere Aufgabe für uns als Gesellschaft, als die Interventionen, die nachweislich eine wirksame Suizidprävention bieten, zu integrieren. Lithium als ernährungsbezogene oder pharmazeutische Intervention sollte gesundheitspolitische Priorität erhalten und bei allen Hochrisikopatienten zur Behandlung gehören.

11. Lithium als Medizin: Reizbarkeit, Ärger und Aggression

In den Verhaltenswissenschaften wird mit dem Begriff „Aggression“ ein Verhaltensspektrum beschrieben, das dazu führt, dass man Sachen oder sich selbst oder anderen körperlichen oder seelischen Schaden zufügt. Aggressive Verhaltensweisen können viele Formen annehmen, etwa dass man in körperlicher, verbaler und emotionaler Art um sich schlägt. Menschen mit aggressiven Neigungen sind häufig ruhelos, reizbar und impulsiv und zeigen sich oft zerstörerisch gegenüber sich selbst und anderen.

In der Realität wirken sich Aggressionen weitaus destruktiver aus, als es diese klinischen Begriffe wiedergeben. Aggressives Verhalten ist aufgrund der zerstörerischen und traumatischen Wirkungen, die es auf Einzelne, Familien und Gemeinschaften hat, ein schwerwiegendes Problem der öffentlichen Gesundheit. Häusliche Gewalt, kriminelles Verhalten und selbstzerstörerische Suchtformen lassen sich allesamt auf Aggressionen zurückführen. Mehr noch – aggressive Impulse treten häufig in Verbindung mit anderen psychischen Störungen auf, einschließlich Depression, suizidalem Verhalten und Substanzmissbrauch. Unabhängig von der primären psychiatrischen Störung kann man bei chronischen Aggressionen davon ausgehen, dass längere und umfassendere Behandlungen erforderlich und die Erfolgsaussichten geringer sind (Pappadopulos et al., 2006).

Es ist ein verbreiteter Irrtum, dass aggressive Neigungen das unausweichliche Resultat genetischer Anfälligkeit, negativer Lebenserfahrungen oder Gewalterfahrungen in der Kindheit sind. Das ist einfach nicht zutreffend. Immer mehr neurologische Forschungsergebnisse beweisen, dass Aggressivität nicht rein psychosozialen oder umweltbedingten Ursprungs ist, sondern das Ergebnis einer komplexen Mischung von physiologischen Faktoren. Neurotransmittergleichgewicht, Nährstoff-Stoffwechsel und Hirnstruktur scheinen alle eine bedeutende Rolle zu spielen.

Die Erkenntnis, dass aggressives Verhalten biochemische Grundlagen hat, hat einen neuen Blickwinkel eröffnet und Forschern und Klinikern ermöglicht, Aggressionen in einem eher physiologischen Kontext zu betrachten. Außerdem bringt es die Hoffnung auf neue Behandlungsstrategien mit sich; vielleicht sind dysfunktionale Verhaltensweisen reversibel, wenn man Störungen im Nervensystem behebt. Führt man diesen Gedanken weiter, könnte man sogar Präventionsstrategien entwickeln, um Menschen zu helfen, die aufgrund ihrer genetischen Prädisposition oder Familiengeschichte zur Aggressivität neigen. Mit solchen prophylaktischen Ansätzen ließen sich dann vielleicht Ausbrüche an Aggressivität von vornherein verhindern. Man stelle sich die Implikationen vor: All der Schmerz, das Leid und das Elend, das man vermeiden könnte!

Lithium, der verlässliche Stimmungsstabilisator, hat sich als eines der wirksamsten Mittel für die Behandlung von Aggression und Reizbarkeit erwiesen. Seit über 40 Jahren untersuchen Wissenschaftler die Anwendungsmöglichkeiten, die es für die Reduzierung gewalttätigen Verhaltens bei Kriminellen hat, mit recht erfolgreichen Ergebnissen. Die extrem hohen Dosierungen, die in den meisten Studien eingesetzt wurden, haben allerdings zu starken Nebenwirkungen geführt, die eine konsequente Behandlung schwierig machen. Niedrig dosiertes Lithium, das keine Nebenwirkungen, aber ein bemerkenswertes therapeutisches Potenzial hat, könnte Menschen, die mit aggressiven Verhaltensweisen zu kämpfen haben, Hilfe bieten.

Lithium zur Behandlung von Aggressionen

Es ist seit Langem bekannt, dass Lithium sich bei Patienten mit psychischen Problemen positiv auf destruktive Verhaltensmuster auswirkt. Cades ursprüngliche Studien, in denen er Lithiumcarbonat zur Behandlung bipolarer Patienten einsetzte, belegten dies. Manische Patienten, die vorher als „gefährlich" und „gewalttätig" gegenüber sich selbst und anderen eingestuft wurden, konnten das Krankenhaus verlassen und kehrten mithilfe einer dauerhaften Lithiumtherapie gefahrlos nach Hause zurück.

Seit seiner Zulassung durch die Arzneimittelbehörde FDA im Jahr 1970 sind die antiaggressiven Wirkungen pharmazeutischen Lithiums in unterschiedlichen Settings bei diversen Bevölkerungsgruppen untersucht worden. In über 20 Studien wurde bei verschiedenen demografischen Gruppen der Einsatz von hoch dosiertem Lithium als Mittel zur Eindämmung von Aggressivität und Impulsivität getestet (Prado-Lima et al., 2001). Patientengruppen, bei denen die antiaggressiven Effekte des Lithiums besonders deutlich hervortraten, umfassten Strafgefangene mit unkontrollierten Wutausbrüchen, Jugendliche mit Verhaltensstörungen, geistig behinderte Personen, Patienten mit traumatischen Hirnverletzungen und Personen mit Suchtproblemen. Das Ausmaß und die Wirksamkeit des Lithiums bei diesen schwer therapierbaren Gruppen waren signifikant, vor allem in Anbetracht der begrenzten Zahl der Interventionen, die überhaupt irgendeine Wirkung zeigten.

Lithium ist vielversprechend bei Gefängnisinsassen

In den USA sitzen mehr Menschen als in jeder anderen Nation im Gefängnis und das System der Haftanstalten und Gefängnisse, in dem diese Personen untergebracht sind, ist zum größten Anbieter psychosozialer Gesundheitsleistungen im ganzen Land geworden. In diesen Institutionen ist die Aggressionsrate erheblich höher als in der Durchschnittsgesellschaft (Ford, 2015). Studien, die sich mit der Anwendung von Lithium bei Strafgefangenen befassen, sind daher besonders aufschlussreich, wenn es darum geht, seine Effekte auf aggressives Verhalten zu ermitteln.

In drei Langzeitstudien wurde die Wirksamkeit der Lithiumtherapie bei gewalttätigen und aggressiven Straftätern untersucht. Die erste dieser Untersuchungen wurde 1972 bei 27 Häftlingen einer medizinischen Einrichtung in Kalifornien durchgeführt, die wiederholt ein hochgradig gewalttätiges Verhalten gezeigt hatten (Tupin et al., 1972). Die Patienten wurden über eineinhalb Jahre mit Lithiumcarbonat behandelt und erhielten eine Anfangsdosis von 1800 mg pro Tag. Nach der Behandlung berichteten die Männer, dass sie besser in der Lage gewesen seien, über die Konsequenzen ihres Handelns nachzudenken und ihre Wut zu beherrschen, dass sie häufiger in nachdenklicher Stimmung gewesen seien und nicht mehr so starke aggressive Gefühle gehabt hätten. Die Häufigkeit der disziplinarischen Maßnahmen aufgrund aggressiver Verhaltensweisen verringerte sich bei 68 Prozent der mit Lithium behandelten Patienten. Außerdem kam es bei 42,5 Prozent auch seltener zu Disziplinarmaßnahmen für *nicht gewalttätiges* Fehlverhalten. Zwei Follow-up-Studien, die ein ähnliches Studiendesign benutzten, kamen ebenfalls zu dem Schluss, dass mit Lithium behandelte Personen im Vergleich zur Kontrollgruppe signifikant weniger Verstöße sowohl gewalttätiger als auch nicht gewalttätiger Art begingen (Sheard, 1975; Sheard et al., 1976).

Die aggressionsmindernden Eigenschaften des Lithiums sind auch bei Frauen beobachtet worden. In einer Open-Label-Studie (sowohl Studienteilnehmer als auch Studienorganisator sind über den Wirkstoff und seine Dosierung informiert) wurden acht Mütter untersucht, die ihre Kinder misshandelt hatten und freiwillig an einem Therapieprogramm teilnahmen. Am Ende der Studie zeigte die Analyse, dass sich die missbräuchlichen

Verhaltensweisen und die körperliche Aggressivität gegenüber anderen Menschen und gegenüber Sachen bei den Müttern unter der Lithiumtherapie verringerten (Prado-Lima, 2001).

Lithium hilft bei kindlichen Verhaltensstörungen

Aggressionen sind auch ein ernsthaftes Problem bei Kindern und Jugendlichen. Laut einer neueren Studie der Centers for Disease Control and Prevention (CDC) gehören expansive Verhaltensstörungen einschließlich oppositionellem Trotzverhalten und Störung des Sozialverhaltens zu den zweithäufigsten psychischen Problemen bei Kindern zwischen 6 und 17 Jahren, die gleich hinter jenen der Aufmerksamkeitsdefizit-/Hyperaktivitätsstörung (ADHS) kommen (Perou, 2013). Expansive Verhaltensstörungen sind charakterisiert durch ein anhaltendes Muster von impulsivem, feindseligem und aggressivem Verhalten.

Inzwischen ist es allgemein anerkannt, dass Symptome von Aggressivität bei Kindern auf eine schlechte Prognose für den weiteren Entwicklungsweg und auf antisoziales Verhalten im späteren Leben schließen lassen. Doch neuere Ergebnisse beweisen, dass dies nicht notwendigerweise der Fall sein muss. Obwohl psychotherapeutische und familienbasierte Interventionen traditionell als die Behandlung der Wahl bei Verhaltensstörungen gelten, zeigt die wissenschaftliche Literatur, dass Zusatzbehandlungen mit Lithium die negativen Verhaltensweisen erheblich reduzieren können (Masi et al., 2009).

Die Ergebnisse von drei Doppelblindstudien, einer offenen klinischen Studie und einer retrospektiven Studie sprechen alle dafür, dass vier oder mehr Wochen Lithiumtherapie die Aggressivität bei Kindern und Jugendlichen mit Verhaltensstörungen dämpft (Campbell et al., 1984, 1995; Malone et al., 1994, 2000; Masi et al., 2009). Diese Studien, die über einen Zeitraum von 25 Jahren stattfanden, zeigten alle, dass Lithium impulsive Aggressionen in klinisch und statistisch signifikantem Ausmaß reduzieren kann.

In einer weiteren Studie sollte ermittelt werden, wie sicher die Einnahme von Lithium für Kinder und Jugendliche ist, vor allem wenn es über längere Zeiträume verabreicht wird (Delong & Alsdershof, 1987). Die 196 Probanden, die an dieser Untersuchung teilnahmen und diverse psychiatrische Diagnosen hatten, wurden bis zu zehn Jahren mit Lithium behandelt. Die Autoren kamen zu dem Schluss, dass Lithium tatsächlich eine risikolose und effektive Therapie für eine Vielzahl psychischer Störungen bei Kindern bietet.

Eine Definition von Reizbarkeit

Stehen Gewalttätigkeit und Verhaltensprobleme an dem einen Ende des aggressiven Verhaltensspektrums, so steht die Reizbarkeit am anderen. Reizbarkeit lässt sich grob gesagt als Zustand der Hypersensibilität und Reaktivität definieren, der zu exzessiver und leicht provozierbarer Wut, Verärgerung oder Ungeduld führt.

Reizbarkeit gilt als milde Form der Aggression, die chronisch oder episodisch auftreten kann. Sie ist der häufigste Grund, warum Kinder zur psychologischen Begutachtung gebracht werden, und ist auch mit signifikanten Beeinträchtigungen im Erwachsenenalter verbunden (Peterson, 1996; Roberson-Nay et al., 2015). Menschen, die unter Reizbarkeit leiden, haben häufig mit schulischen Problemen, Armut, Psychopathologie und Suizidalität zu kämpfen. Es gibt eine starke Überschneidung zwischen Reizbarkeit und anderen psychischen Erkrankungen, einschließlich Sucht, bipolare Störung und Störungen aus dem autistischen Spektrum (Leibenluft et al., 2006; Stringaris et al., 2009).

Trotz ihrer Häufigkeit und Verbreitung hat die Reizbarkeit relativ wenig offizielle Aufmerksamkeit von Wissenschaftlern sowie Ärzten und Therapeuten erhalten. Teil des Problems ist, dass Reizbarkeit ein niederfrequentes Verhalten ist, das mitunter schwer zu messen ist. Es gibt keine verlässlichen Marker, Messungen oder Tests für eine Diagnostik der Reizbarkeit. Es gibt nicht einmal klare Diagnosekriterien, um Reizbarkeit als eigenständiges psychologisches Merkmal zu definieren (Snaith & Taylor, 1985). Wie Daniel P. Dickstein in einem neueren Beitrag zu dem Thema schrieb, ist Reizbarkeit in der Psychiatrie „überall und nirgends zugleich". (Dickstein, 2015)

Wer eng mit betroffenen Personen zusammenlebt oder -arbeitet, weiß sehr gut, dass Reizbarkeit erhebliche Belastungen für Patienten, ihr soziales Umfeld und Helfer oder Behandelnde mit sich bringt. Mehr über die biologischen Grundlagen reizbarer Stimmung herauszufinden würde von daher einen großen Schritt bedeuten, um Menschen zu helfen, die unter einer Reihe unterschiedlicher psychischer Probleme leiden – von Aggression im Straßenverkehr bis hin zum Substanzmissbrauch und darüber hinaus.

Neuere Forschungen kratzen gerade erst an der Oberfläche eines Verständnisses von Reizbarkeit als eigenständiger neurobiologischer Eigenschaft. In einer im *American Journal of Psychiatry* veröffentlichen Studie werteten die Forscher die Daten von 1310 Zwillingspaaren aus, deren Entwicklung man vom 8. bis 20. Lebensjahr verfolgt hatte. Die Autoren stellten fest, dass die genetischen Effekte von der mittleren Kindheit bis zum jungen Erwachsenenalter durchweg entwicklungsmäßig dynamisch waren. Mit anderen Worten: Es gab offenbar keine bestimmten genetischen Risikofaktoren, die sich früh abzeichneten und die ganze Entwicklung hindurch bestehen blieben. Vielmehr schienen die Gene im Laufe der Entwicklung an- und abgeschaltet zu werden, um die Reizbarkeit anzutreiben oder zu verhindern. Außerdem hatten auch besondere Umwelteinflüsse, vor allem Ereignisse, die während der Kindheit stattfanden, einen dauerhaften Effekt auf den Ausdruck der Reizbarkeit (Robertson-Nay et al., 2015). Die Befunde deuteten darauf hin, dass es biologisch festgelegte Entwicklungsbahnen der Reizbarkeit gibt, was eine Klassifizierung und Diagnose voranbringen könnte.

In meiner Praxis hat sich niedrig dosiertes Lithium als äußerst wirksame Therapie gegen die Reizbarkeit erwiesen. Wir brauchen weitere Studien, um zu bestimmen, warum dies so ist, aber es erscheint logisch, dass Lithium aufgrund seiner aggressionsdämpfenden und stimmungsstabilisierenden Eigenschaften auch hilfreich im Umgang mit dieser Störung ist. Lithium hat zudem bekannte epigenetische Pfade, die dazu beitragen könnten, den Ausdruck der Reizbarkeit langfristig zu stabilisieren. Weitere Studien sollten untersuchen, welche Rolle Lithium in der Biologie der Reizbarkeit spielt, und der Frage nachgehen, ob ein Lithiummangel mitursächlich ist.

Bedenken bezüglich der Toxizität

Auch wenn die Studien, die die antiaggressiven Wirkungen des Lithiums bei verschiedenen Störungen getestet haben, vielversprechend waren, bestehen weiterhin ernste Bedenken wegen der Toxizität. In den Studien, die Lithium als Mittel zur Kontrolle gewalttätiger Ausbrüche oder impulsiver Verhaltensweisen erprobt haben, wurde die Dosis bis an die oberste Grenze des als therapeutisch geltenden Bereichs getrieben.

Zu den häufigsten Nebenwirkungen, von denen in diesem Zusammenhang berichtet wird, gehören Magen-Darm-Beschwerden (wie Übelkeit, Magenschmerzen, Erbrechen), Polydipsie (krankhaft gesteigerter Durst) und verstärkter Harndrang, Tremor und eine leichte Gewichtszunahme (Masi et al., 2009). Lithiumtoxizität in Form von Nierenfunktionsstörungen oder einer Schilddrüsenunterfunktion trat selten auf, ist aber in einigen Fällen vorgekommen. In der gesamten Literatur wird immer wieder betont, dass Dosierung und Serumspiegel sorgfältig kontrolliert und auf den Einzelfall abgestimmt werden müssen, um akute Symptome zu vermeiden und gleichzeitig die Verhaltensremission zu bewahren.

Was allerdings viele Autoren nicht erkannt haben, ist, dass ein „Mehr ist besser"-Dogma für diese Patientengruppe nicht notwendigerweise zutrifft. Es ist nicht erforderlich, dass die Dosierung an die Höchstgrenze geht, um erfolgreich zu sein. Im Gegenteil – pharmazeutisches Lithium kann die Agitiertheit in einigen Fällen erhöhen und zum Abbruch der Behandlung führen. Es gibt einen anderen Weg.

Trinkwasserstudien: Ist niedrig dosiertes Lithium die Antwort?

Mehrere interessante Studien, die sich mit den natürlich vorkommenden Lithiummengen im Trinkwasser befasst haben, zeigen, dass geringe Lithiummengen bedeutsam für die Behandlung und Prävention von Aggression und Reizbarkeit sein können. Die Menge des natürlichen Lithiums, das im Trinkwasser enthalten ist, kann sich je nach geografischem Ursprung des Wassers auf bis zu 1 mg oder mehr gelöstem Lithium pro Liter belaufen (Kapusta, 2015).

Wir haben diese Studien bereits an anderer Stelle in diesem Buch behandelt, halten es jedoch für wichtig, sie hier erneut im Kontext der Aggression zu erörtern. In der ersten Studie aus dem Jahr 1970 wurde der Gehalt an natürlichem Lithium im Wasser von 27 texanischen Verwaltungsbezirken analysiert und mit den Aufnahmedaten der staatlichen psychiatrischen Einrichtungen wegen diagnostizierter Psychosen, Neurosen und Persönlichkeitsstörungen verglichen. Daten aus einem Zeitraum von zwei Jahren wurden gesammelt und ausgewertet (Dawson, 1970). Die Autoren bemerkten einen deutlichen Trend: Je höher der Lithiumgehalt im Trinkwasser war, desto geringer die Rate der psychiatrischen Erkrankungen im jeweiligen Bezirk. Der Zusammenhang blieb signifikant, sogar nachdem mögliche verfälschende Variablen wie Bevölkerungsdichte und Distanz zum nächstgelegenen Krankenhaus berücksichtigt wurden.

Eine Follow-up-Studie in denselben texanischen Verwaltungsbezirken betrachtete ähnliche Variablen über den längeren Zeitraum von neun Jahren (Schrauzer & Shrestha, 1990). Die Wissenschaftler kamen zu ähnlichen Ergebnissen: Suizid, Mord und Vergewaltigung traten signifikant häufiger in Verwaltungsbezirken auf, in denen das Trinkwasser wenig oder kein Lithium enthielt, verglichen mit jenen Bezirken, in denen der Gehalt zwischen 70 bis 170 µg/L betrug.

Unsicher, ob diese bemerkenswerten Ergebnisse vielleicht einzigartig für die Region waren, haben andere Wissenschaftler versucht, das Studienschema in anderen Regionen der ganzen Welt zu replizieren. Untersuchungen zum Lithiumgehalt des Trinkwassers wurden in Österreich, England, Griechenland und Japan durchgeführt. Alles in allem hat die Sammlung eine starke negative Korrelation zwischen aggressiven Verbrechen, Suizid und supplementären Lithiummengen im Trinkwasser ergeben (Kapusta et al., 2011; Kabacs et al., 2011; Giotakos et al., 2015; Sugawara et al., 2013).

Ein weiteres interessantes Ergebnis stammt aus einer Studie, bei der die Lithiummengen im Haar von Straftätern untersucht wurden. Haaranalysen gehören zu den präzisesten Methoden zur Überprüfung des langfristigen Mineralstatus und sind daher höchst nützlich, wenn man Mangelerscheinungen bestimmen will. Dieser Studie zufolge ergab die Haarmineralanalyse, dass die gewalttätigen Straftäter kein oder wenig gespeichertes Lithium in den Haaren hatten, was den Gedanken nahelegte, dass vielleicht ein Lithium*mangel* zu den herausfordernden Verhaltensweisen beitrug (Schrauzer et al., 1992). Vor diesem Hintergrund haben Wissenschaftler ein Studiendesign entworfen, bei dem sie niedrig dosiertes Lithium als Intervention für Personen mit Verhaltensstörungen einsetzten. In einer derartigen Studie wurden 24 Teilnehmer mit einer Vorgeschichte an Aggression, Impulsivität und sozialen Regelverstößen ausgewählt (Schrauzer & de Vroey, 1994). Über vier Wochen wurde ihnen eine tägliche Dosis von 400 µg verabreicht. Es wurde eine signifikante Verbesserung bei Indizes für Glück, Freundlichkeit, Energieniveau und anderen mit der Stimmung verbundenen Parametern beobachtet.

Weitere Studien sind erforderlich, um das therapeutische Potenzial von niedrig dosiertem Lithium vollständig zu verstehen, doch die Forschung scheint darauf hinzudeuten, dass ein Lithiummangel zu Stimmungsschwankungen und aggressivem Verhalten beitragen könnte. Diese Erklärung weicht stark von derzeitigen Aggressionsphilosophien ab, die Aggressionen als psychosoziales Problem sehen, das mit Inhaftierung und Pharmazeutika zu behandeln ist. Die Lithiummangel-Theorie erklärt, warum Studien, die pharmazeutisches Lithium erproben, erfolgreich verlaufen sind. Lithium in niedrigeren Dosierungen hat enorme Vorteile ohne die Nebenwirkungen. Von daher gibt es gute Gründe für eine Lithiumsupplementierung bei Personen, die reizbare oder aggressive Verhaltensweisen zeigen. Das gilt umso mehr, wenn diese Menschen in geografischen Regionen leben, die bekanntermaßen arm an natürlich vorkommendem Lithium sind.

Mechanismen

Obwohl wir uns Lithium selten als essenziellen Nährstoff vorstellen, zeigt ein Blick auf die menschliche Neurobiologie, dass das Nervensystem tatsächlich auf das Vorhandensein dieses Nährstoffs angelegt ist. Das wird besonders deutlich, wenn man über einige Schlüsselmechanismen nachdenkt, die an der Regulierung aggressiven Verhaltens beteiligt sind.

Lithium erleichtert den Transport von Vitamin B12 und Folsäure

Die B-Vitamine, einschließlich B12 und Folsäure, unterstützen den Aufbau und die Bewahrung der Myelinscheiden, also jener schützenden, lipidreichen Schicht, die die schnelle und effiziente Signalübertragung zwischen Nervenzellen unterstützt. Ohne diese Myelinscheiden kommt es zu einer gestörten Signalübertragung, was zu einer Vielzahl neurologischer Symptome führt. Wissenschaftler haben aggressive und impulsive Verhaltensweisen mit einer mangelnden Myelinisierung im Stirnlappen des Gehirns in Zusammenhang gebracht (Hoptman et al., 2002).

Lithium erhöht die Aufnahme von Vitamin B12 und Folsäure in die Zellen und unterstützt damit die Myelinproduktion. Eine Förderung des Vitamin-B12- und Folsäuretransports könnte also ein zentraler Mechanismus sein, über den Lithium unkontrollierte oder gewalttätige Verhaltensweisen verringert (Schrauzer et al., 1992).

Lithium optimiert Serotonin

Wie bereits erwähnt, gehört Serotonin zu den wichtigsten Neurotransmittern oder chemischen Botenstoffen, die im Nervensystem für die Steuerung emotionaler Reaktivität zuständig sind. Unter normalen Umständen wirkt Serotonin in den Frontalbereichen des Gehirns, um das Feuern der Amygdala, einer mandelförmigen Region, die Angst, Wut und andere emotionale Reaktion steuert, zu hemmen. Wenn die Serotoninspiegel allerdings fallen, wird die Amygdala hyperaktiv und die Betreffenden agieren ihre Gefühle mehr oder weniger impulsiv aus. Niedrige Serotoninspiegel sind mit diversen Verhaltensproblemen in Verbindung gebracht worden. So hat man insbesondere einen starken Zusammenhang zwischen niedrigen Konzentrationen des wichtigsten Serotoninmetaboliten, 5-Hydroxyindolylessigsäure (5-HIAA), und der menschlichen Aggressivität festgestellt (Brown et al., 1982; Stanley et al., 2000).

Durch Lithium wird die serotonerge Neurotransmission auf vielfältigen Wegen gefördert. Erstens wirkt Lithium präsynaptisch auf Serotonin-aussendende Zellen und ermöglicht so, dass mehr Serotonin von einer Hirnzelle zur anderen weitergeleitet werden kann. Dann wirken die Lithiumionen postsynaptisch, bewirken die Hochregulation der Rezeptoren auf den Zellen, die das Serotonin erhalten, die sogenannten 5-HT1A-Rezeptoren, sodass sie eine größere Menge sammeln und nutzen können. Außerdem, so die wissenschaftliche Hypothese, blockiert Lithium das Serotonin-„Transporter-Protein“ 5-HTT. Dieses Protein würde normalerweise das Serotonin an der Synapse zwischen der sendenden und der empfangenden Zelle entsorgen. Wenn der Transporter blockiert ist, kann überschüssiges Serotonin stattdessen von der empfangenden Zelle aufgenommen werden (Parsey, 2009).

Lithium ist also über mehrere biochemische Mechanismen am serotonergen System beteiligt und fördert dessen Fähigkeit, sich gegen die Amygdala zu behaupten und angemessen auf Angst und Wut zu reagieren. Serotonin ist entscheidend für die Regulation von Appetit und Stimmung und um die Aktivität der Amygdala zu hemmen, damit exzessive Angst- und Wutreaktionen auf geringfügige äußere Reize verhindert werden.

Monoaminoxidaseaktivität

Monoaminoxidase A (MAO-A) ist ein Enzym, das bestimmte Neurotransmitter im Körper abbaut, einschließlich Noradrenalin, Dopamin und Serotonin. Das relative Niveau von MAO-A bestimmt darüber, welche Mengen dieser Neurotransmitter im Gehirn und anderen Organen vorhanden bleiben. Das hat eine bedeutsame Auswirkung auf Gefühle, Stimmung und Verhalten. Zur Bewahrung einer gesunden Psyche bedarf es also einer starken Regulation der Monoaminoxidaseaktivität.

Eine geringe MAO-A-Aktivität ist, vor allem in Kombination mit Missbrauchserfahrungen in der Kindheit, mit einem erhöhten Risiko aggressiven Verhaltens im Erwachsenenalter in Zusammenhang gebracht worden (Kim-Cohen et al., 2006; Frazetto et al., 2007). Je niedriger die MAO-A-Aktivität in den kortikalen und subkortikalen Hirnregionen, desto höher ist zudem der Grad des missbräuchlichen Verhaltens.

Die Monoaminoxidaseaktivität scheint direkt verbunden zu sein mit der Häufigkeit und Schwere aggressiven Verhaltens (Alia-Klein et al., 2008). Lithium stabilisiert diese Aktivität, und zwar in erster Linie durch eine Steigerung der MAO-A-Aktivität. Dies ist ein weiterer potenzieller Weg, über den Lithium aggressive Verhaltensweisen bei dafür anfälligen Personen eindämmen könnte.

12. Lithium als Medizin: Sucht und Substanzmissbrauch

Mindestens 23 Millionen Amerikaner ab dem Alter von zwölf Jahren leiden unter Substanzgebrauchsstörungen (DSM-V). Weltweit gesehen nimmt der Alkoholmissbrauch den fünften Platz unter den Risikofaktoren für einen vorzeitigen Tod und für Invalidität ein. Bei Personen im Alter von 15 bis 49 Jahren ist er die Hauptursache. Der Anteil der Bevölkerung, der illegale Drogen konsumiert, stieg im letzten Jahrzehnt von 8,3 Prozent im Jahr 2002 auf 9,4 Prozent im Jahr 2013. Leider werden von allen Menschen, die mit Substanzgebrauchsstörungen zu kämpfen haben, dieses Jahr nur etwa 11 Prozent die für sie notwendige Behandlung erhalten (SAMHSA, 2015; NIAAA, 2015).

Sucht und zugehörige Störungen sind weitverbreitet und ein wachsendes gesundheitspolitisches Problem. Sie treten auf, wenn der wiederholte Konsum von Alkohol und/oder Drogen klinisch signifikante Beeinträchtigungen nach sich zieht, zum Beispiel Gesundheitsprobleme, Behinderungen und das Unvermögen, die Anforderungen von Beruf, Schule oder Familie zu erfüllen. Der Missbrauch von Nikotin, Alkohol und illegalen Drogen ist destruktiv für Gemeinschaften und Familien und verursacht zudem hohe Kosten für unser Land – mehr als 700 Milliarden Dollar jährlich aufgrund von Verbrechen, verlorener Arbeitsproduktivität und medizinischer Behandlung (NIDA, 2015).

Substanzgebrauchsstörungen betreffen Menschen aus allen Bevölkerungsschichten. Doch Personen mit psychischen Problemen haben ein deutlich höheres Risiko, alkohol- und drogenabhängig zu werden, als psychisch stabile Personen. Verglichen mit der Allgemeinbevölkerung besteht bei Menschen mit

Suchtproblemen eine doppelt so hohe Wahrscheinlichkeit, dass sie an Gemüts- und Angststörungen leiden – und umgekehrt gilt das Gleiche. Drei große epidemiologische Studien, die über den Zeitraum der letzten 25 Jahre durchgeführt wurden, haben bestätigt, dass Substanzmissbrauch unter Menschen mit psychischen Erkrankungen, insbesondere mit affektiven Störungen, stark verbreitet ist (Tolliver & Anoton, 2015).

Laut dem National Institute on Drug Abuse (NIDA) gibt es gemeinsame biologische, psychosoziale und soziale Risikofaktoren, die das gleichzeitige Auftreten von Substanzmissbrauch und psychischer Erkrankung beeinflussen könnten. Dazu gehören:

- Genetische Anfälligkeit: Bestimmte genetische Prädispositionen machen den Einzelnen anfälliger für Suchtverhalten und psychische Störungen oder erhöhen das Risiko, dass er auch das zweite Problem entwickelt, sobald das erste aufgetreten ist.
- Umwelt-Trigger: Stress, Trauma und früher Kontakt mit Alkohol oder Drogen sind bedeutsame Umweltfaktoren, die Suchterkrankungen und andere psychische Störungen beeinflussen.
- Beteiligung ähnlicher Hirnregionen: Die Hirnsysteme, die für die Regulierung von Stress und Belohnungen zuständig sind, können bei Patienten mit psychischen Störungen abnormal sein und werden auch durch Substanzmissbrauch verändert.
- Suchterkrankungen und andere psychische Störungen sind Entwicklungsstörungen: Beide beginnen häufig im Jugendalter oder früher, innerhalb eines Zeitraums, in dem das Nervensystem rasche Entwicklungsveränderungen durchläuft. Früher Kontakt mit Drogen oder anderen Suchtmitteln kann das Gehirn auf eine Weise verändern, die das Risiko mentaler Störungen erhöhen. Gleichzeitig können frühe Symptome einer psychischen Störung auf ein erhöhtes Ri-

siko für späteren Substanzmissbrauch hinweisen (NIDA, 2011).

Das Wiederauftreten von Symptomen und Verhaltensweisen bei Personen mit Suchtproblemen ähnelt den Rückfallquoten bei anderen gut verstandenen chronischen Krankheiten wie Diabetes, Bluthochdruck oder Asthma (NIDA, 2014). Das spricht dafür, dass man Sucht und Substanzmissbrauch mit demselben Grad an fachmedizinischer Betreuung und Aufmerksamkeit behandeln und handhaben sollte wie andere chronische Leiden. Die Nichtbehandlung oder Unterbehandlung psychischer Probleme, die zusammen mit Suchterkrankungen auftreten, hat schlimme Folgen: Dazu gehören ein höheres Risiko für Obdachlosigkeit, Inhaftierung, körperliche Erkrankungen, Suizid und frühzeitiger Tod (SAMHSA, 2015).

Damit eine Suchtbehandlung erfolgreich verläuft, müssen die Therapien auf die Bedürfnisse des Einzelnen zugeschnitten und auf seine persönlichen Lebensumstände und Ziele gegründet werden. Integrierte Behandlungsstrategien aus unterschiedlichen Disziplinen und Settings sind nachweislich am wirkungsvollsten. Es gibt Hinweise darauf, dass positive Langzeitergebnisse am ehesten erreicht werden, wenn eine Kombination aus individueller und Gruppenberatung, medikamentöser Therapie und sozialen Unterstützungsangeboten vorliegt. Weitere Strategien wie Nahrungsergänzungen, Akupunktur, Yoga und Achtsamkeit haben sich ebenfalls bewährt. Alles in allem sind Therapien, die psychische Probleme und Substanzmissbrauch gleichzeitig in Angriff nehmen, mit geringeren Kosten und besseren Ergebnissen verbunden, einschließlich reduziertem Substanzmissbrauch, verbesserten psychiatrischen Symptomen, weniger Klinikeinweisungen, weniger Obdachlosigkeit, weniger Straffälligkeit und besserer Lebensqualität.

Zu den Therapiestrategien, die sich als extrem hilfreich für die Behandlung von Suchtverhalten und Substanzmissbrauch erwiesen haben, gehört die Supplementierung mit Lithium. In der Fachliteratur liegen umfangreiche Belege dafür vor, dass pharmazeutisches Lithium die Verhaltensmuster bei Suchterkrankungen abschwächt, und mehreren kleineren Studien zufolge könnte ein Lithiummangel möglicherweise zum Suchtverhalten beitragen.

Genetik und Reward Deficiency Syndrom

Als Reward Deficiency Syndrome (RDS) wird eine Störung bezeichnet, bei der das Belohnungssystem des Gehirns nicht ordnungsgemäß funktioniert, was auch eine Ursache für Suchterkrankungen sein kann. Auch wenn es kein Alkoholismus-Gen und keine stringente Ursache-Wirkung-Beziehung zwischen Genetik und Verhalten gibt, sind einige Bereiche des menschlichen Verhaltens mit bestimmten Genen verbunden. Anfang der 1990er-Jahre weckte eine bestimmte genetische Anomalie, die mit Alkoholismus zusammenhing, das Interesse der Wissenschaft. In späteren Studien wurde festgestellt, dass diese genetische Anomalie auch mit erhöhter Häufigkeit bei Menschen mit anderen Sucht- oder Impulsivitätsstörungen auftritt, wie Substanzmissbrauch, Rauchen, zwanghafte Esssucht, Adipositas, Aufmerksamkeitsdefizitstörung, Tourette-Syndrom und pathologischem Glücksspiel (Blum et al., 1996).

Eine Abweichung bei irgendeinem der Gene, die am Belohnungssystem des Gehirns beteiligt sind, könnte eine Prädisposition zum Alkoholismus auslösen. 1972 wurde entdeckt, dass bei adoptierten Kindern, deren leibliche Eltern Alkoholiker waren, ein größeres Risiko bestand, dass sie ein Alkoholproblem entwickelten, als bei Adoptivkindern, die von abstinenten Eltern abstammten. Ähnlich wurde ein Jahr später festgestellt, dass Söhne von alkoholkranken Vätern ein dreimal höheres Risiko haben, zu Alkoholikern zu werden, als die Söhne von Nichtalkoholikern (Blum et al., 1996).

Kenneth Blum hat den Begriff „Reward Deficiency Syndrome" (RDS) geprägt, der zu erklären versucht, wie eine scheinbar simple genetische Anomalie zu einem komplexen abweichenden Verhalten führen kann. „Dieses Syndrom umfasst eine Form von sensorischer Deprivation der Lustzentren des Gehirns. Es kann sich in relativ leichten oder auch schweren Formen manifestieren, die daraus resultieren, dass das Individuum biochemisch nicht in der Lage ist, Belohnungen aus normalen, alltäglichen Aktivitäten zu ziehen." Das chemische Ungleichgewicht verändert die Signalübertragung im Belohnungsprozess des Gehirns und ersetzt Gefühle des Wohlbefindens durch Angst, Wut oder das Bedürfnis nach einer Substanz, die die negativen Gefühle lindert. Dieselbe genetische Variante, die mit Alkoholismus verbunden ist, führt zu einer Veränderung in den Belohnungszentren des Gehirns. Insbesondere ist es eine abweichende Form des Gens für den Dopamin-D2-Rezeptor, das sogenannte A1-Allel (Blum et al., 1996).

Die meisten Abhängigkeiten, einschließlich der Sucht nach Alkohol, Opiaten, Kokain, Methamphetamin, Nikotin, Kohlenhydraten, Glücksspiel und Sex, hängen mit der Ausschüttung von Dopamin im Belohnungssystem des Gehirns zusammen. Wenn das dopaminerge System aktiviert wird, empfindet der Betreffende Lust- und Belohnungsgefühle. Eine verminderte dopaminerge Aktivität kann ein suchtartiges Verhalten auslösen, in dem Versuch, diese Lustgefühle durch bestimmte Substanzen zu bekommen (Blum et al., 2012).

Dieses anomale Dopamin-Rezeptor-Gen findet sich häufig bei Kokainabhängigen. Etwa 52 Prozent der Kokainsüchtigen haben das A1-Allel des Dopamin-D2-Rezeptor-Gens, verglichen mit nur 21 Prozent der Nichtabhängigen. Tatsächlich steigt die Prävalenz des Allels auf fast 90 Prozent, wenn bei dem

Suchtkranken drei Risikofaktoren zusammenkommen: Alkohol- oder Drogenabhängigkeit der Eltern, Kokain von hoher Wirkstärke und frühkindliche Verhaltensstörungen (Blum et al., 1996).

Es gibt eine Ähnlichkeit zwischen dem euphorischen Zustand des Spielers und dem „high" sein des Substanzabhängigen. Wie Drogenabhängige entwickeln auch pathologische Glücksspieler eine gewisse Toleranz; sie müssen ein immer größeres Risiko eingehen und um höhere Einsätze spielen, um den gewünschten Erregungslevel zu erreichen. Sie leiden unter entzugähnlichen Symptomen, was möglicherweise ebenfalls mit den Dopaminbahnen des Gehirns zusammenhängt. Eine Studie mit pathologischen Spielern kam zu dem Schluss, dass 51 Prozent das A1-Allel des Dopamin-A1-Rezeptors trugen. Je ausgeprägter das Spielsuchtproblem war, desto höher die Wahrscheinlichkeit, dass der Betreffende ein A1-Allel des Dompamin-D2-Rezeptors trug. In einer Gruppe pathologischer männlicher Glücksspieler mit Drogenproblemen stieg das Vorkommen des A1-Allels auf fast 80 Prozent (Blum et al., 1996).

Lithium, Stimmung und Impulskontrolle

In der Regel wird die Theorie vertreten, dass Lithium Veränderungen des Suchtverhaltens hauptsächlich dadurch katalysiert, dass es die zugrunde liegende Impulsivität, Reizbarkeit und Stimmungslabilität verringert. Wie oben ausgeführt, wurde in mehreren Studien berichtet, dass eine starke Verbindung zwischen Alkoholismus, Drogenmissbrauch und affektiven Störungen besteht. Bis heute gab es zwei große epidemiologische Studien zu dem Thema, die gezeigt haben, dass zwischen 30 und 60 Prozent der Personen mit affektive Störungen ein gleichzeitig bestehendes Suchtproblem haben (Sonne & Brady, 2002).

Es gibt ausreichend Belege dafür, dass Lithium besonders wirksam für die Behandlung komorbider Suchterkrankungen (also Erkrankungen, die zusätzlich zu der Grunderkrankung vorliegen) ist, weil es die reizbare Stimmung und die impulsiven Verhaltensweisen, die den Konsum von Alkohol und Drogen antreiben, modifiziert. Bei Personen mit bipolarer Störung zum Beispiel tritt der Substanzmissbrauch typischerweise in der manischen Phase der Störung auf, also in dem Zeitraum, in dem die Patienten sich in abnorm gehobener, expansiver oder reizbarer Stimmung befinden. Da Lithium zur Stabilisierung dieses Hypererregungszustands genutzt werden kann, wirkt es sich möglicherweise indirekt einem exzessiven Alkohol- und Drogenkonsum in dieser anfälligen Phase vorbeugend aus. Unabhängig davon senkt es nachweislich die allgemeine Reizbarkeit und pathologisch impulsive Aggressivität, die beide als Schlüsselmerkmale der „Alkoholiker-Persönlichkeit" gelten (McMillan, 1981).

Frühere Studien haben eine signifikante gegenläufige Korrelation zwischen drogenbedingter Kriminalität und den Lithiumkonzentrationen im Trinkwasser festgestellt. Das deutet darauf hin, dass die Schwelle zur Entwicklung einer Substanzabhängigkeit bei Personen mit Lithiummangel geringer sein könnte. In einer doppelblinden Placebo-kontrollierten Studie erhielten ehemalige Konsumenten von stimulierenden Drogen (zum Beispiel Kokain, Heroin, Chrystal Meth) eine Lithiumsupplementierung ($^{1}/_{1000}$ der therapeutischen Dosis). Nach nur einer Woche zeigte sich bei der Lithiumgruppe eine statistisch signifikante Stimmungsverbesserung, die bis zum Ende des Experiments anhielt. Jeder einzelne Proband, der Lithium nahm, erlebte eine Stimmungsaufhellung, insbesondere im Hinblick auf Glücklichsein, Freundlichkeit und Energie. Bei der Placebogruppe kam es zu keinen anhaltenden Stimmungsveränderungen (Schrauzer & de Vroey, 1994).

Lithium für die Rückfallprävention

In fünf doppelblinden Placebo-kontrollierten Studien wurde untersucht, wie sich pharmazeutisch dosiertes Lithium als direkte Rückfallprävention bei alkoholkranken Patienten auswirkt (Kline et al., 1974; Merry et al., 1976; Clark & Fawcett et al., 2000; Dorus et al., 1989). Allerdings setzten nur in drei dieser Studien genügend Teilnehmer die Behandlung so lange fort, dass signifikante Ergebnisse erzielt werden konnten.

Die erste Studie umfasste einen Zeitraum von zwei Jahren, in denen die Entwicklung von 73 chronischen Alkoholikern nach dem Entzug verfolgt wurde. Die Behandlungsgruppe erhielt täglich eine Dosis Lithiumcarbonat, während die anderen Probanden ein Placebo bekamen. Einen Monat vor Beginn der Studie wurden alle anderen Medikamente bei beiden Teilnehmergruppen abgesetzt. Im Laufe des Untersuchungszeitraums kam es in der Lithiumgruppe zu signifikant weniger Trinkepisoden, sowohl im Vergleich zur Placebogruppe als auch im Vergleich zur eigenen Rückfallquote in den Jahren vor der Studie. Nach 48 Wochen kam es bei neun von 14 Placebo-Patienten zu Rückfällen, verglichen mit nur vier Rückfällen bei 16 Lithiumpatienten. Die Trinkgelage waren bei der Lithiumgruppe sowohl weniger schwerwiegend als auch von kürzerer Dauer (Kline et al., 1974).

In einer weiteren Studie, in der man die Wirkung von Lithium als Präventionsmittel untersuchte, beobachtete man 71 Alkoholiker nach dem Entzug. Die Patienten wurden als depressiv oder nichtdepressiv klassifiziert und nach dem Zufallsprinzip auf eine Lithium- und eine Placebogruppe verteilt.

Veränderungen der alkoholbedingten Erkrankung wurden danach bewertet, an wie vielen Tagen die Probanden eigenen Angaben zufolge durch das Trinken lahmgelegt waren. Lithium reduzierte die Rückfallepisoden bei den depressiven Alkoholikern im Vergleich zur Placebo-Gruppe, während bei den nichtdepressiven Gruppen keine signifikante Veränderung eintraten. Die Autoren dieser Studie vertraten die Auffassung, dass die dämpfende Wirkung des Lithiums auf die Trinkgewohnheiten von alkoholkranken Patienten tatsächlich mit Veränderungen der Stimmungslage zusammenhängen, auch wenn unklar ist, wie dieser Zusammenhang im Einzelnen beschaffen ist (Merry et al., 1976).

Man hat also festgestellt, dass Lithium den Placebos überlegen ist, wenn es um die Rückfallprävention bei Alkoholikern geht, insbesondere bei depressiven Alkoholikern. Wir brauchen allerdings weitere doppelblinde Studien, da zurzeit noch mehrere Forschungslücken bestehen. Erstens stellte die Behandlungstreue mit einer Verbleibquote von etwa 50 Prozent oder weniger in fast allen Studien ein großes Problem dar. Auch wenn es typisch für Studien über Suchtkranke ist, dass die Verbleibrate niedrig ist, wäre es hilfreich, mehr über die Situation und die Merkmale der Studienabbrecher zu erfahren, um herauszufinden, ob die Personen aus den Studien ausscheiden, weil die Therapie versagt, weil sie nicht anschlägt oder weil sie unerwünschte Nebenwirkungen hat. Es besteht weiterer Forschungsbedarf, um zu ermitteln, ob die rückfallpräventiven Wirkungen des Lithiums auf seine stimmungsstabilisierenden Effekte zurückzuführen sind oder ob noch andere Mechanismen am Werk sind, die direkt mit der Sucht und den Belohnungszentren des Gehirns verbunden sind.

Lithium und Alkoholkonditionierung

Mehrere Studien deuten darauf hin, dass die therapeutischen Effekte des Lithiums auf Substanzabhängige nicht ausschließlich daraus resultieren, dass es begleitende affektive Symptome lindert. Lithium könnte in der Tat über weitere Mechanismen zur Verringerung des Suchtverhaltens verfügen, die in keinem direkten Zusammenhang mit der Stimmung stehen.

Eine pharmakologische Strategie zur Minimierung von Suchtverhalten ist die Verabreichung eines Medikaments, dass negative Gefühle auslöst, wenn die Substanz eingenommen wird. Das bekannteste aus dieser Gruppe ist Disulfiram (Antabus), das schon beim Konsum von kleinen Mengen Alkohol sehr unangenehme Wirkungen erzeugt. Diese Effekte setzen etwa 10 Minuten nach Aufnahme des Alkohols ein; dazu gehören Flush (plötzliche Gesichtserrötung), Kopfschmerzen, Übelkeit, Erbrechen, Schmerzen in der Brust, Schwäche, verschwommenes Sehen, geistige Verwirrung, Schwitzen, Würgegefühl, Atemprobleme und Angst. Arzneimittel wie Disulfiram halten eindeutig vom Trinken ab und erweisen sich bei einigen Patienten als wirkungsvolles Abschreckungsmittel.

Lithium konnte diese Art von aversiver Konditionierung im Tierversuch erfolgreich auslösen, und jetzt hat man diese Wirkungen auch beim Menschen untersucht. In einer Studie erhielten Alkoholiker nach dem Entzug relativ hoch dosierte orale Lithiumgaben. Die Probanden, die das Lithium einnahmen, berichteten, dass Alkohol „Kater"-ähnliche Symptome erzeugte, und in 67 Prozent der Fälle wurden diese Übelkeitsreaktionen als hinreichend stark eingestuft, um das Suchtverhalten zu stoppen. Bei einem Follow-up sechs Monate später waren 36 Prozent der mit Lithium behandelten Probanden abstinent geblieben, ein signifikantes Ergebnis gegenüber der Kontrollgruppe. Die Autoren merkten auch an, dass keine Nebenwirkungen aufgetreten waren, weder während der akuten Phase der Lithiumverabreichung noch in der sechsmonatigen Follow-up-Phase, obwohl man hohe Dosierungen eingesetzt hatte (Boland, Mellor & Revusky, 1978). Diese Daten deuten darauf hin, dass Lithium tatsächlich eine sichere Behandlung für diese Populationsgruppe bietet.

Lithium reduziert substanzbedingte Euphorie

In mindestens acht Studien wurde nachgewiesen, dass Lithium die durch Suchtmittel ausgelöste Euphorie bei Abhängigen verringert (McMillan, 1981). Das bedeutet, dass Lithium das Potenzial hat, die Reaktion des Körpers auf eine Substanz so zu verändern, dass sie nicht mehr dasselbe erwünschte „High" auslöst. Medikamente mit dieser Eigenschaft können das Verlangen verringern und dem Gehirn helfen, sich allmählich an das Fehlen des Suchtmittels zu gewöhnen. In einer Doppelblindstudie zu dem Thema gab man 27 chronischen Alkoholikern nach der Entzugsphase Alkohol (Judd et al., 1979). Dann verabreichte man den Probanden 14 Tage lang Lithium und verglich seine Auswirkungen auf eine Vielzahl kognitiver Tests mit denen eines Placebos. Die euphorischen Wirkungen wurden durch das Lithium nicht komplett blockiert, aber reduziert. Personen mit einer Vorgeschichte schwerer Depressionen zeigten die signifikanteste Reaktion auf das Lithium. Doch hohe Abbrecherquoten, vermutlich aufgrund der Nebenwirkungen der hohen Dosierung, machen es weiterhin problematisch, klare Schlussfolgerungen aus dieser Art von Studien zu ziehen.

Lithium scheint vielversprechend für die Behandlung der Amphetaminsucht. Im ersten dokumentierten Bericht gaben zwei Amphetaminsüchtige den Drogenkonsum spontan auf, weil sich bei ihnen kein Hochgefühl mehr einstellte, nachdem sie aufgrund affektiver Störungen eine Lithiumtherapie begonnen hatten (Flemenbaum, 1974). Eine doppelblinde, Placebo-kontrollierte Studie zum Amphetamin wurde mit leicht bis schwer depressiven Patienten durchgeführt. Die Behandlung mit Lithiumcarbonat erzeugte eine 60-prozentige Abschwächung der euphorischen Reaktion auf Dextroamphetamin. Die Reaktionen auf Levoamphetamin wurden durch die Lithiumgabe nahezu vollständig aufgehoben (Van Kammen & Murphy, 1975). Bei einer offenen Studie mit acht Patienten einer psychiatrischen Einrichtung zeigte sich nach einer Vorbehandlung mit Lithium bei etwa der Hälfte eine gewisse Dämpfung der stimulierenden Amphetamineffekte. Bei zwei Probanden kam es zu einer konkreten Blockade der Euphorie (Angrist & Gershon, 1979). Eine doppelblinde Cross-over-Studie ergab, dass das durch Methylphenidat ausgelöste Hochgefühl allein durch Lithium reduziert wurde (Huey et al., 1981).

Potenzial zeigt Lithium auch für die Behandlung der Kokainsucht. Lithium und Kokain scheinen gegensätzliche Wirkungen auf die Regulierung der Serotonin-5-HT-Synthese zu haben. Lithium fördert die Umwandlung von Tryptophan zu 5-HT. Bei Ratten hemmt Kokainhydrochlorid die Aufnahme von Tryptophan und verringert damit dessen Umwandlung zu 5-HT. Als man den Ratten Kokainchlorid injizierte, nachdem sie drei Tage lang Lithiuminjektionen erhalten hatten, gab es keine erkennbaren Wirkungen auf das 5-HT-System. Lithium schützte die serotonergen Neuronen vor den üblichen Effekten des Kokains (Mandell & Knapp, 1976). Langzeitbeobachtungen von Personen, die schon lange Kokain konsumieren, sprechen für den Einsatz von Lithium bei Patienten, die unter einer zyklothymen bipolaren Störung leiden. Zyklothyme Patienten, denen Lithium verabreicht wurde, stoppten ihren Kokainkonsum und blieben mehr als drei Monate abstinent. Diese Patienten stellten den Kokainkonsum nach Beginn der Lithiumgabe abrupt ein (Gawin & Kleber, 1984). Zahlreiche Fallstudien haben eindeutig gezeigt, dass die Kokain-induzierte Euphorie durch Lithium blockiert wird (Cronson & Flemenbaum, 1978; Gold & Byck, 1978).

Lithium für Spielsüchtige

Pathologisches Glücksspiel wird gemäß DSM-V als Suchterkrankung klassifiziert. Diese Störung wird allerdings häufig nicht diagnostiziert, und derzeit gibt es keine von der FDA zugelassene Behandlung. Spielsucht ist ein ernsthaftes gesellschaftliches Problem, denn bei den Betroffenen liegt die Quote des versuchten Suizids bei 20 Prozent. Lithium könnte die Schwere der Sucht bei pathologischen Spielern reduzieren (Chaim et al., 2014).

In einer randomisierten Studie zeigte sich nach 14-wöchiger Lithiumtherapie bei den Teilnehmern, die unter schwerem Spielsuchtverhalten litten, eine signifikante Verringerung der pathologischen Symptome (Pallanti et al., 2002). Bedeutsame Verbesserungen traten bereits nach nur vier Wochen auf.

Eine 10-wöchige randomisierte Doppelblindstudie verglich bei 40 Patienten mit bipolarer Störung ein Retard-Lithiumpräparat mit einem Placebo. Zwischen der Lithium- und der Placebogruppe wurden signifikante Unterschiede festgestellt, was das Spielverhalten und das Denken daran betraf: Am Ende der Studie waren die Gedanken an das Spielen, das Verlangen danach und die Spielgewohnheiten bei der Lithiumgruppe weniger stark als bei der Placebogruppe. Die stimmungsstabilisierenden Effekte des Lithiums reduzieren möglicherweise schnelle Stimmungsumschwünge, die mit gesteigerter Aktivität, Dringlichkeit und schnelleren Entscheidungen verbunden sind (Hollander et al., 2005).

Chaim et al. (2014) stellten kürzlich die Fallstudie eines 42-jährigen pathologischen Glücksspielers vor, der eine Vorgeschichte mit Substanzmissbrauch, einschließlich Alkohol und Kokain, und gesteigertem Sexualtrieb hatte. Der Patient erhielt Lithium und wurde über einen Zeitraum von 18 Monaten beobachtet. Beim ersten Follow-up war seine Stimmung stabiler und er war weniger reizbar. Seine Selbstbeherrschung hinsichtlich des Glücksspiels war größer, er spielte um geringere Summen und fing an, seine Schulden zu bezahlen. Beim zweiten Follow-up waren die spielsüchtigen Verhaltensweisen abgeklungen und die weniger reizbare Stimmung hielt an, was von anderen bestätigt wurde.

Modifizierung von Suchtverhalten durch Lithium

Affektive Störungen und Suchterkrankungen sind in der Allgemeinbevölkerung weitverbreitet und treten häufig gemeinsam auf. Man schätzt zum Beispiel, dass zwischen 30 und 60 Prozent der Alkoholiker mit Depressionen zu kämpfen haben, und eine vergleichbare Prozentzahl von depressiven Patienten leidet gleichzeitig unter einer Suchterkrankung. Es gibt viele Erklärungen für diese Überschneidung, einschließlich genetischer, umweltbedingter, biologischer und entwicklungsbezogener Risikofaktoren.

Die Behandlung von gemeinsam auftretenden Suchterkrankungen und affektiven Störungen kann schwierig sein und erfordert häufig, dass man viele verschiedene Ansätze und Techniken kombiniert. Individual- und Gruppenberatung, unterstützende soziale Netzwerke und Medikamente haben sich allesamt als hilfreich für den Umgang mit Substanzmissbrauch erwiesen, ebenso wie integrative Therapien wie Yoga, Akupunktur und eine unterstützende Ernährung. Zu den wichtigsten Strategien gehört der Einsatz von Lithium, das auch in niedrigen Dosierungen nachweislich profunde Effekte auf das menschliche Gehirn hat.

Lithium trägt zur Dämpfung der grundlegenden Reizbarkeit, Aggression und Stimmungslabilität bei, die das Suchtverhalten häufig antreiben. Wir brauchen weitere Forschungen, um zu klären, ob Lithium unabhängig von seiner stimmungsstabilisierenden Wirkung einen therapeutischen Effekt auf

Suchterkrankungen hat. Einige Studien deuten darauf hin, dass Lithium als konditionierendes Mittel angewendet werden kann, das vom Trinken abhält, weil es eine negative körperliche Reaktion auslöst, sobald Alkohol konsumiert wird. Andere Wissenschaftler haben gezeigt, dass Lithium die euphorischen Wirkungen von Drogen reduziert und dadurch das Verlangen verringert. Möglicherweise sind all diese Mechanismen an seiner Wirksamkeit beteiligt, sodass es auf mehreren Ebenen zur Genesung der Patienten beitragen kann.

Niedrig dosiertes Lithium hat sich als erfolgversprechende Behandlungsoption für Patienten erwiesen, in deren persönlicher oder familiärer Vorgeschichte ein Substanzmissbrauch vorliegt. Faszinierende epidemiologische und klinische Nachweise zeigen, dass niedrig dosiertes Lithium zur Wiederherstellung optimaler Hirngesundheit beitragen und suchtbedingte Verhaltensmuster auf ebenso sichere wie wirksame Weise verändern könnte.

13. Lithium als Medizin: Essstörungen und Aufmerksamkeitsdefizit-/Hyperaktivitätsstörung

Lithium ist aufgrund seiner stimmungsstabilisierenden Wirkung von der Arzneimittelbehörde der Vereinigten Staaten (FDA) zur Behandlung bipolarer Störungen zugelassen, aber seine klinischen Anwendungsmöglichkeiten umfassen inzwischen eine Vielzahl von neuropsychiatrischen Erkrankungen. Wie in den vorangehenden Kapiteln ausgeführt, sind Lithiumsalze eingesetzt worden, um so unterschiedliche psychische Störungen wie Depression, Aggression, Reizbarkeit und Sucht zu behandeln sowie verwandte neurodegenerative Störungen. Unterstrichen werden diese Erfolge durch die biologische Theorie, dass Lithium die neuronale Erregbarkeit reduziert, das neurochemische Gleichgewicht wiederherstellt und die Regenerierung geschädigten Hirngewebes anregt. Diese Merkmale machen Lithium auch interessant für meine Arbeit mit Patienten, die unter Essstörungen oder ADHS leiden. Auch bei diesen beiden Störungen spielen Impulskontrolle und Stimmungsregulation eine wichtige Rolle. Dieses Kapitel bietet einen Überblick über Forschungsergebnisse, die zeigen, dass Lithium eine logische, aber zu wenig genutzte Behandlungsoption für Essstörungen und ADHS bietet.

Essstörungen

Studien haben gezeigt, dass Lithium positive Effekte auf Patienten mit Essstörungen haben kann. Essstörungen sind gekennzeichnet von einer obsessiven Beschäftigung mit Nahrung, Körperbild und Gewicht. Die Störung führt zu Beeinträchtigungen der täglichen Ernährung, zum Beispiel zu einer Einschränkung der Nahrungsaufnahme oder zu zwanghafter Esssucht, was sich zu einem gravierenden, chronischen und potenziell lebensbedrohlichen Zustand entwickeln kann.

Ein weiteres verbreitetes Merkmal von Essstörungen sind Stimmungsschwankungen. Tatsächlich haben zahlreiche Studien eine Überschneidung zwischen den Symptomen einer affektiven Störung und den Verhaltensmustern von Essstörungen ergeben. Eine Forschungsgruppe hat festgestellt, dass bei stationären Patienten mit Essstörungen in 59 Prozent der Fälle die Diagnose einer Bipolar-II-Störung vorlag (McElroy, Kotwal & Malhotra, 2004). Mehr noch – das gemeinsame Auftreten der Störungen war mit negativen Auswirkungen auf den Verlauf, das Ergebnis und das Ansprechen auf die Behandlung verbunden.

Die Beziehung zwischen Stimmungsstörungen und gestörtem Essverhalten taucht durchgängig bei unterschiedlichen Arten von Essstörungen auf. Laut dem National Institute of Diabetes and Digestive and Kidney Diseases (NIDDK, 2012) sind bis zu 50 Prozent aller Patienten mit der Diagnose Binge-Eating-Störung (Essattacken mit Kontrollverlust) mit einer depressiven Erkrankung vorbelastet. Affektive Störungen quälen auch viele Menschen mit Anorexie und Bulimie. Studien zeigen, dass Magersüchtige ein 50-mal höheres Risiko haben als die Allgemeinbevölkerung, in Folge eines Suizids zu sterben (Arcelus et al., 2011).

Die Verbindung zwischen affektiven Störungen und Essstörungen ist also von enormer theoretischer und praktischer Bedeutung. Der Grund für ihr gemeinsames Auftreten ist nicht immer klar: Es gibt sowohl Hinweise darauf, dass Stimmungsschwankungen das essgestörte Verhalten antreiben können, als auch darauf, dass die Fehlernährung, die aus einer abnormen Nahrungsaufnahme resultiert, Stimmungsprobleme auslösen kann. Dennoch hat sich Lithium als hilfreich für die Behandlung von Essstörungssymptomen unterschiedlicher Form und

Ursache erwiesen, ebenso wie bei der Behandlung gleichzeitig bestehender stimmungsbezogener Symptome.

Anorexia nervosa

Anorexia nervosa ist eine Form der Essstörung, bei der es zum extremen Gewichtsverlust durch verminderte Nahrungsaufnahme kommt. Eine kleine Fallstudie mit zwei Patientinnen lieferte den ersten Hinweis darauf, dass sich Lithium bei der Behandlung der Magersucht als hilfreich erweisen kann. Nach einer 12-wöchigen Monotherapie mit Lithium hatte eine der Frauen 26 Pfund zugenommen und die andere 20 Pfund nach nur sechs Wochen Behandlung. Die erhebliche Gewichtszunahme bei beiden Patientinnen ging sowohl mit einer erhöhten Nahrungsaufnahme als auch mit verbesserter Stimmung und Arbeitsfähigkeit einher. Beide Frauen erhielten Lithiumcarbonat in der pharmakologischen Dosierung von 1500 mg pro Tag (Barcai, 1977).

Eine Follow-up-Studie, die einige Jahre später abgeschlossen wurde, untersuchte die Anwendung von Lithium bei acht Patientinnen mit Anorexia nervosa. Bei dieser randomisierten doppelblinden Placebo-kontrollierten Studie zeigte sich nach 3- bis 4-wöchiger Behandlung eine höhere Gewichtszunahme bei den Patientinnen, die mit Lithium behandelt wurden, als bei der Placebogruppe. Die Lithiumtherapie führte auch zu einer signifikant stärkeren Verbesserung bei Bewertungsskalen, die das Verleugnen der Krankheit messen (Gross et al., 1981). Das ist von Bedeutung, da Patientinnen, die ihre Krankheit verleugnen, nicht motiviert sind, sich auf eine Therapie einzulassen, und die Aussichten auf eine Genesung gering bleiben. Ein geringeres Maß an Verleugnung ist von daher ein wichtiger Marker für erfolgreiche Ergebnisse bei der Behandlung von Essstörungen.

Bei einer weiteren neueren Fallstudie einer 25-jährigen Frau wirkte Lithium in doppelter Hinsicht und linderte die Symptome von Anorexia nervosa und bipolarer Störung. Nach der Behandlung mit Lithium war die Patientin weniger agitiert, rationaler und hatte keine Angst vor einer Gewichtszunahme. Im Laufe von acht Tagen nahm sie 7,7 Pfund zu. Sie legte weitere sechs Pfund über einen Zeitraum von sechs Wochen zu, brach dann jedoch die Lithiumeinnahme ab, weil sie sie für überflüssig hielt. Nach einigen Wochen kehrten die Symptome der Manie und Depression zurück, und ihre Gedanken kreisten wieder zwanghaft um die Angst vor einer Gewichtszunahme. Die Lithiumbehandlung wurde wiederaufgenommen und nach zehn Tagen klangen die Symptome ab (Rubenstein, 1991).

Bulimie

Patienten mit Bulimie geraten in einen Kreislauf von Essattacken gefolgt von kompensatorischen Verhaltensweisen wie selbstinduziertem Erbrechen oder exzessivem Sport. Es gibt nur zwei offene Studien über den Einsatz von Lithium für Bulimiepatientinnen, doch die Ergebnisse waren vielversprechend. Lithium reduzierte die bulimischen Episoden bei 12 von 14 Teilnehmerinnen der Studie um 75 bis 100 Prozent. Die Wissenschaftler gingen davon aus, dass Lithium bei den Stimmungsschwankungen und der emotionalen Instabilität der Patientinnen ansetzte und dadurch zu einem Rückgang des Ess-Brech-Verhaltens führte (Hsu, 1984).

Binge-Eating-Störung

Die Binge-Eating-Störung (Essattacken mit Kontrollverlust) ist gekennzeichnet durch wiederkehrende Episoden, in denen die Betroffenen große Nahrungsmengen aufnehmen, ein Gefühl des Kontrollverlusts während der Essattacken erleben und anschließend unter starken Schuld- und Schamgefühlen leiden. Über die Behandlung der Binge-Eating-Störung mit Lithium liegen ebenfalls nur wenige Forschungsergebnisse vor. Eine Studie beschrieb die erfolgreiche Lithiumaugmentation von

Topiramat bei Patienten mit bipolarer Störung und komorbider Binge-Eating-Störung. Die durch Lithium verstärkte Topiramat-Behandlung führte bei 67 Prozent der Patienten zu einer Verbesserung bei den Stimmungssymptomen ebenso wie bei der Gewichtsabnahme. Die Symptome der Binge-Eating-Störung und die Häufigkeit der wöchentlichen Ess-Attacken gingen nach der Lithiumaugmentation beide zurück. Bei 83 Prozent der Teilnehmerinnen kam es zu einer kontinuierlichen Gewichtsabnahme und einer Umkehrung des Widerstands gegenüber einem Gewichtsverlust oder einer Gewichtszunahme. Auch hier hat die Stimmungsstabilisierung die Linderung der Binge-Eating-Symptome möglicherweise beeinflusst (Kotwal et al., 2006).

Lithium scheint also eine tragfähige Option zu sein, die man beim Umgang mit den Symptomen von Essstörungen in Betracht ziehen sollte, vor allem wenn auch Stimmungsschwankungen eine Rolle spielen. Es ist ermutigend, dass in allen derzeitigen Studien mit essgestörten Patienten das pharmakologische Lithium gut vertragen wurde und von keinen ernsthaften Nebenwirkungen berichtet wurde. Niedrig dosiertes Lithium bleibt eine wichtige Behandlungsoption, auch wenn es in diesen Studien nicht untersucht wurde. Wie andere Untersuchungen gezeigt haben, wirkt es nachweislich gegen Probleme der Impulskontrolle und depressive Verstimmung, und es liegt nahe, dass diese Wirkungen auch auf Patienten mit Essstörungen übertragbar sein könnten. In meiner Praxis war dies eindeutig der Fall. In weiteren Studien sollte auch die Verbreitung eines Lithiummangels bei Patienten mit Essstörungen erforscht werden, um zu ermitteln, ob ein Mangel dieses essenziellen Nährstoffs möglicherweise zur Krankheitsentstehung beiträgt.

Aufmerksamkeitsdefizit-/Hyperaktivitätsstörung (ADHS)

Die Aufmerksamkeitsdefizit-/Hyperaktivitätsstörung (ADHS) ist eine der häufigsten Störungen bei Kindern. Sie kann sich bis ins Jugend- und auch Erwachsenenalter fortsetzen. ADHS betrifft 11 Prozent der amerikanischen Kinder im Alter von 4 bis 17 Jahren und etwa 4,1 Prozent der amerikanischen Erwachsenen über 18 Jahren (CDC, 2015). ADHS ist einer der Hauptgründe für Überweisungen an Kinderärzte, Hausärzte, Kinderpsychologen oder -psychiater (Grohol, 2014). Studien zeigen, dass die Anzahl der Kinder, bei denen ADHS diagnostiziert wird, stetig zunimmt (NIMH, o. J.).

Bei Kindern ebenso wie bei Erwachsenen führen die Symptome von ADHS zu Schwierigkeiten in der Schule, bei der Arbeit und in Beziehungen. Experten haben ADHS mit einem erhöhten Risiko für Unfälle, Drogenmissbrauch, Schulversagen, unsozialem Verhalten und krimineller Aktivität in Verbindung gebracht (Grohol, 2014). Verglichen mit Kindern ohne ADHS besteht bei Betroffenen eine höhere Wahrscheinlichkeit von schweren Verletzungen, stationären Krankenhausaufenthalten oder Besuchen von Notaufnahmen (CDC, 2015).

ADHS ist als neurobiologische Entwicklungsstörung oder Beeinträchtigung der Hirnreifung klassifiziert. Die primären Merkmale von ADHS sind anhaltende Unaufmerksamkeit, Hyperaktivität und Impulsivität, die die exekutiven Funktionen oder die kindliche Entwicklung beeinträchtigen. Wissenschaftler haben mehrere anatomische Anomalien ermittelt, die mit ADHS verbunden sind. In einer Studie wurde festgestellt, dass Kinder mit ADHS ein 3 bis 4 Prozent kleineres Volumen in allen gemessenen Hirnregionen aufwiesen als normale Kinder. Insbesondere zeigte sich im Gehirn von ADHS-Patienten eine signifikant geringere Menge an weißer Substanz, jenem Hirngewebe, das zur Herausbildung der Fernverbindungen zwischen verschiedenen Hirnregionen beiträgt (Grohol, 2014). In weiteren Studien wurde festgestellt, dass ADHS-Patienten einen höheren Grad an Ruheaktivität in Hirnbereichen aufwiesen, die sensorische Stimuli verarbeiten (Tian et al., 2008; Qui, 2010). Die ADHS-Pathophysiologie hängt also möglicherweise mit einer atypischen Neurogenese und neuronalen Erregbarkeit zusammen. Zusammengenommen könnten diese Studienergebnisse eine biologische Erklärung für die mit der Impulskontrolle und Hyperaktivität verbundenen Symptome bei ADHS liefern. Wenn das zutrifft, könnten die neurotrophen Eigenschaften des Lithiums eine enorme Hilfe bei der Linderung der Symptome darstellen.

Die Wirkung von Lithium auf ADHS-Symptome ist in einigen wenigen Studien erforscht worden. In einer 18-wöchigen randomisierten, doppelblinden Studie wurde untersucht, wie sich Lithium in einer Dosis von bis 1200 mg pro Tag im Vergleich zu dem Stimulans Methylphenidat (Ritalin) in einer Dosierung von bis zu 40 mg pro Tag bei 32 Erwachsenen auswirkte. Die Patienten nahmen acht Wochen lang das erste Medikament ein, hatten dann eine zweiwöchige Wash-out-Phase, gefolgt von acht Wochen mit dem zweiten Medikament. Beide Therapien führten zu signifikanten Verbesserungen bei Reizbarkeit, aggressiven Ausbrüchen, unsozialem Verhalten, Angst und Depression ebenso wie zu signifikanten Verbesserungen bei Messungen von Hyperaktivität, Impulsivität und Lernschwächen (Dorrego, 2002).

Eine frühere Studie bewertete die Wirksamkeit von Methylphenidat und/oder Lithium bei sieben präpupertären Kindern in einer psychiatrischen Einrichtung. Bei einer Kombination von Lithium und Methylphenidat wurde eine signifikante Verbesserung der Hyperaktivität und Unaufmerksamkeit festgestellt (Carlson, 1992).

Bipolare Störung und ADHS bei Kindern haben viele Symptome gemeinsam, von daher ist es nicht überraschend, dass

Lithium auch bei ADHS hilfreich ist. ADHS kann leicht als bipolare Störung fehldiagnostiziert werden, vor allem bei Jugendlichen und Kindern. Die von einer bipolaren Störung Betroffenen zeigen möglicherweise gesteigerte Aktivität, Konzentrationsmangel, gesteigerte Impulsivität oder Unaufmerksamkeit. Wie bei Patienten mit bipolarer Störung treten möglicherweise auch bei Kindern mit ADHS im Laufe eines einzelnen Tages signifikante Stimmungsschwankungen auf. Manie und ADHS können sich beide in Symptomen wie schnellem Sprechen, rasenden Gedanken, Ablenkbarkeit und einem geringeren Schlafbedürfnis äußern, was darauf hindeutet, dass beide Störungen eine gemeinsame Pathophysiologie haben könnten (APA, 2013).

Verbindet man diese Nachweise, so erscheint es wahrscheinlich, dass Lithium sich als hilfreich für die Behandlung von ADHS-Symptomen erweisen könnte, hauptsächlich durch eine Reduzierung der Impulsivität. Möglicherweise wirkt es auch dämpfend auf das zentrale Nervensystem, sodass die Hyperaktivität abgeschwächt, Aggressionen reduziert und der Schlaf verbessert wird. Weitere Studien sind erforderlich, um herauszufinden, ob Lithium von Nutzen sein könnte, um die zugrunde liegenden strukturellen und funktionellen Anomalien, die bei ADHS häufig vorkommen, in Angriff zu nehmen.

Linderung bei Essstörungen und ADHS

Der Mineralstoff Lithium hat weitreichende Wirkungen in der Psychiatrie. Da Lithium nachweislich zur Stimmungsstabilisierung und Verbesserung der Impulskontrolle bei Patienten mit affektiven Störungen beiträgt, könnte es auch von Nutzen für Menschen sein, die mit Essstörungen und ADHS zu kämpfen haben, zwei Störungen, die sich in ähnlichen klinischen Symptomen äußern. Erste Forschungsvorstöße in die Anwendung von Lithium bei Essstörungen haben gezeigt, dass der Mineralstoff dazu beitragen könnte, gestörte Verhaltensmuster bezüglich Nahrungsaufnahme und Sport zu reduzieren, eine Gewichtsnormalisierung zu fördern und die Ausrichtung auf eine Genesung zu unterstützen. Bei Patienten mit ADHS hat Lithium zu Verbesserungen bei Reizbarkeit, aggressiven Ausbrüchen, Hyperaktivität und Lernschwierigkeiten geführt. Ich habe festgestellt, dass Lithium in Supplementmengen eine der wichtigsten Behandlungsoptionen ist, die für ADHS-Kinder mit Impulsivitäts- und Aggressionsproblemen zur Verfügung steht. In der Familienanamnese dieser Kinder sind häufig Fälle von Substanzmissbrauch oder affektive Störungen bekannt. Künftige Studien sollten auch der Frage nachgehen, ob eine Unterversorgung mit Lithium, das essenziell für die neurologische Gesundheit ist, vorliegt und zur Pathophysiologie dieser beiden verwandten psychiatrischen Störungen beiträgt.

14. Lithium als Medizin: Lyme-Borreliose, Kopfschmerzen, Glaukom und Fibromyalgie

Dieses Kapitel befasst sich mit dem Potenzial, das Lithium für die Behandlung einer Vielzahl von weiteren neurologischen Erkrankungen hat, von denen viele zurzeit nicht heilbar sind. Es wurden nur einige wenige klinische Studien darüber durchgeführt, wie Lithium auf Erkrankungen wirkt, die nicht zum Spektrum der psychischen Störungen gehören. Forscher und Pharmaunternehmen konzentrieren sich weiterhin eher auf die Herstellung neuerer Medikamente, die mehr Ertrag versprechen. Wir wollen im Folgenden einen Blick auf die derzeitige Forschungslage zu Lyme-Borreliose, Clusterkopfschmerzen, Glaukom und Fibromyalgie werfen, in der Hoffnung, dass es zur weiteren Erforschung des positiven Einflusses von Lithium auf die Gesundheit des Nervensystems anregt.

Lyme-Borreliose

Die Lyme-Borreliose wird durch das Bakterium *Borrelia burgdorferi* ausgelöst, das durch den Biss einer infizierten Zecke auf den Menschen übertragen wird. Zu den typischen Symptomen gehören Fieber, Kopfschmerzen, Abgeschlagenheit und ein charakteristischer Hautausschlag, das sogenannte Erythema migrans (Wanderröte). Die Standardbehandlung besteht darin, dass über einige Wochen Antibiotika verabreicht werden. Doch bis zu 30 Prozent der Patienten, die eine Antibiotikatherapie erhalten, werden durch diese Behandlung nicht geheilt (Rosner, 2007).

Unbehandelt kann sich die Infektion auf Gelenke, Herz und Nervensystem ausbreiten. Neuroborreliose ist die Form der

Borreliose, die das Nervensystem angreift. Sie manifestiert sich in der Regel durch leichte bis moderate kognitive Defizite, durch Probleme, flüssig zu sprechen, und Probleme mit dem Kurzzeitgedächtnis und einer langsameren Verarbeitungsgeschwindigkeit. Auch neuropsychiatrische Symptome wie Depression, Manie, Psychose und Demenz sind als Folgeerscheinungen der Lyme-Borreliose beschrieben worden (Fallon et al., 2010). Damit verbundene Verhaltensstörungen wie Wutanfälle, Gewalttätigkeit und Suizidalität können ebenfalls auftreten.

Man geht davon aus, dass diese beunruhigenden neurologischen Symptome die Folge einer ausgedehnten Entzündung im Gehirn und im Rückenmark sind, die mit der Reaktion des Immunsystems auf die Borreliose-Bakterien einhergeht. In Tierversuchen zeigten mit *Borrelia burgdorferi* infizierte Affen einen dramatischen Anstieg der Entzündungsmarker. Zudem kam es zu einem deutlichen Anstieg der Apoptose oder des programmierten Zelltods in Zellen des Rückenmarks (Ramesh et al., 2013). Auch beim Menschen wurde bei Patienten mit Neuroborreliose von erhöhten Konzentrationen der proinflammatorischen Zytokine im Liquor berichtet (Fallon et al., 2010).

Es gibt eine Fülle von Hinweisen darauf, dass Lithium eine regenerierende Wirkung auf Patienten mit Neuroborreliose hat. Borreliose infiziert das zentrale Nervensystem mit Toxinen, während Lithium die Hirnzellen schützt und die Hirnfunktion bewahrt. In erster Linie trägt Lithium dazu bei, die Entzündung im Gehirn zu verringern und dadurch die damit verbundenen Symptome zu lindern. Das tut es, indem es die antiinflammatorischen Mediatoren und die Produktion von Antioxidantien ankurbelt, die den durch die Borreliose-Bakterien erzeugten zerstörerischen Neurotoxinen entgegenwirken (Basselin et al., 2010). Außerdem hat man festgestellt, dass Lithium die Apoptoserate reguliert und ausgleicht, um Nervenzellen zu schützen. Brayn Rosner schreibt in *The Top 10 Lyme Disease Treatments*:

„Die neuroprotektiven Effekte des Lithiums sind so stark, dass zahlreiche Borreliosepatienten enorme Verbesserungen hinsichtlich Stimmung, Gedächtnis, Motivation, aggressiven Gefühlen und anderen mentalen Funktionen feststellen, wenn sie ihr Supplementierungsschema einfach um eine geringe Menge Lithium ergänzen." (Rosner, 2007)

Auf der ganzen Welt empfehlen Ärzte, die auf Borreliose spezialisiert sind, eine Lithiumsupplementierung als Teil der Behandlung, obwohl bis jetzt noch keine klinische Studie zu dem Thema veröffentlicht wurde. Die Behandlung muss auch eine antibakterielle Therapie umfassen, weil die Borreliose als bakterielle Infektion beginnt, doch die antiinflammatorische Wirkung des Lithiums könnte indirekt bewirken, dass mit der Borreliose verbundene Symptome wie Depression, Verwirrung, Müdigkeit und Erschöpfung, Kopfschmerzen, Sehstörungen und verhaltensbezogene Instabilität reduziert und sogar beseitigt werden (Rosner, 2007).

Clusterkopfschmerzen

Clusterkopfschmerz ist eine neurovaskuläre Störung, deren Pathophysiologie und Entstehungsursachen noch relativ unklar sind. Wie der Name sagt, treten Clusterkopfschmerzen geballt oder als periodisch gehäufte Anfälle auf, wobei diese über sechs bis zwölf Wochen ein- bis dreimal pro Tag auftreten. Eine einzelne Attacke kann eine Dauer von 15 Minuten bis 3 Stunden haben, was bedeutet, dass die Betroffenen unter Umständen stundenlang unter extremen Schmerzen leiden, wenn sie in ein Cluster geraten. Die Kopfschmerzen kehren häufig zur selben Tageszeit wieder, wobei die meisten Anfälle nachts auftreten, ein oder zwei Stunden nach dem Schlafengehen. Mitunter sind die Clusterperioden auch mit bestimmten Jahreszeiten verbunden, was darauf hindeutet, dass eine zirkadiane Rhythmik beteiligt ist. Nach einer Clusterepisode folgt eine Zeit der Remission, in der die Kopfschmerzattacken scheinbar spontan über Monate oder sogar Jahre verschwinden (NINDS, 2013).

Leider können Clusterkopfschmerzen auch nach einer Besserungsphase schnell und ohne Vorwarnung wieder auftauchen. Das häufigste Symptom ist ein qualvoller einseitiger Schmerz im Augen- oder Schläfenbereich, doch mitunter kann er auch zu anderen Bereichen von Gesicht, Kopf, Nacken oder Schultern ausstrahlen. Der Schmerz wird als schneidend, bohrend oder brennend beschrieben. Im Gegensatz zu Menschen, die unter Migräne leiden, vermeiden es Personen mit Clusterkopfschmerzen, sich während einer Attacke hinzulegen, weil diese Position den Schmerz zu verstärken scheint (NINDS, 2013).

Die genaue Ursache der Clusterkopfschmerzen ist unbekannt. Doch da der zirkadiane Rhythmus offenbar eine Rolle spielt, sind wahrscheinlich Anomalien im Hypothalamus beteiligt. Unsere biologische Uhr sitzt im Hypothalamus, der tief im Zentrum des Gehirns liegt. Außerdem hat man durch bildgebende Verfahren festgestellt, dass die Aktivität im Hypothalamus während einer Clusterkopfschmerzattacke erhöht ist.

Die wichtigsten prophylaktischen Therapien für episodische ebenso wie für chronische Clusterkopfschmerzen sind das Antihypertensivum Verapamil sowie Lithium (Becker, 2013). Die Verwendung von Lithium bei Kopfschmerzen wurde erstmals in den 1970er-Jahren entdeckt und offiziell getestet. Der Mediziner Hans Nieper behandelte eine Gruppe von 44 Patienten im Alter zwischen 15 und 74 Jahren, die unter ständigen Kopfschmerzen, Migräne und Hemikranien (Halbseitenkopfschmerzen) litten, mit niedrig dosiertem Lithium in Form von Lithiumorotat. Alle waren mit den Ergebnissen vorangehender Behandlungen unzufrieden (einschließlich Ergotamin, Koffein, Lithiumcitrat, Lithiumcarbonat). Bei einigen Patienten hatten die früheren Behandlungen die Kopfschmerzen gelindert, sie aber nicht vollständig beseitigt. Andere berichteten, dass die Therapien, die sie vorher ausprobiert hatten, überhaupt nicht gewirkt oder starke Nebenwirkungen verursacht hätten. Nieper verordnete den Patienten jede Woche 5 bis 6 Kapseln Lithiumorotat à 150 mg. Nach der Therapie mit Lithiumorotat waren bei allen Patienten die Missempfindungen, die normalerweise mit einer Migräne einhergehen, wie zum Beispiel Augenflimmern, verschwunden. 39 Patienten berichteten von einem vollen Erfolg der Therapie. Die fünf Patienten, die keine Verbesserung feststellten, litten möglicherweise unter strukturell bedingten und nicht unter neurochemisch verursachten Kopfschmerzen (Nieper, 1973).

In einem anderen Experiment verabreichten Wissenschaftler Retard-Lithiumtabletten (6 meq) an fünf männliche Patienten im Alter von 26 bis 57 Jahren, die unter Clusterkopfschmerz litten, drei unter chronischen Symptomen. Bei den drei Probanden mit chronischem Schmerz führte das Lithium zu einer sofortigen Teilremission der Beschwerden. Die Schmerzen nahmen an Intensität und Häufigkeit zu, wenn das Lithium abgesetzt wurde, und verbesserten sich wieder, wenn der Mineralstoff erneut verabreicht wurde. Placebos zeigten keine Wirkung. Bei den beiden Patienten mit periodischen Symptomen schien das Lithium ebenfalls zu wirken. Obwohl die Lithiumdosierung erheblich höher war als die Supplementmengen, die Nieper in seiner ursprünglichen Studie verwendet hatte, zeigten sich im Studienverlauf und bei Folgeuntersuchungen keine ernsthaften Nebenwirkungen (Ekbom, 1977).

In einer weiteren Studie, die etwa zur gleichen Zeit veröffentlicht wurde, erwies sich pharmazeutisches Lithium ebenfalls als hilfreich für die Behandlung von Clusterkopfschmerzen. 32 Patienten erhielten zunächst eine Woche lang 300 bis 600 mg Lithiumcarbonat pro Tag und dann wurde die Dosis bis zur vierten Woche auf 600 bis 900 mg gesteigert. Das Lithium führte im

Lauf der ersten Woche zu einer dramatischen Verbesserung, und die Patienten blieben für die Dauer der Studie nahezu symptomfrei. Eine mäßig lange Therapie führte nicht zur Lithiumtoleranz und auch geringere Erhaltungsdosierungen nach der zwölften Woche sorgten für eine anhaltende Verbesserung. Drei Patienten brachen die Studie frühzeitig ab, weil sie unter „Lithium-Kopfschmerzen" litten, einer Nebenwirkung hoher Dosierungen, die pochende Hinterhauptschmerzen verursacht. Nach Absetzen des Lithiums verschwanden diese Beschwerden vollständig (Kudrow, 1977). Geringere Dosierungen wurden in dieser speziellen Studie nicht untersucht, aber hätten sich für die Probanden, die schlecht auf hoch dosiertes Lithium ansprachen, vielleicht als hilfreich erwiesen.

Auch neuere Studien bestätigen die Wirkung von Lithium bei der Behandlung von Kopfschmerzen. Die Wirkung wurde bei einem Sample von 26 Patienten mit episodischen Clusterkopfschmerzen evaluiert. Die Lithiumdosierung variierte zwischen 450 bis 1050 mg Lithiumcarbonat pro Tag. 20 Patienten (77 Prozent) sprachen auf die Behandlung an und sechs Patienten (23 Prozent) wurden als Nonresponder klassifiziert. Als Responder wurden Patienten definiert, bei denen sich eine mindestens 50-prozentige Reduktion der Anfallshäufigkeit einstellte. Bei 15 der 20 Responder zeigte sich eine signifikante klinische Verbesserung am Ende der ersten Woche, bei den übrigen fünf in der zweiten Woche. Nebenwirkungen traten bei 15 Prozent der Studienteilnehmer auf, hauptsächlich wenn hohe Dosierungen über einen längeren Zeitraum verabreicht wurden. Die Autoren der Studie empfahlen daher, Lithium als episodische Behandlung einzusetzen und pharmazeutische Dosierungen nur dann längerfristig einzusetzen, wenn andere Medikamente sich als unwirksam oder potenziell schädlich erwiesen (Stochino et al., 2012). Auch in dieser Studie wurde nicht hinterfragt, ob man durch eine Verringerung der Dosis die negativen Auswirkungen mildern und den therapeutischen

Effekt bewahren könnte. Die Festlegung dieses Schwellenwertes sollte ein Schwerpunkt künftiger Studien sein.

Die genauen Mechanismen, über die Lithium sowohl schnelle als auch langfristige Linderung bei Clusterkopfschmerzen bewirkt, sind weiterhin unklar. Wie zuvor erwähnt, sind Clusterkopfschmerzen gekennzeichnet durch ein zyklisches Auftreten und hormonelle Veränderungen, die auf eine Beteiligung des Hypothalamus an der Pathogenese schließen lassen. Von daher könnte ein möglicher Wirkmechanismus des Lithiums in einer Beeinflussung des Serotoninspiegels im Hypothalamus bestehen. Eine Studie hat die Linderung der Kopfschmerzen mit der Wirkung von Lithium auf das Blutplättchen-Serotonin und den Histaminspiegel in Verbindung gebracht. Einer weiteren These zufolge verringert Lithium die Kopfschmerzsymptome, indem es die Affinität der Opiatrezeptoren verändert. In zwei weiteren Studien wurde berichtet, dass die sofortige Wirkung des Lithiums auf die Clusterkopfschmerzen mit seinem Einfluss auf den REM-Schlaf zusammenhängt (Abdel-Maksoud et al., 2009). Alles zusammengenommen lautet die gemeinsame Botschaft dieser Studien, dass Lithium in ganz unterschiedlichen Dosierungen das Nervensystem unterstützt und dadurch die Symptome des Clusterkopfschmerzes bekämpfen oder verhindern kann.

Glaukom

Das Glaukom ist ein progressives Augenleiden, das den Sehnerv – eine Gruppe von Nervenfasern, die Bilder ans Gehirn senden – zerstört. Die Beeinträchtigungen resultieren daraus, dass sich im Auge verstärkt Druck aufbaut, also der Augeninnendruck steigt, was den Sehnerv mit der Zeit strapaziert und schädigt. Ohne Behandlung kann das Glaukom innerhalb weniger Jahre zu dauerhafter Blindheit führen. Den meisten

Menschen mit einem Glaukom bleibt dieses Schicksal allerdings erspart, wenn sie sich an ihren Behandlungsplan halten und die Augen regelmäßig untersuchen lassen (AOA, 2015).

Das Glaukom verursacht in der Regel nur wenige oder keine Symptome. Das erste Anzeichen ist häufig ein Ausfall des peripheren Gesichtsfeldes. Wenn es zu einem schwerwiegenden Anstieg des Augeninnendrucks kommt, können plötzliche Augenschmerzen, Kopfschmerzen, verschwommenes Sehen oder bunte Ringe um Lichtquellen (Halos) auftreten. Das Glaukom entwickelt sich nach und nach, meistens bei Erwachsenen ab dem Alter von 40 Jahren. Bei Afroamerikanern tritt das Glaukom häufiger, in jüngerem Alter und mit stärkerem Sehverlust auf. Ein erhöhtes Erkrankungsrisiko besteht, wenn in der familiären Krankenvorgeschichte bereits ein Glaukom, Sehschwächen oder Diabetes aufgetreten sind. Diese Statistiken sprechen dafür, dass sowohl genetische als auch Lebensstilfaktoren zur Entstehung des Glaukoms beitragen (AOA, 2015).

Das Interesse an Lithium zur Behandlung des Glaukoms wurde durch die oben erwähnten frühen Studien von Hans Nieper geweckt, der es in niedrigen Dosierungen gegen Kopfschmerzen einsetzte. Studienteilnehmer, die unter migränebedingten visuellen Beeinträchtigungen wie erhöhtem Augeninnendruck und Myopie (Kurzsichtigkeit) litten, schienen enorm von Supplementmengen des Minerals zu profitieren (Nieper, 1973). Nieper zufolge hatte das Lithium einen leichten dehydrierenden Effekt auf das Auge, was zu verbessertem Sehvermögen und einer Verringerung des Augeninnendrucks führte.

Trotz der aufregenden Befunde kam es erst Jahre später zu einer Folgestudie. Im Jahr 2014 stellten Wissenschaftler bei einem Tierexperiment fest, dass Lithiumchlorid den Augeninnendruck bei Ratten innerhalb von sechs Wochen um etwa 22 Prozent senkte (Sun et al., 2014). Diese Forscher lieferten allerdings eine wesentlich komplexere Erklärung für die Glaukom-bekämpfende Wirkung des Lithiums. Unter Verwendung einer fortgeschrittenen Technologie konnten sie feststellen, dass Lithium den Augeninnendruck senkt, indem es Zellmembranproteine anregt, die unter Stress aktiviert werden, um das Überleben der Nervenzelle zu schützen und zu fördern. Insbesondere löste Lithium die Freisetzung von Verbindungen aus, von denen bekannt ist, dass sie das Fortschreiten einer optischen Neuropathie verlangsamen und die Regeneration von zerstörten Axonen der Netzhautzellen begünstigen (Sun et al., 2014). Lithium fördert also möglicherweise die Neuroprotektion und Neurogenese von Sehnervzellen und ist von daher ein vielversprechender Behandlungsansatz für Glaukompatienten.

Fibromyalgie

Fibromyalgie ist eine Störung, die durch ausgedehnte Schmerzen im Bewegungsapparat gekennzeichnet ist, begleitet von Erschöpfung (Fatigue), Schlafstörungen, Gedächtnisschwächen und Stimmungsschwankungen. Es ist die zweithäufigste Erkrankung des Bewegungsapparats, die heute diagnostiziert wird, mit fast 12 Millionen Betroffenen allein in den USA. Forscher sind der Auffassung, dass Fibromyalgie das Ergebnis neurologischer Anomalien ist, einschließlich veränderter Neurotransmitterkonzentrationen und einer Hypersensibilisierung der Schmerzrezeptoren im Gehirn.

Das Hauptsymptom der Fibromyalgie sind weitverbreitete Schmerzen im gesamten Körper. Der Schmerz kann unterschiedlich beschaffen sein: brennend, dumpf, scharf, pochend oder bohrend und macht sich in den Muskeln, Sehnen und Bändern der Gelenke bemerkbar. Zusätzlich zu den allgemeinen Muskel- und Körperschmerzen leiden Betroffene häufig unter einer erhöhten Druckempfindlichkeit an bestimmten Schmerzdruckpunkten rund um die Gelenke, den sogenannten Tender points. Depressivität ist ebenfalls ein häufiges Symptom; bis zu

50 Prozent der Betroffenen leiden zum Zeitpunkt der Diagnosestellung unter einer Depression oder Angststörung (Williamson, 2009).

Patienten werden anfangs normalerweise mit einem Antidepressivum behandelt, das dazu beiträgt, die Schmerzen, die Erschöpfung sowie die Stimmungs- und Schlafstörungen zu lindern. Viele Jahre lang wurden trizyklische Antidepressiva zur Fibromyalgietherapie genutzt. Diese Medikamente erhöhen den Serotonin- und Noradrenalinspiegel im Gehirn. Bei Menschen, die unter chronischen Schmerzen leiden, sind die Konzentrationen beruhigender Neurotransmitter zu niedrig. Die Behandlung mit Trizyklika ist häufig sehr effektiv, aber diverse Nebenwirkungen wie Benommenheit, Schwindel, Mundtrockenheit, trockene Augen und Verstopfung können die Einnahme problematisch machen (Williamson, 2009).

Auch wenn noch keine aussagekräftigen Studien vorliegen, könnte Lithium die Symptome der Fibromyalgie lindern. Lithiumcarbonat und trizyklische Antidepressiva sind bereits erfolgreich zusammen eingesetzt worden. Wie in früheren Kapiteln ausgeführt, kann Lithium die antidepressive Wirkung der trizyklischen Antidepressiva bei resistenter unipolarer Depression verstärken. Außerdem hat sich die Kombination aus Amitriptylin, einem der Arzneistoffe aus der Gruppe der trizyklischen Antidepressiva, und Lithium als wirksam für die Behandlung von Schulterschmerzen erwiesen. Da Patienten mit Fibromyalgie in der Regel mit Depressionen und Schulterschmerzen vorstellig werden, könnte Lithium eine hilfreiche Ergänzung zur trizyklischen Antidepressivatherapie bei der Fibromyalgie darstellen (Tyber, 1990).

Im Jahr 1990 berichtete Tyber über drei Patientinnen mit Fibromyalgie, die nicht auf die Therapie mit trizyklischen Antidepressiva ansprachen, deren Zustand sich jedoch nach der zusätzlichen Gabe von Lithium dramatisch verbesserte. Bei allen drei Frauen verringerte Lithium die Schmerzen und die Steifigkeit. Labortests zeigten keine Anzeichen von Lithiumtoxizität in der Schilddrüse oder in den Nieren (Tyber, 1990). Toinette Fontrier und John Lewis, zwei Anästhesisten, erforschen die Firbromyalgie seit vielen Jahren. Dr. Fontrier leidet selbst unter dieser Krankheit. Wie sie berichtet, können die Schmerzen nach jeder exzessiven Aktivität so heftig werden, dass sie alle Bereiche ihres Lebens beeinträchtigen und Schlaf unmöglich machen. Auf Opiate, NSAIDs oder Gabentin spricht sie nicht an. Doch 300 mg Lithiumcarbonat verringern den Schmerz innerhalb von 40 Minuten um 70 bis 80 Prozent. Die Wirkung hält 4 bis 5 Stunden an, ist dramatisch und wiederholbar (Fontrier, 2004).

Laut Fontrier und Lewis könnte Fibromyalgie mit einer Fehlfunktion der Kalzium-Nebenschilddrüsen-Achse zusammenhängen (Fontrier, 2004). Ihrer Ansicht nach sind die bei Tybers drei Fallstudien beobachteten Ergebnisse möglicherweise darauf zurückzuführen, dass Lithium die Serumspiegel des Parathormons (PTH) erhöht (Lewis & Fontrier, 2003). Weitere Studien sind erforderlich, um genau zu ermitteln, durch welche Mechanismen Lithium lindernd auf die Schmerz- und Stimmungssymptome der Fibromyalgie wirkt.

Neurologische Gesundheit durch Lithium

Lithium bietet vielen psychisch kranken Patienten eine lebensrettende Behandlung, doch die positiven Wirkungen des Minerals auf das menschliche Gehirn könnten für die Behandlung vieler weiterer neurophysiologischer Erkrankungen nutzbar gemacht werden. Eine begrenzte, aber ermutigende Reihe von Studien zeigt, dass Lithium dazu beitragen könnte, die neuropsychiatrischen Symptome der Lyme-Borreliose zu lindern, Patienten mit Clusterkopfschmerz zu helfen, den Krankheitsverlauf des Glaukoms zu stoppen und Menschen mit Fibromyalgie wieder neue Lebensqualität zu geben. Die vorliegenden Daten stützen die Annahme, dass Lithium in niedriger und in pharmakologischer Dosierung zu klinischen Verbesserungen bei einer Vielzahl von Erkrankungen des Nervensystems führen kann. In weiteren Studien sollte genauer erforscht werden, wie die Wirkmechanismen beschaffen sind und welche Dosierungen bei bestimmten Erkrankungen optimal sind.

15. Die Rolle des Lithiums in der integrativen Psychiatrie

Ich habe dieses Buch geschrieben, um über eine der aufregendsten und wirksamsten medizinischen Interventionen zu berichten, die ich in meiner über 25-jährigen Praxis entdeckt habe. Ich kann die positiven Wirkungen, die ich durch den Einsatz von Lithium in meiner Behandlungspraxis erlebt habe, gar nicht genug herausstellen.

Ein Lithiummangel kann einer Vielzahl von psychiatrischen und neurologischen Symptomen zugrunde liegen. Der Körper braucht einfach Lithium, um für einen gesunden Stoffwechsel im Gehirn zu sorgen. Der Mineralstoff gehört zwar seit Langem zum pharmakologischen Instrumentarium für die Therapie der bipolaren Störung, doch meine klinische Erfahrung und eine wachsende Zahl von Forschungsarbeiten zeigen, dass Lithium auch ein fundamentales Element der Ernährungsmedizin und damit der integrativen Psychiatrie ist. Zusätzlich zu den vielen in diesem Buch besprochenen physischen und psychischen Leiden haben auch Patienten, die unter einer Zwangsstörung, posttraumatischen Belastungsstörung oder Angststörung leiden, gut auf eine niedrig dosierte Nährstofftherapie mit Lithium angesprochen. Unabhängig von der psychiatrischen Diagnose habe ich bei zahllosen Patienten erlebt, dass sie von Lithium als Nahrungsergänzung profitiert haben.

Orthomolekulare Psychiatrie

Die Vorstellung, dass sich die Behandlung psychischer Krankheiten durch Nährstoffe verbessern lässt, ist nicht neu. In den 1960er-Jahren ermutigte der Nobelpreisträger Linus Pauling die Ärzteschaft dazu, natürliche Substanzen einzusetzen, um die Gesundheit ihrer Patienten wiederherzustellen (Pauling, 1968). Gemeinsam mit Abram Hoffer entwickelte er eine Disziplin, die sie *orthomolekulare Medizin* nannten. Sie basiert auf dem Wissen um die entscheidende Rolle, die Nährstoffe bei Gesundheit und Krankheit spielen. Pauling und Hoffer erkannten, dass chemische Substanzen, die in den Körper gelangen, auf ihrem Weg zur Produktion von Neurotransmittern verschiedene enzymatische Transformationen durchlaufen müssen. Um die Geschwindigkeit und Wirksamkeit des Stoffwechsels zu steigern, braucht der Körper Kofaktoren oder Nährstoffe. Diese Nährstoffe sind die Vorläufer für die essenziellen Neurotransmitter, die für ein gesundes Gehirn sorgen.

Ein wichtiger Grundsatz der orthomolekularen Psychiatrie ist das Bewusstsein für die biochemische Individualität: Jeder Mensch hat eine einzigartige biochemische Signatur, die so unverwechselbar ist wie ein Fingerabdruck (Williams, 1998). Demgegenüber ist die unausgesprochene Maxime der traditionellen Psychiatrie das Prinzip der Gleichheit. Individuen werden in symptomorientierte Störungsgruppen eingeordnet, die vom psychiatrischen Klassifikationssystem DSM (Diagnostic and Statistical Manual of Mental Disorders) vorgegeben werden, obwohl jeder von uns ein unverwechselbares Individuum mit einem einzigartigen biochemischen Profil ist. Die orthomolekulare Psychiatrie betont, dass die Herausforderungen im Hinblick auf eine Verbesserung der psychischen Gesundheit darin bestehen, die Nährstoffdefizite des Einzelnen zu ermitteln und sie zu korrigieren.

Im vergangenen Jahrhundert hat man viel darüber geforscht, was verschiedene Nährstoffe für die Hirnzellen bedeuten und wie ein Mangel dieser Nährstoffe mit bestimmten Hirnfunktionsstörungen bei einzelnen Patienten zusammenhängt. Doch viele wichtige Forschungsergebnisse sind noch nicht in die medizinische Ausbildung eingeflossen. Als Medizinstudent war ich fasziniert vom Thema Ernährung und von der Möglichkeit, durch ernährungsbezogene Interventionen bestimmte Krankheiten zu verhindern oder zu behandeln. Doch Ernährung stand nicht auf dem Lehrplan. Ich schloss mein Medizinstudium als Psychopharmakologe ab, das heißt, ich wurde dazu ausgebildet, psychiatrische Probleme durch die Verschreibung von Medikamenten zu behandeln. Schließlich erkannte ich, dass viele psychiatrische Erkrankungen nicht in erster Linie psychische, sondern physiologische Probleme sind. Mir wurde klar, dass es von entscheidender Bedeutung ist, Nährstoffdefizite auszugleichen und dafür zu sorgen, dass meine Patienten angemessene Mengen an Vitaminen, Mineralstoffen, Aminosäuren und Fettsäuren aufnehmen, um eine gesunde Hirnfunktion wiederherzustellen und die Grundlage für eine langfristige Genesung zu schaffen. Außerdem wirkt eine adäquate Ernährung unterstützend bei einer Psychotherapie, bei Körper-Geist-Praktiken wie Yoga und trägt sogar dazu bei, die Wirksamkeit von Medikamenten zu erhöhen.

Das war vor drei Jahrzehnten. Noch heute wird die Ernährung häufig vernachlässigt oder als Teil der „alternativen Medizin" betrachtet. Viele Psychologen und Psychiater scheinen zu glauben, dass sie sich für die eine oder andere Seite entscheiden müssten: Entweder sie praktizieren traditionelle westliche Medizin und konzentrieren sich auf die Verabreichung von Medikamenten oder sie entscheiden sich für den Stempel „alternativ" und geben auf, was sie über pharmakologische Behandlungsmethoden gelernt haben. Als Vertreter einer integrativen Medizin bin ich überzeugt, dass unsere Patienten es verdient haben, Zugang zu allen verfügbaren Interventionen zu erhalten, die die mentale Gesundheit unterstützen und verbessern.

Die wirksamsten medizinischen Methoden sind genauso wichtig wie psychosomatische Therapien und die Ernährungsbiochemie. Die Verbindung zwischen Ernährung und psychischen Symptomen wird seit Jahrhunderten dokumentiert. Pellagra ist ein Beispiel dafür, dass der Mangel an einem einzelnen Nährstoff, Vitamin B3 (Niacin), weitreichende Folgen für die Hirnfunktion haben und die gleichen Symptome hervorrufen kann wie Schizophrenie. Im Jahr 1944 hat Ancel Keys, ein Physiologieprofessor an der University of Minnesota, in einer bahnbrechenden Studie die körperlichen Folgen des Hungers untersucht (Keys et al., 1950). Für das Minnesota Starvation Experiment wurden Männer rekrutiert, die im Zweiten Weltkrieg den Kriegsdienst verweigert hatten. Unter Bedingungen, die eine stark eingeschränkte Kalorienzufuhr mit intensiver körperlicher Aktivität kombinierten, zeigten die Männer nach und nach typische psychologische Merkmale von Anorexie, Depression, Zwangsstörung, Angst, Reizbarkeit und Wahnvorstellungen. Vor der Studie waren sie psychisch stabil gewesen. Sie entwickelten psychische Symptome, weil ihrem Körper die Nährstoffe entzogen wurden.

Es gibt umfangreiche wissenschaftliche Arbeiten, die den Zusammenhang zwischen Ernährungsdefiziten und Hirnfunktion beschreiben. Vor fast 20 Jahren hat der Psychiater Joseph Hibbeln festgestellt, dass die Häftlingsgruppe, die Omega-3-Fettsäure als Nahrungsergänzung erhielt, wesentlich weniger aggressive Handlungen beging als die Placebogruppe (Hibbeln et al., 1996). Hibbeln und seine Kollegen untersuchten die Wirksamkeit dieses Supplements später in weiteren Studien und stellten fest, dass die Studienteilnehmer, die Omega-3-Fettsäuren als Nahrungsergänzung erhielten, signifikant stärkere Verbesserungen bei den Werten für Depressionen zeigten und dass sich die Marker für suizidales Verhalten reduzierten

(Hibbeln et al., 2006; Hallahan et al., 2007). Im Jahr 2015 kamen auch australische Forscher zu dem Ergebnis, dass Häftlinge, die extrem niedrige Omega-3-Fettsäure-Werte hatten, das schlimmste Ausmaß an Aggressivität und Impulsivität zeigten (Meyer et al., 2015). Die Implikationen sind vielversprechend: Ernährungsbezogene Interventionen könnten die Wut und die Agitiertheit, die gewalttätiges Verhalten antreiben, verringern.

Ein integrativer psychiatrischer Behandlungsansatz beruht zum Teil auf Erkenntnissen der orthomolekularen Psychiatrie und stützt sich stark auf Ernährungstherapien. Außerdem baut er auf jüngsten Forschungsbeiträgen auf. Aktuelle Informationen aus den Bereichen Genetik, Neurobiologie und Neuroimaging stützen die Erkenntnis, dass psychiatrische Störungen auf der Physiologie gründen. Neuere Studienergebnisse bestätigen, dass der Körper ohne essenzielle Nährstoffe nicht in der Lage ist, Zellen aufzubauen, normal zu wachsen oder richtig zu heilen (Kaplan et al., 2015). Fast alle Prozesse auf Zellebene, von der Genexpression bis zur Proteinsynthese, werden von der Ernährung beeinflusst. Das neue Forschungsgebiet der Nutrigenomik ist darauf ausgerichtet, Ernährungsstrategien zu nutzen, um Gene „abzuschalten", die Menschen anfällig für mentale Störungen machen, und zu einer Ernährungsweise zu ermutigen, die die Voraussetzungen für ein eher hilfreiches als schädliches Epigenom schafft (Sarris et al., 2015).

Die Ernährung ist nicht nur ein wichtiger Bestandteil der Behandlung psychischer Störungen; sie spielt auch eine bedeutsame Rolle in der Prävention. Neuere Forschungen belegen den präventiven Nutzen von bestimmten Nährstoffen. Langkettige mehrfach ungesättigte Omega-3-Fettsäuren zum Beispiel sind notwendig für die neuronale Entwicklung und Funktion, und ein Mangel an diesen Fettsäuren steht im Zusammenhang mit einer Reihe von psychischen Störungen, einschließlich Schizophrenie (Amminger et al., 2010). Jüngere Studien haben gezeigt, dass Jugendliche mit unterschwelliger Schizophrenie, die diese Fettsäuren in Form von niedrig dosiertem Fischöl als Nahrungsergänzung erhalten, ein erheblich geringeres Risiko haben, eine Psychose zu entwickeln, als Jugendliche, die dieses Supplement nicht einnehmen (Amminger et al., 2015). Die Unterschiede halten mindestens sechs Jahre nach der ersten Dosis an. Seit Jahren weise ich Patienten und ihre Eltern darauf hin, dass Defizite bei Vitaminen, Mineralstoffen und Fettsäuren Vorläufer von Essstörungen sein können. Auch wenn Fach- ebenso wie Laienpresse selten über diese Studien, die meine klinischen Beobachtungen bestätigen, berichten, belegen sie definitiv die Wirksamkeit der Ernährung als Präventionsmodell (Greenblatt, 2011).

Und warum fällt es unserem Fachgebiet so schwer, die Erkenntnis, die sich so deutlich in diesen Untersuchungen abzeichnet, zu integrieren? Eine mögliche Erklärung für das Widerstreben der Medizinergemeinschaft, die Vorteile von Ernährungstherapien anzuerkennen, ist das Phänomen des sogenannten Tomateneffekts. Dieser 1984 von James Goodwin beschriebene Effekt tritt auf, wenn eine wirksame Behandlung für eine bestimmte Krankheit ignoriert oder verworfen wird, weil sie aus Sicht der akzeptierten Theorien über die Krankheitsmechanismen und die zu ergreifenden medikamentösen Maßnahmen keinen Sinn ergibt. Die Ablehnung einer potenziell hilfreichen Behandlung, weil jeder überzeugt ist, dass sie nicht funktioniert, ist danach benannt, dass Amerikaner – vom 16. bis zum 19. Jahrhundert – stur an der Überzeugung festhielten, dass Tomaten giftig seien. Trotz zunehmender Beweise ignorieren die meisten Ärzte Behandlungsstrategien, die nicht zu ihrem erlernten Bezugsrahmen von Gesundheit und Krankheit passen (Goodwin, 1984).

Zusammenfassung: Lithium als ernährungsbezogene Intervention

Bei meinem integrativen psychiatrischen Behandlungsansatz habe ich festgestellt, dass Lithium der allerwichtigste Nährstoff für die Therapie und Prävention von psychischen Störungen ist. Es ist ein signifikanter Kofaktor bei nahezu jeder enzymatischen Funktion in jeder Leitungsbahn des Gehirns. Lithium regt die Neurogenese an. Eine Hirnregion, die an der Wiederbelebung und Regulierung von Nervenzellen beteiligt ist, ist der Hippocampus, die graue Struktur in der Mitte des Gehirns, die für Lernen, Gedächtnis, Stimmung und Gefühl zuständig ist. Lithium ist mit einer Zunahme des Hippocampusumfanges verbunden. Die Hippocampusneuronen sind wichtig für Lernen und Gedächtnis. Die Fähigkeit des Gehirns, neue Nervenzellen zu produzieren, schützt möglicherweise vor Depression, Angst und anderen mentalen Problemen. Nichts auf diesem Planeten – ob natürlich oder künstlich – scheint die Neurogenese besser zu unterstützen als Lithium.

Außerdem haben epigenetische Studien gezeigt, dass sich psychiatrische Erkrankungen bei dafür prädisponierten Personen durch Lithium behandeln und verhindern lassen, weil es Prozesse anschaltet, die die Hirnfunktion stärken, und gleichzeitig Prozesse abschaltet, durch die Hirnzellen geschädigt werden. Lithium wirkt sich sowohl auf die Histonmodifikation als auch auf Veränderungen in der DNS-Methylierung aus und beeinflusst die Aktivität von über 50 Genen.

Ein wichtiger Forschungsbereich konzentriert sich auf die Ermittlung von Methoden, die das Überleben von Neuronen fördern, weil die Synapsen mit der Zeit durch Alter, Stress und Umweltbelastungen geschwächt werden. Zu den faszinierenden Eigenschaften des Lithiums gehört, dass es in der Lage ist, die Freisetzung von Proteinen anzuregen, die das Wachstum und Überleben von Neuronen regulieren, wie etwa BDNF (ein vom Gehirn stammender neurotropher Faktor). BDNF ist der vorherrschende Wachstumsfaktor im zentralen Nervensystem und schützt das Gehirn, indem es die Konzentrationen anderer neurotropher Faktoren erhöht.

Als Medikament ist Lithium der Goldstandard für die Behandlung der bipolaren Störung. Es ist auch wirksam für die Behandlung anderer psychiatrischer Erkrankungen, zum Beispiel wiederkehrende Depression, suizidale Neigungen, Substanzmissbrauch und ADHS. Lithium hat sich als nützlich für die Therapie von Patienten mit neurologischen Störungen wie Parkinson und Alzheimer erwiesen. Studien zeigen zudem, dass es dazu beitragen kann, Symptome von Essstörungen, Kopfschmerzen, Glaukom und Fibromyalgie zu lindern. Vielversprechenden neueren Untersuchungen zufolge hat sich Lithium als wirksame Zusatztherapie zur Behandlung von neurologischen Veränderungen bei Borreliose und von kognitiven Beeinträchtigungen in Folge von Chemotherapien erwiesen und auch zur Linderung der Beschwerden bei der amyotrophen Lateralsklerose (ALS), PTBS und traumatischen Hirnverletzungen beigetragen (Zanni et al., 2015).

Die klinische Anwendung von Lithium ist auch mit weniger Krebserkrankungen bei psychiatrischen Patienten in Zusammenhang gebracht worden. In einer frühen Studie war die Krebsinzidenz in der Gruppe der 600 mit Lithium behandelten Patienten signifikant geringer als bei den 2396 Vergleichspersonen. Weitere Studien sind ebenfalls zu dem Ergebnis gekommen, dass die Lithiumbehandlung das Tumorwachstum bei menschlichen Krebszellen unterdrückte (Zhu et al., 2011).

Bei genetischen Polymorphismen, Stoffwechselveränderungen (in der Schwangerschaft, nach der Geburt, im Alter) oder Krankheiten (Diabetes, Krebs) bestehen beim Individuum ganz spezifische Nährstoffbedürfnisse. Raucher haben aufgrund einer erhöhten oxidativen Schädigung einen erhöhten Nährstoffbedarf an Vitamin C. Alkoholiker brauchen mehr Thiamin als die empfohlene Tagesdosis, um der Wernicke-Enzephalopathie vorzubeugen. Die Mutation, die man beim Methylentetrahydrofolat-Reductase-Gen (MTHFR) entdeckt hat, wird durch die Variation eines einzigen Nukleotid-Bausteins („single nucleotide polymorphism") verursacht, was mit einem vermehrten Auftreten von Depressionen verbunden ist (Kelly et al., 2004). Eine L-Methylfolatsupplementierung wirkt dem genetischen Polymorphismus entgegen und führt zu verbesserten Behandlungsergebnissen bei depressiven Patienten.

Die Kernkonzepte der integrativen Medizin und biochemischen Individualität beruhen auf der Einsicht, dass die optimale Dosis aller Nährstoffe sich von Mensch zu Mensch unterscheidet (Williams, 1998). Lithium ist ein essenzieller Nährstoff, für den unsere derzeitigen Theorien kein offiziell benanntes Mangelsyndrom definiert haben. Unabhängig davon zeigt die verfügbare wissenschaftliche Literatur die enorme Bedeutung, die Lithium für die Hirnfunktion und psychische Störungen hat. Manche Menschen benötigen den Nährstoff Lithium möglicherweise in höheren Dosierungen, als sie allein über die normale Ernährung aufnehmen können.

Die Geschichte des Lithiums ist eine echte „Aschenputtel-Story". Das schlichte und einfache Element Lithium gehörte zu den ersten drei Elementen, die wenige Minuten nach dem Urknall, der dieses Universum hervorbrachte, erschaffen wurden (Peebles, 1991). Seine Vorzüge sind nicht laut verkündet worden, weil es in seiner Schlichtheit von dem ganzen großen Trara, das mit lukrativen Arzneimitteln verbunden ist, verdeckt wird. Wenn neuere Mittel auf den Markt kommen, wird Lithium behandelt wie Aschenputtel, häufig ignoriert und vergessen.

Doch wie Aschenputtel birgt auch Lithium ein enormes Potenzial. Der schlichte Anschein trügt, denn es hat die Macht, Leben zu verändern. Lithium verfügt über einzigartige Eigenschaften und ein wunderbares Potenzial als Mineral und als Medizin.

Anhang: Klinische Fallbeispiele

Dieses Buch stützt sich auf eine umfangreiche Sammlung wissenschaftlicher Literatur über die Rolle des Lithiums in den Bereichen Medizin, Ernährung, Biochemie, Psychiatrie und Neurologie. Ich habe bei zahllosen Patienten immer wieder positive klinische Erfahrungen mit Lithium als Nährstoff gemacht. Hier einige Beispiele:

Jennifer

Meine erste Begegnung mit der damals 17-jährigen Jennifer liegt fast zehn Jahre zurück. Bevor sie zu mir kam, war sie drei Jahre lang immer wieder in psychiatrischen Kliniken gewesen, wo man sie aufgrund klassischer Symptome einer bipolaren Störung stationär behandelt hatte. Sie durchlief abwechselnd intensive manische Episoden mit Hyperreligiosität und depressive Phasen mit wiederholten Suizidversuchen. Zwischen den Klinikeinweisungen besuchte sie Experten im ganzen Land, in der Hoffnung auf Linderung ihrer bipolaren Störung.

Bei ihren Klinikaufenthalten verschrieb man ihr zahlreiche Medikamente, die eine gewisse Erleichterung brachten, aber unerträgliche Nebenwirkungen hatten. Antipsychotika lösten eine extreme Agitiertheit bei ihr aus. Als sie pharmazeutisches Lithium in einer Dosierung von 300 mg pro Tag erhielt, klagte sie, sie fühle sich „platt“, übersediert und so benebelt im Kopf, dass sie handlungsunfähig sei.

Durch meine klinische Beurteilung, die eine umfassende Familienanamnese umfasst, erfuhr ich, dass ihre Großmutter mütterlicherseits ebenfalls unter einer bipolaren Störung litt. Bei ihrer Haarmineralanalyse war kein Lithium nachweisbar. Ich empfahl eine subtherapeutische Dosis Lithium, aber aufgrund der vorangehenden Erfahrungen mit pharmazeutischem Lithium widerstrebte es sowohl Jennifer als auch ihren

Eltern, dieser Empfehlung zu folgen, deshalb starteten wir zunächst mit einem allgemeinen unterstützenden Ernährungsprogramm.

Ausgehend von den Laborwerten zu ihrem Nährstoffstatus, erhielt Jennifer zunächst Zink, Vitamin D und Vitamin B12 als Nahrungsergänzung. Nachdem sie diese Zusätze drei Monate lang eingenommen hatte, beobachtete ihre Familie eine leichte Verbesserung ihrer Stimmung und Symptome und willigte ein, etwas niedrig dosiertes Lithiumorotat auszuprobieren. Ich verordnete zunächst 5 mg und steigerte die Dosis allmählich auf 10 mg zweimal täglich, sodass die Gesamtdosis bei 20 mg pro Tag lag. Während des ersten Jahres ging es Jennifer langsam, aber stetig besser. Sie wurde nicht mehr in die Klinik eingewiesen und berichtete, dass ihre Stimmungsschwankungen sich dramatisch verbessert hatten.

Jennifer war in der Lage, die High School abzuschließen, ihre Collegeausbildung zu beenden und musste sich in den letzten zehn Jahren nicht mehr stationär behandeln lassen. Sie nimmt noch immer 10 mg niedrig dosiertes Lithium und fühlt sich gut. Sie kommt regelmäßig zu Blutuntersuchungen und hat nie irgendwelche Nebenwirkungen gehabt.

Carl

Der 40-jährige Carl, Vater von drei Kindern, litt seit vielen Jahren unter einer Zwangsstörung. Zwangsgedanken beeinträchtigten seine berufliche Leistungsfähigkeit ebenso wie die Beziehungen zu nahestehenden Menschen und verhinderten, dass er normal mit seinen Kindern umgehen konnte.

Seit seinem 20. Lebensjahr hatte er jede Art von Psychopharmaka, einschließlich Antidepressiva, Antipsychotika und Stimmungsstabilisatoren ausprobiert. Nach fast zwei Jahrzehnten Herumprobieren mit verschiedenen Arzneimittelkombinationen und Dosierungen fuhr er am besten mit einer Mischung aus 200 mg Zoloft und 25 mg Seroquel zweimal täglich, aber die Zwangsgedanken beeinträchtigten ihn immer noch in seinen Alltagsaktivitäten.

Als wir seine familiäre Krankengeschichte untersuchten, berichtete er, dass seine Eltern beide unter Suchterkrankungen litten. Bei seiner Haarmineralanalyse war kein Lithium nachweisbar. Ich änderte nichts an seiner medikamentösen Therapie, fügte aber 5 mg Lithiumorotat hinzu. Nach wenigen Wochen berichtete Carl, dass er besser schlafen könne und seine Zwangsgedanken abgenommen hatten.

Im Laufe der nächsten Monate schwächte sich seine Angst ab und die Häufigkeit seiner Zwangsgedanken verringerte sich. Er konnte an seinen Arbeitsplatz zurückkehren und seinen Aktivitäten nachgehen, ohne von Zwangsgedanken unterbrochen zu werden. Im Laufe des Jahres berichtete er von weiteren Fortschritten und stellte fest, dass er in der Lage war, mehr Zeit mit seinen Kindern zu verbringen und die Beziehung zu verbessern, was vorher unmöglich erschienen war. Er war dankbar und erleichtert, dass er seinen Kindern endlich ein besserer Vater sein konnte. Er nimmt weiterhin seine Medikamente und Lithium als Nahrungsergänzung.

Sam

Der achtjährige Sam hatte mit gravierenden Verhaltensproblemen zu kämpfen. Seine Eltern wurden häufig zu Gesprächen in die Schule zitiert, bei denen die Lehrer ihnen mitteilten, dass Sam seinem Alter voraus und sehr intelligent sei, aber unfähig, sich zu konzentrieren. Er verlor auch leicht die Beherrschung, verhielt sich anderen Kindern gegenüber aggressiv und störte den Unterricht. Samuels Eltern brachten ihn zu mehreren Experten, die eine Aufmerksamkeitsdefizit-/Hyperaktivitätsstörung diagnostizierten. Samuel erhielt stimulierende Medikamente, die nicht hilfreich waren und ihn nur noch unruhiger und aufgeregter machten. Er probierte diverse Stimulanzien aus, die allesamt Nebenwirkungen hatten.

Wir untersuchten den Nährstoffstatus, und die Haarmineralanalyse ergab, dass kein nachweisbares Lithium vorhanden war. Ich setzte Sam auf niedrig dosiertes Lithium und seine Eltern und Lehrer bemerkten nach zwei Wochen eine Verbesserung bei seinem Verhalten. Im Laufe der nächsten zwei Monate störte Sam weniger im Unterricht, konnte an Aktivitäten mit seinen Schulfreunden teilnehmen und verlor das Interesse daran, andere Kinder zu schikanieren. Er nimmt jetzt seit zwei Jahren Lithium als Nahrungsergänzung und hat in der Schule keinerlei Verhaltensauffälligkeiten mehr gezeigt.

Brian

Brian, ein Mann im mittleren Alter, suchte mich auf, um sich wegen seiner Aggressionen und Reizbarkeit beraten zu lassen. Ich konnte mir diese Probleme mühelos vorstellen, als ich aus unumgänglichen Gründen eine Viertelstunde zu spät zum verabredeten Termin erschien. Er beschimpfte mich fast während der ganzen Sitzung und wie ich später herausfand, bedachte er auch meine Angestellten mit üblen Tiraden. In meinem Gespräch mit Brian erfuhr ich, dass er an Depressionen litt und ein Antidepressivum nahm, das aber nichts an seiner ständigen Reizbarkeit änderte. Seine Ehefrau, die später gemeinsam mit ihm zu einem Termin kam, berichtete, dass seine Aggressivität im Straßenverkehr derart eskaliert sei, dass er aus dem Auto aussteige, um andere Autofahrer anzubrüllen.

Ohne etwas an seinen Medikamenten zu ändern, empfahl ich niedrig dosiertes Lithium, um seiner Reizbarkeit entgegenzuwirken. Nach einigen Wochen berichtete er, dass seine innere Unruhe sich gebessert habe, und sowohl er als auch seine Frau erklärten bei einem Folgetermin acht Wochen später, dass seine überschäumende Aggressivität im Straßenverkehr zu milder Frustration abgeklungen sei.

Patricia

Im Fall von Patricia lieferten alle Beurteilungsstrategien – persönliche Anamnese, familiäre Krankengeschichte und die Ergebnisse der Haarmineralanalyse – hilfreiche Anhaltspunkte für die Behandlung ihrer Beschwerden. Bei der 43-jährigen Therapeutin hatte man im Alter von 18 Jahren Depressionen diagnostiziert und als junge Erwachsene war ihr Alkoholmissbrauch ein wiederkehrendes Problem gewesen. Patricia nahm Antidepressiva, seit sie 18 war, und hatte in den letzten zehn Jahren hart darum gerungen, abstinent zu bleiben. Wie Patricia außerdem berichtete, litten mehrere Familienangehörige unter Alkoholproblemen oder anderen Suchterkrankungen.

Sie suchte meinen Rat und zusätzliche Unterstützung, weil sie, wie sie klagte, eine „trockene Trinkerin" sei, die sich an eine „nervenaufreibende Nüchternheit" klammere. Sie war ständig reizbar. Ihre Haaranalyse ergab einen sehr geringen Lithiumgehalt, und ich verordnete sofort niedrig dosiertes Lithium.

Sechs Wochen nach Beginn dieser Nährstofftherapie kam Patricia weinend in meine Praxis. Sie empfand zum Teil Freude, weil ihre ständige Reizbarkeit abgeklungen war, aber ihr war auch reuevoll bewusst geworden, was es für ihre Familie bedeutet haben musste, ihre Reizbarkeit und Wut über so lange Zeit zu ertragen. Durch das niedrig dosierte Lithium war es ihr gelungen, eine neue Perspektive auf ihr Leben zu gewinnen und ihre Beziehungen zu nahestehenden Menschen zu verbessern.

Amy

Bei der 16-jährigen Amy hatte man eine bipolare Störung diagnostiziert. Nachdem man sie auf das Medikament Depakote eingestellt hatte, wurde sie aus einem psychiatrischen Therapiezentrum entlassen und an ein therapeutisches Internat überwiesen. Sie litt weiterhin unter Wutausbrüchen und heftigen Stimmungsschwankungen. An manchen Tagen ging es ihr gut, während sie an anderen Tagen extrem reizbarer und explosiver Stimmung im Unterricht war. Wie sie es einmal mir gegenüber formulierte: „Ich habe keine Kontrolle über meine Ausbrüche – ich brauche Hilfe.“

Die Labortests ergaben mehrere Nährstoffdefizite, insbesondere in Bezug auf Lithium, das nicht nachweisbar war. Amy hatte zwar schon einmal pharmazeutisches Lithium genommen, es aber wegen der Nebenwirkungen wieder abgesetzt. Ich empfahl eine niedrig dosierte Lithiumtherapie à 10 mg pro Tag in Kombination mit Depakote. Amys Fähigkeit, ihre Stimmungsschwankungen und Ausbrüche zu beherrschen, verbesserte sich so weit, dass sie in der Lage war, das Internat zu verlassen und in den Kreis ihrer Familie zurückzukehren.

Peter

Der vierjährige Peter litt unter schweren Symptomen der Aufmerksamkeitsdefizit-/Hyperaktivitätsstörung. Trotz seines zarten Alters wurde er von anderen Kindern gemieden und seine Eltern wurde gebeten, ihn aufgrund seines störenden Verhaltens aus dem Kindergarten zu nehmen. Auf der verzweifelten Suche nach Abhilfe probierten die Eltern verschiedene Arten von „Eliminationsdiäten“, strichen zum Beispiel Milchprodukte und Weizen von Peters Speiseplan, aber erzielten keinerlei Verbesserung bei seinem Verhalten.

Durch die Familienanamnese erfuhr ich, dass es in Peters Verwandtschaft schwere Fälle von Substanzmissbrauch einschließlich Alkoholismus und Kokainsucht gab. Als ich Peters aggressives Verhalten direkt in meiner Praxis erlebte, ordnete ich eine Haarmineralstoffanalyse an, die meinen Verdacht bestätigte – kein nachweisbares Lithium. Ich empfahl keine anderen Medikamente, sondern nur einmal täglich eine Dosis von 250 µg Lithium in flüssiger Form. Peters unerfreuliche Aggressivität verringerte sich und ebenso seine Hyperaktivität.

Gary

Gary, ein 35-jähriger Akademiker, suchte Hilfe, weil er unter chronischen Depressionen litt und „nie glücklich war". Er berichtete von einer Episode mit schweren Depressionen, in der er Medikamente brauchte und sein Jurastudium unterbrechen musste. Gary erholte sich wieder und kehrte an die juristische Fakultät zurück, heiratete und machte erfolgreich Karriere. Er setzte die Antidepressiva ab, weil er sich unter ihrer Wirkung unfähig fühlte, Freude oder Trauer zu empfinden. Ihm gefiel es nicht, dass seine Emotionen eingelullt wurden und er sich innerlich taub fühlte.

Gary war in einem chaotischen Elternhaus aufgewachsen. Sein Vater war Alkoholiker und war verbal ausfällig. Ein Onkel von Gary hatte sich das Leben genommen. Abgesehen von dem Gefühl, „nie glücklich zu sein", war das auffälligste Symptom, das auch seiner Ehefrau Sorge bereitete, seine chronische Reizbarkeit. Gary war schnell frustriert und ärgerlich. Er hatte zwar selten Wutausbrüche, aber wie er selbst sagte: „Manchmal habe ich das Gefühl, hart dagegen ankämpfen zu müssen, nicht zu explodieren." Garys Reizbarkeit hat durch das niedrig dosierte Lithium dramatisch abgenommen. Er berichtet, dass die Dosis von 10 mg Lithiumorotat eine profunde Wirkung hat.

Für weitere Fallbeispiele siehe www.LowDoseLithium.org

Literaturverzeichnis

Vorwort

Lieb, J. & Horrobin, D. F. (1981). Treatment of lithium-induced tremor and familial essential tremor with essential fatty acids. *Progress In Lipid Research, 20*, 535–7.

Moore, G. J., Bebchuk, J. M., Wilds, I. B., Chen, G., & Menji, H. K. (2000). Lithiuminduced increase in human brain grey matter. *Lancet, 356*(9237), 1241–1242.

Einleitung

Alzheimer's Association. (2015). Alzheimer's disease facts and figures. *Alzheimer's & Dementia: The Journal of the Alzheimer's Association, 11*(3), 332.

Angell, M. (2011). The epidemic of mental illness: why?. *The New York Review of Books, 58*(11), 2.

Carlat, D. J. (2010). Unhinged: *The trouble with psychiatry—A doctor's revelations about a profession in crisis.* New York, NY, US: Free Press.

Centers for Disease Control and Prevention. (2013). Suicide among adults aged 35–64 years—United States, 1999–2010. *MMWR. Morbidity And Mortality Weekly Report, 62*(17), 321–325.

Dorsey, E. R., Constantinescu, R., Thompson, J. P., Biglan, K. M., Holloway, R. G., Kieburtz, K., & … Tanner, C. M. (2007). Projected number of people with Parkinson's disease in the most populous nations, 2005 through 2030. *Neurology, 68*(5), 384–386.

Kirsch, I. (2010). *The emperor's new drugs: Exploding the antidepressant myth.* New York, NY, US: Basic Books.

Moreno, C., Laje, G., Blanco, C., Jiang, H., Schmidt, A. B., & Olfson, M. (2007). National trends in the outpatient diagnosis and treatment of bipolar disorder in youth. *Archives of General Psychiatry, 64*(9), 1032–9.

National Center for Health Statistics. (2011). Health, United States, 2010: With special feature on death and dying. Table 95. Hyattsville, MD.

Perou, R., Bitsko, R. H., Blumberg, S. J., Pastor, P., Ghandour, R. M., Gfroerer, J. C., & … Huang, L. N. (2013). Mental health surveillance among children—United States, 2005–2011. *Morbidity And Mortality Weekly Report. Surveillance Summaries (Washington, D.C.: 2002), 62*(Suppl 2), 1–35.

Pritchard, C., Mayers, A., Baldwin, D. (2013). Changing patterns of neurological mortality in the ten major developed countries—1979–2010. *Public Health 127*(4), 357–68.

Sherwood, C. C., Gordon, A. D., Allen, J. S., Phillips, K. A., Erwin, J. M., Hof, P. R., & Hopkins, W. D. (2011). Aging of the cerebral cortex differs between humans and chimpanzees. *Proceedings of the National Academy of Sciences of the United States of America, 108*(32), 13029- 13034.

Substance Abuse and Mental Health Services Administration (SAMHSA). (2013). *The DAWN Report: Emergency Department Visits Involving Phencyclidine (PCP).* Rockville, MD: Center for Behavioral Health Statistics and Quality.

Visser, S., Bitsko, R., Danielson, M., Perou, R., & Blumberg, S. (2010). Increasing prevalence of parent-reported attention-deficit/hyperactivity disorder among children—United States, 2003 and 2007. *Morbidity and Mortality Weekly Report, 59*(44), 1439–1443.

Whitaker, R. (2011). *Anatomy of an epidemic: Magic bullets, psychiatric drugs, and the astonishing rise of mental illness in America.* New York, NY, US: Crown Publishers/Random House.

1. Kapitel

Jacka, F., Pasco, J., Mykletun, A., Williams, L., Hodge, A., O'Reilly, S., & … Berk, M. (2010). Association of Western and traditional diets with depression and anxiety in women. *American Journal Of Psychiatry, 167*(3), 305–311.

Kaplan, B.J., Rucklidge, J.J., Romijn, A., & McLeod, K. (2015). The emerging field of nutritional mental health: inflammation, the microbiome, oxidative stress, and mitochondrial function. *Clinical Psychological Science, 3*(6), 964–980.

Rajakumar, K. (2000). Pellagra in the United States: a historical perspective. *Southern Medical Journal, 93*(3), 272–277.

Sánchez-Villegas, A., Toledo, E., de Irala, J., Ruiz-Canela, M., Pla-Vidal, J., & Martínez-González, M. (2012). Fast-food and commercial baked goods consumption and the risk of depression. *Public Health Nutrition, 15*(3), 424–432.

Trivedi, M. H., Rush, A. J., Wisniewski, S. R., Nierenberg, A. A., Warden, D., Ritz, L., & … Fava, M. (2006). Evaluation of Outcomes With Citalopram for Depression Using Measurement-Based Care in STARD: Implications for Clinical Practice. *The American Journal Of Psychiatry, 163*(1), 28–40.

Wang, W. & Liang, B. (2012). Case report of mental disorder induced by niacin deficiency. *Shanghai Archives of Psychiatry, 24*(6), 352–254.

2. Kapitel

Fels, A. (2014, September 13). Should we all take a bit of lithium?. *The New York Times*, pp. 6.

Giotakos, O., Nisianakis, P., Tsouvelas, G., & Giakalou, V.V. (2013). Lithium in the public water supply and suicide mortality in Greece. *Biological Trace Elements Research, 156*(1–3), 376–9.

Kabacs, N., Memon, A., Obinwa, T., Stochl, J., & Perez, J. (2011). Lithium in drinking water and suicide rates across the East of England. *British Journal of Psychiatry, 198*(5), 406–7.

Kapusta, N. D., Mossaheb, N., Etzersdorfer, E., Hlavin, G., Thau, K., Willeit, M., & ... Leithner-Dziubas, K. (2011). Lithium in drinking water and suicide mortality. *The British Journal Of Psychiatry, 198*(5), 346–350.

Lewitzka, U., Severus, E., Bauer, R., Ritter, P., Müller-Oerlinghausen, B., & Bauer, M. (2015). The suicide prevention effect of lithium: more than 20 years of evidence-a narrative review. *International Journal Of Bipolar Disorders, 3*(1), 32.

Leyhe, T., Eschweiler, G. W., Stransky, E., Gasser, T., Annas, P., Basun, H., & Laske, C. (2009). Increase of BDNF serum concentration in lithium treated patients with early Alzheimer's disease. *Journal Of Alzheimer's Disease, 16*(3), 649–656.

Lowe, J. (2015, June 28). ‚I Don't Believe in God, but I Believe in Lithium'. *The New York Times Magazine*, pp. 54.

Ohgami, H., Terao, T., Shiotsuki, I., Ishii, N., & Iwata, N. (2009). Lithium levels in drinking water and risk of suicide. *British Journal of Psychiatry, 194*(5), 464–5.

Raloff, J. (1983). Locks: A Key to Violence?. *Science News, 124*(8), 122–125.

Schrauzer, G. N., & deVroey, E. (1994). Effects of nutritional lithium supplementation on mood. A placebo-controlled study with former drug users. *Biological Trace Element Research, 40*(1), 89–101.

Schrauzer, G.N. & Shrestha, K.P. (1990). Lithium in drinking water and the incidences of crimes, suicides, and arrests related to drug addictions. *Biological Trace Elements Research, 25*(2), 105–13.

Zarse, K., Terao, T., Tian, J., Iwata, N., Ishii, N., & Ristow, M. (2011). Low-dose lithium uptake promotes longevity in humans and metazoans. *European Journal of Nutrition, 50*(5), 387–389.

3. Kapitel

Bech, P. (2007). The full story of lithium. *Nordic Journal of Psychiatry, 61*(46), 35–39.

Buchmann, I. (2011). *Batteries in the Industrial Market.* Cadex Electronics

Inc. Retrieved from www.batteryuniversity.com/learn/article/batteries_for_medical_consumer_hobbyist

Cade, J. J. (1949). Lithium salts in the treatment of psychotic excitement. *Medical Journal Of Australia, 2*(10), 349–352.

El-Mallakh, R. S., & Roberts, R. J. (2007). Lithiated lemon-lime sodas. *The American Journal Of Psychiatry, 164*(11), 1662.

Georgotas, A., Gershon, S. 1981. Historical perspectives and current highlights on lithium treatment in manic-depressive illness. *Journal of Clinical Psychopharmacology, 1*(1), 27–31.

Hunt, Tam. (2015). *The Geopolitics of Lithium Production*. Greentech Media. Retrieved from www.greentechmedia.com/articles/read/the-geopolitics-of-lithiumproduction

Jaskula, B. (2015). *Mineral Commodity Summaries.* U.S. Geological Survey. Retrieved from http://minerals.usgs.gov/minerals/pubs/commodity/lithium/mcs-2015-lithi.pdf

Johanson, P. (2007). *Lithium.* New York, NY: Rosen Publishing Group, Inc.

NASA. (2009). *Apollo 13.* Abgerufen von www.nasa.gov/mission_pages/apollo/missions/apollo13.html

O'Bannon, Loran S. (1984). *Dictionary of Ceramic Science and Engineering.* New York, NY: Plenum Press. pp. 156.

Ratnakumar, B. V. (2004). *Lithium-sulfur dioxide batteries on Mars rovers.* Pasadena, CA: Jet Propulsion Laboratory, National Aeronautics and Space Administration.

Schrauzer, G. N. (2002). Lithium: occurrence, dietary intakes, nutritional essentiality. *Journal Of The American College Of Nutrition, 21*(1), 14–21.

Shorter, E. (2009). The history of lithium therapy. *Bipolar Disorders, 11*(Suppl. 2), 4–9.

Solomon, K., & Vickers, R. (1975). Dysarthria resulting from lithium carbonate. A case report. *JAMA, 231*(3), 280.

Strobusch, A. D., & Jefferson, J. W. (1980). The Checkered History of Lithium in Medicine. *Pharmacy in History*, 22(2), 72–76.

4. Kapitel

Adams, J.B., Holloway, C.E., George, F., & Quig, D. (2006). Analyses of toxic metals and essential minerals in the hair of Arizona children with autism and associated conditions, and their mothers. *Biological Trace Element Research, 110*(3), 193- 209.

Bagchi, N., Brown, T.R., & Mack R.E. (1978). Studies on the mechanism of inhibition of thyroid function by lithium. *Biochimia et Biophysica Acta, 542*(1), 163.

Druyan M.E., Bass, D., Puchyr, R, et al. (1998). Determination of reference ranges for elements in human scalp hair. *Biological Trace Element Research, 62*(3), 183–97.

Finley, P.R., Warner, M.D., & Peabody, C.A. (1995). Clinical relevance of drug interactions with lithium. *Clinical Pharmacokinetics, 29*(3), 172–191.

Kling, M. A., Manowitz, P., & Pollack, I. W. (1978). Rat brain and serum lithium concentrations after acute injections of lithium carbonate and orotate. *The Journal Of Pharmacy And Pharmacology, 30*(6), 368–370.

Kronemann, H., Anke, M., Groppel, B., Riedel, E. (1983). The capacity of organs to indicate the lithium level. In: Anke, M., Baumann W., Bräunlich, H., Brückner, C. (eds): *Proceedings 4. Spurenelement Symposium 1983*, Jena: VEB Kongressdruck Jena, pp. 85–93.

Li, X., Li, F., & Li, C.F. (2015). A new insight on the role of zinc in the regulation of altered thyroid functions during lithium treatment. Minerva Endocrinol. [Epub ahead of print]

Lieb, J. (1980). Linoleic acid in the treatment of lithium toxicity and familial tremor. *Prostaglandins Medicine, 4*(4), 257–9.

Manku, M. S., Horrobin, D. F., Karmazyn, M., & Cunnane, S. C. (1979). Prolactin and zinc effects on rat vascular reactivity: possible relationship to dihomo-gammalinolenic acid and to prostaglandin synthesis. *Endocrinology, 104*(3), 774–779.

McKnight R.F., Adida, M., Budge, K., et al. (2012). Lithium toxicity profile: a systematic review and meta-analysis. *Lancet, 379*(9817), 721–8.

Mischley, L.K. (2012). *Lithium deficiency in Parkinson's Disease* (Doctoral dissertation). Retrieved from University of Washington.

Nieper, H. A. (1973). The clinical applications of lithium orotate. A two years study. *Agressologie, 14*(6), 407–411.

Pauze, D.K. & Brooks, D.E. (2007). Lithium toxicity from an internet dietary supplement. *Journal of Medical Toxicology, 3*(2), 61–2.

Sartori, H. E. (1986). Lithium orotate in the treatment of alcoholism and related conditions. *Alcohol, 3*(2), 97–100.

Schofer, J. & Schrauzer, G.N. (2011). Lithium and other elements in scalp hair of residents of Tokyo Prefecture as invesigational predictors of suicide risk. *Biological Trace Element Research, 144*(1–3), 418–25.

Schrauzer, G.N. & de Vroey, E. (1994). Effects of nutritional lithium supplementation on mood. A placebo-controlled study with former drug users. *Biological Trace Element Research, 40*(1), 89–101.

Schrauzer, G.N. (2002). Lithium: occurrence, dietary intakes, nutritional essentiality. *Journal of the American College of Nutrition, 21*(1), 14–21.

Smith, D.F. & Schou, M. (1979). Kidney function and lithium concentrations of rats given an injection of lithium orotate or lithium carbonate. *Journal of Pharmacology and Pharmacotherapeutics, 31*(3), 161–3.

Watts, D. L. (1990). Nutrient interrelationships: minerals, vitamins, endocrines. *Journal of Orthomolecular Medicine, 5*(1), 11–19.

5. Kapitel

Abou-Saleh, M. T., & Coppen, A. (1989). Serum and red blood cell folate in depression. *Acta Psychiatrica Scandinavica, 80*(1), 78–82.

Alia-Klein, N., Goldstein, R. Z., Kriplani, A., Logan, J., Tomasi, D., Williams, B., & … Fowler, J. S. (2008). Brain monoamine oxidase A activity predicts trait aggression. *The Journal Of Neuroscience, 28*(19), 5099–5104.

Andreazza, A. C., Anna, M. K., Frey, B. N., et al. (2008). Oxidative stress markers in bipolar disorder: A meta-analysis. *Journal Of Affective Disorders, 111*(2–3), 135- 144.

Basselin, M., Kim, H., Chen, M., Ma, K., Rapoport, S. I., Murphy, R. C., & Farias, S. E. (2010). Lithium modifies brain arachidonic and docosahexaenoic metabolism in rat lipopolysaccharide model of neuroinflammation. *Journal Of Lipid Research, 51*(5), 1049–1056.

Bearden, C. E., Thompson, P. M., Dutton, R. A., et al. (2008). Three-dimensional mapping of hippocampal anatomy in unmedicated and lithium-treated patients with bipolar disorder. *Neuropsychopharmacology, 33*(6), 1229–1238.

Beaulieu, J., Sotnikova, T. D., Yao, W., et al. (2004). Lithium antagonizes dopaminedependent behaviors mediated by an AKT/glycogen synthase kinase cascade. *Proceedings of the National Academy of Sciences of the United States of America,101*(14), 5099–104.

Bschor, T., Adli, M., Baethge, C., Eichmann, U., Ising, M., Uhr, M., & … Bauer, M. (2002). Lithium augmentation increases the ACTH and cortisol response in the combined DEX/CRH test in unipolar major depression. *Neuropsychopharmacology, 27*(3), 470–478.

Bschor, T., Baethge, C., Adli, M., Eichmann, U., Ising, M., Uhr, M., & … Bauer, M. (2003). Association between response to lithium augmentation and the combined DEX/CRH test in major depressive disorder. *Journal Of Psychiatric Research, 37*(2), 135–143.

Chen, G., Zeng, W. Z., Yuan, P. X., Huang, L. D., Jiang, Y. M., Zhao, Z. H., & Manji, H. K. (1999). The mood-stabilizing agents lithium and valproate robustly increase the levels of the neuroprotective protein bcl-2 in the CNS. *Journal Of Neurochemistry, 72*(2), 879–882.

Chenu, F., & Bourin, M. (2006). Potentiation of antidepressant-like activity with lithium: mechanism involved. *Current Drug Targets, 7*(2), 159–163.

Cheung, Z. H., & Ip, N. Y. (2011). Autophagy deregulation in neurodegenerative diseases – recent advances and future perspectives. *Journal Of Neurochemistry, 118*(3), 317.

Cui, J., Shao, L., Young, L., & Wang, J. (2007). Role of glutathione in neuroprotective effects of mood stabilizing drugs lithium and valproate. *Neuroscience, 144*(4), 1447–53.

Del'Guidice, T., & Beaulieu, J. (2015). Selective disruption of dopamine D2-

receptors/beta-arrestin2 signaling by mood stabilizers. *Journal Of Receptor And Signal Transduction Research, 35*(3), 224–232.

Dimauro, S., & Davidzon, G. (2005). Mitochondrial DNA and disease. *Annals Of Medicine, 37*(3), 222–232.

Dwivedi, T., & Zhang, H. (2015). Lithium-induced neuroprotection is associated with epigenetic modification of specific BDNF gene promoter and altered expression of apoptotic-regulatory proteins. *Frontiers In Neuroscience, 8*, 457.

Engel, T., Goni-Oliver, P., Lucas, J. J., Avila, J., & Hernandez, F. (2006). Chronic lithium administration to FTDP-17 tau and GSK-3beta overexpressing mice prevents tau hyperphosphorylation and neurofibrillary tangle formation, but pre-formed neurofibrillary tangles do not revert. *Journal Of Neurochemistry, 99*(6), 1445–55.

Fisar, Z., Hroudová, J., & Raboch, J. (2010). Inhibition of monoamine oxidase activity by antidepressants and mood stabilizers. *Neuro Endocrinology Letters, 31*(5), 645- 656.

Forester, B. P., Finn, C. T., Berlow, Y. A., Wardrop, M., Renshaw, P. F., & Moore, C. M. (2008). Brain lithium, N-acetyl aspartate and myo-inositol levels in older adults with bipolar disorder treated with lithium: a lithium-7 and proton magnetic resonance spectroscopy study. *Bipolar Disorders, 10*(6), 691–700.

Fukumoto, T., Morinobu, S., Okamoto, Y., Kagaya, A., & Yamawaki, S. (2001). Chronic lithium treatment increases the expression of brain-derived neurotrophic factor in the rat brain. *Psychopharmacology, 158*(1), 100–106.

Hamilton, A., Zamponi, G. W., & Ferguson, S. G. (2015). Glutamate receptors function as scaffolds for the regulation of β-amyloid and cellular prion protein signaling complexes. *Molecular Brain, 8*, 18.

Harwood, A. J. (2005). Lithium and bipolar mood disorder: The inositol-depletion hypothesis revisited. *Molecular Psychiatry, 10*(1), 117–126.

Hashimoto, R., Hough, C., Nakazawa, T., Yamamoto, T., & Chuang, D. (2002). Lithium protection against glutamate excitotoxicity in rat cerebral cortical neurons: involvement of NMDA receptor inhibition possibly by decreasing NR2B tyrosine phosphorylation. *Journal Of Neurochemistry, 80*(4), 589–597.

Hashimoto, R., Senatorov, V., Kanai, H., Leeds, P., & Chuang, D. (2003). Lithium stimulates progenitor proliferation in cultured brain neurons. *Neuroscience, 117*(1), 55–61.

Hooper, C., Killick, R., & Lovestone, S. (2008). The GSK3 hypothesis of Alzheimer's disease. *Journal Of Neurochemistry, 104*(6), 1433.

Jope, R. S., & Roh, M. (2006). Glycogen synthase kinase-3 (GSK3) in psychiatric diseases and therapeutic interventions. *Current Drug Targets, 7*(11), 1421–1434.

Kempton, M. J., Geddes, J. R., Ettinger, U., Williams, S. C., & Grasby, P. M. (2008). Meta-analysis, database, and meta-regression of 98 structural imaging studies in bipolar disorder. *Archives Of General Psychiatry, 65*(9), 1017–32.

Kim, J. S., Chang, M., Yu, I. T., Kim, J. H., Lee, S., Lee, Y., & Son, H. (2004). Lithium selectively increases neuronal differentiation of hippocampal neural progenitor cells both in vitro and in vivo. *Journal Of Neurochemistry, 89*(2), 324–336.

Lazzara, C. A., Riley, R. R., Rane, A., Andersen, J. K., & Kim, Y. (2015). The combination of lithium and l-Dopa/Carbidopa reduces MPTP-induced abnormal involuntary movements (AIMs) via calpain-1 inhibition in a mouse model: Relevance for Parkinson's disease therapy. *Brain Research, 1622*, 127–136.

Liechti, F. D., Stüdle, N., Theurillat, R., Grandgirard, D., Thormann, W., & Leib, S. L. (2014). The mood-stabilizer lithium prevents hippocampal apoptosis and improves spatial memory in experimental meningitis. *Plos One, 9*(11), e113607.

Leyhe, T., Eschweiler, G. W., Stransky, E., Gasser, T., Annas, P., Basun, H., & Laske, C. (2009). Increase of BDNF serum concentration in lithium treated patients with early Alzheimer's disease. *Journal Of Alzheimer's Disease, 16*(3), 649–656.

Manji, H. K., Moore, G. J., & Chen, G. (1999). Lithium at 50: Have the neuroprotective effects of this unique cation been overlooked? *Biological Psychiatry, 46*(7), 929- 940.

Mischley, L. (2012). Lithium deficiency in Parkinson's disease. University of Washington MPH thesis. Unpublished.

Moffett, J. R., Ross, B., Arun, P., Madhavarao, C. N., & Namboodiri, A. M. (2007). N-Acetylaspartate in the CNS: From neurodiagnostics to neurobiology. *Progress In Neurobiology, 81*(2), 89–131.

Moore, A. H., & O'Banion, M. (2002). Neuroinflammation and anti-inflammatory therapy for Alzheimer's disease. *Advanced Drug Delivery Reviews, 54*(12):1627- 56.

Nahman, S., Belmaker, R. H., & Azab, A. N. (2012). Effects of lithium on lipopolysaccharide-induced inflammation in rat primary glia cells. *Innate Immunity, 18*(3), 447–458.

Price, L. H., Charney, D. S., Delgado, P. L., & Heninger, G. R. (1990). Lithium and serotonin function: Implications for the serotonin hypothesis of depression. *Psychopharmacology, 100*(1), 3–12.

Ravikumar, B., Sarkar, S., Davies, J. E., Futter, M., Garcia-Arencibia, M., GreenThompson, Z. W., & … Rubinsztein, D. C. (2010). Regulation of mammalian autophagy in physiology and pathophysiology. *Physiological Reviews, 90*(4), 1383- 435.

Sarkar, S., Floto, R. A., Berger, Z., Imarisio, S., Cordenier, A., Pasco, M., & …

Rubinsztein, D. C. (2005). Lithium Induces Autophagy by Inhibiting Inositol Monophosphatase. *The Journal of Cell Biology, 170*(7), 1101–11.

Sassi, R. B., Nicoletti, M., Brambilla, P., Mallinger, A. G., Frank, E., Kupfer, D. J., & ... Soares, J. C. (2002). Increased gray matter volume in lithium-treated bipolar disorder patients. *Neuroscience Letters, 329*(2), 243–245.

Schrauzer, G. N., Shrestha, K. P., & Flores-Arce, M. F. (1992). Lithium in scalp hair of adults, students, and violent criminals. Effects of supplementation and evidence for interactions of lithium with vitamin B12 and with other trace elements. *Biological Trace Element Research,34*(2), 161–176.

Schöpfer, J., & Schrauzer, G. N. (2011). Lithium and other elements in scalp hair of residents of Tokyo Prefecture as investigational predictors of suicide risk. *Biological Trace Element Research, 144*(1–3), 418–425.

Shimohama, S. (2000). Apoptosis in Alzheimer's disease—an update. *Apoptosis, 5*(1), 9- 16.

Struewing, I. T., Barnett, C. D., Tang, T., & Mao, C. D. (2007). Lithium increases PGC-1alpha expression and mitochondrial biogenesis in primary bovine aortic endothelial cells. *FEBS Journal, 274*(11), 2749.

Tisman, G., Herbert, V., & Rosenblatt, S. (1973). Evidence that Lithium Induces Human Granulocyte Proliferation: Elevated Serum Vitamin B12 Binding Capacity in Vivo and Granulocyte Colony Proliferation in Vitro. *British Journal Of Haematology, 24*(6), 767.

Wada, A. (2009). Lithium and neuropsychiatric therapeutics: neuroplasticity via glycogen synthase kinase-3beta, beta-catenin, and neurotrophin cascades. *Journal Of Pharmacological Sciences, 110*(1), 14–28.

Walz, J. C., Frey, B. N., Andreazza, A. C., Ceresér, K. M., Cacilhas, A. A., Valvassori, S. S., & ... Kapczinski, F. (2008). Effects of lithium and valproate on serum and hippocampal neurotrophin-3 levels in an animal model of mania. *Journal Of Psychiatric Research, 42*(5), 416–421.

Wegener, G., Bandpey, Z., Heiberg, I. L., Mørk, A., & Rosenberg, R. (2003). Increased extracellular serotonin level in rat hippocampus induced by chronic citalopram is augmented by subchronic lithium: Neurochemical and behavioural studies in the rat. *Psychopharmacology, 166*(2), 188–194.

Yildiz-Yesiloglu, A., & Ankerst, D. P. (2006). Neurochemical alterations of the brain in bipolar disorder and their implications for pathophysiology: A systematic review of the in vivo proton magnetic resonance spectroscopy findings. *Progress In Neuropsychopharmacology & Biological Psychiatry, 30*(6), 969–95.

6. Kapitel

D'Addario, C., Dell'Osso, B., Palazzo, M. C., Benatti, B., Lietti, L., Cattaneo, E., & … Altamura, A. C. (2012). Selective DNA methylation of BDNF promoter in bipolar disorder: Differences among patients with BDI and BDII. *Neuropsychopharmacology, 37*(7), 1647–1655.

Dell'Osso, B., D'Addario, C., Carlotta Palazzo, M., Benatti, B., Camuri, G., Galimberti, D., & … Carlo Altamura, A. (2014). Epigenetic modulation of BDNF gene: differences in DNA methylation between unipolar and bipolar patients. *Journal of Affective Disorders, 166*, 330–333.

Dwivedi, T., & Zhang, H. (2015). Lithium-induced neuroprotection is associated with epigenetic modification of specific BDNF gene promoter and altered expression of apoptotic-regulatory proteins. *Frontiers In Neuroscience, 8*, 457.

Farah, R., Khamisy-Farah, R., Amit, T., Youdim, M. H., & Arraf, Z. (2013). Lithium's Gene Expression Profile, Relevance to Neuroprotection A cDNA Microarray Study. *Cellular And Molecular Neurobiology, 33*(3), 411.

Fatemi, S. H., Reutiman, T. J., & Folsom, T. D. (2009). The role of lithium in modulation of brain genes: relevance for aetiology and treatment of bipolar disorder. *Biochemical Society Transactions, 37*(Pt 5), 1090–1095.

Gropper, S. S., & Smith, J. S. (2012). *Advanced Nutrition and Human Metabolism*. 6th ed. Belmont, CA: Wadsworth Publishing.

Kasuya, J., Kaas, G., & Kitamoto, T. (2009). Effects of lithium chloride on the gene expression profiles in Drosophila heads. *Neuroscience Research, 6*(4), 413–420.

Kubota, T., Miyake, K., & Hirasawa, T. (2012). Epigenetic understanding of gene-environment interactions in psychiatric disorders: a new concept of clinical genetics. *Clinical Epigenetics, 4*(1), 1.

Labonte, B., Suderman, M., Maussion, G., Navaro, L., Yerko, V., Mahar, I., & … Turecki, G. (2012). Genome-wide epigenetic regulation by early-life trauma. *Archives of General Psychiatry, 69*(7), 722–731.

Labonte, B., Suderman, M., Maussion, G., Lopez, J. P., Navarro-Sánchez, L., Yerko, V., & … Turecki, G. (2013). Genome-wide methylation changes in the brains of suicide completers. *American Journal of Psychiatry, 170*(5), 511–520.

Lee, R. S., Pirooznia, M., Guintivano, J., Ly, M., Ewald, E. R., Tamashiro, K. L., & … Potash, J. B. (2015). Search for common targets of lithium and valproic acid identifies novel epigenetic effects of lithium on the rat leptin receptor gene. *Translational Psychiatry, 5*, e600.

Leyhe, T., Eschweiler, G. W., Stransky, E., Gasser, T., Annas, P., Basun, H., & Laske, C. (2009). Increase of BDNF serum concentration in lithium treated patients with early Alzheimer's disease. *Journal Of Alzheimer's Disease, 16*(3), 649–656.

Mostafavi Abdolmaleky, H. (2014). Horizons of psychiatric genetics and epigenetics: where are we and where are we heading?. *Iranian Journal Of Psychiatry And Behavioral Sciences, 8*(3), 1–10.

Simmons, D. (2008). Epigenetic influences and disease. *Nature Education, 1*(1), 6.

Schardt, D. (2013). Epigenetics: It's what turns you on… and off. *Nutrition Action Health Letter, 40*(6), 9–11.

Tobi, E. W., Goeman, J. J., Monajemi, R., Gu, H., Putter, H., Zhang, Y., & … Heijmans, B. T. (2014). DNA methylation signatures link prenatal famine exposure to growth and metabolism. *Nature Communications, 5*, 5592.

Tunca, Z., Ozerdem, A., Ceylan, D., Yalçın, Y., Can, G., Resmi, H., & … Kerim, D. (2014). Alterations in BDNF (brain derived neurotrophic factor) and GDNF (glial cell line-derived neurotrophic factor) serum levels in bipolar disorder: The role of lithium. *Journal Of Affective Disorders, 166*, 193–200.

7. Kapitel

Alzheimer's Association. (2015). Alzheimer's disease facts and figures. *Alzheimer's & Dementia: The Journal of the Alzheimer's Association, 11*(3), 332.

Chen, D. F., Schneider, G. E., Martinou, J., & Tonegawa, S. (1997). Bcl-2 promotes regeneration of severed axons in mammalian CNS. *Nature, 385*(6615), 434–439.

Chen, G., Zeng, W. Z., Yuan, P. X., Huang, L. D., Jiang, Y. M., Zhao, Z. H., & Manji, H. K. (1999). The mood-stabilizing agents lithium and valproate robustly increase the levels of the neuroprotective protein bcl-2 in the CNS. *Journal Of Neurochemistry, 72*(2), 879–882.

Cheung, Z. H., & Ip, N. Y. (2011). Autophagy deregulation in neurodegenerative diseases – recent advances and future perspectives. *Journal Of Neurochemistry, 118*(3), 317.

Devlin, H. (2015, July 22). Scientists find first drug that appears to slow Alzheimer's Disease. *The Guardian.* Retrieved from www.theguardian.com/science/2015/jul/22/scientists-find-first-drug-slowalzheimers-disease

Engel, T., Goni-Oliver, P., Lucas, J. J., Avila, J., & Hernandez, F. (2006). Chronic lithium administration to FTDP-17 tau and GSK-3beta overexpressing mice prevents tau hyperphosphorylation and neurofibrillary tangle formation, but pre-formed neurofibrillary tangles do not revert. *Journal Of Neurochemistry, 99*(6), 1445–55.

Forlenza, O. V., Diniz, B. S., Radanovic, M., Santos, F. S., Talib, L. L., & Gattaz, W. F. (2011). Disease modifying properties of long-term lithium treatment for amnestic mild cognitive impairment: Randomised controlled trial. *The British Journal Of Psychiatry, 198*(5), 351–356.

Hamilton, A., Zamponi, G. W., & Ferguson, S. G. (2015). Glutamate receptors function as scaffolds for the regulation of β-amyloid and cellular prion protein signaling complexes. *Molecular Brain, 8*, 18.

Hampel, H., Ewers, M., Bürger, K., Annas, P., Mörtberg, A., Bogstedt, A., & ... Basun, H. (2009). Lithium trial in Alzheimer's disease: A randomized, single-blind, placebo-controlled, multicenter 10-week study. *Journal Of Clinical Psychiatry, 70*(6), 922–931.

Harwood, A. J. (2005). Lithium and bipolar mood disorder: The inositol-depletion hypothesis revisited. *Molecular Psychiatry, 10*(1), 117–126.

Hashimoto, R., Hough, C., Nakazawa, T., Yamamoto, T., & Chuang, D. (2002). Lithium protection against glutamate excitotoxicity in rat cerebral cortical neurons: involvement of NMDA receptor inhibition possibly by decreasing NR2B tyrosine phosphorylation. *Journal Of Neurochemistry, 80*(4), 589–597.

Hooper, C., Killick, R., & Lovestone, S. (2008). The GSK3 hypothesis of Alzheimer's disease. *Journal Of Neurochemistry, 104*(6), 1433.

Jansen, W. J., Ossenkoppele, R., Knol, D. L., Tijms, B. M., Scheltens, P., Verhey, F. R., & Visser, P. J. (2015). Prevalence of cerebral amyloid pathology in persons without dementia: a meta-analysis. *JAMA, 313*(19), 1924–1938.

Jope, R. S., & Roh, M. (2006). Glycogen synthase kinase-3 (GSK3) in psychiatric diseases and therapeutic interventions. *Current Drug Targets, 7*(11), 1421–1434.

Kessing, L. V., Sondergard, L., Forman, J. L., & Andersen, P. K. (2008). Lithium treatment and risk of dementia. *Archives Of General Psychiatry, 65*(11), 1331.

Kessing, L. V., Forman, J. L., & Andersen, P. K. (2010). Does lithium protect against dementia?. *Bipolar Disorders, 12*(1), 87.

Langbaum, J. B., Fleisher, A. S., Chen, K., Ayutyanont, N., Lopera, F., Quiroz, Y. T., & ... Reiman, E. M. (2013). Ushering in the study and treatment of preclinical Alzheimer disease. *Nature Reviews Neurology, 9*(7), 371.

Liechti, F. D., Stüdle, N., Theurillat, R., Grandgirard, D., Thormann, W., & Leib, S. L. (2014). The mood-stabilizer lithium prevents hippocampal apoptosis and improves spatial memory in experimental meningitis. *Plos One, 9*(11), e113607.

Macdonald, A., Briggs, K., Poppe, M., Higgins, A., Velayudhan, L., & Lovestone, S. (2008). A feasibility and tolerability study of lithium in Alzheimer's disease. *International Journal Of Geriatric Psychiatry, 23*(7), 704–711.

Manji, H. K., Moore, G. J., & Chen, G. (1999). Lithium at 50: Have the neuroprotective effects of this unique cation been overlooked?. *Biological Psychiatry, 46*(7), 929- 940.

Nunes, M. A., Viel, T. A., & Buck, H. S. (2013). Microdose lithium treatment stabilized cognitive impairment in patients with Alzheimer's disease. *Current Alzheimer Research, 10*(1), 104–107.

Nunes, P. V., Forlenza, O. V., & Gattaz, W. F. (2007). Lithium and risk for Alzheimer's disease in elderly patients with bipolar disorder. *The British Journal Of Psychiatry, 190*, 359–360.

Sarkar, S., Floto, R. A., Berger, Z., Imarisio, S., Cordenier, A., Pasco, M., & ... Rubinsztein, D. C. (2005). Lithium Induces Autophagy by Inhibiting Inositol Monophosphatase. *The Journal of Cell Biology, 170*(7), 1101–11.

Shimohama, S. (2000). Apoptosis in Alzheimer's disease—an update. *Apoptosis*, 5(1), 9- 16.

Ravikumar, B., Sarkar, S., Davies, J. E., Futter, M., Garcia-Arencibia, M., GreenThompson, Z. W., & ... Rubinsztein, D. C. (2010). Regulation of mammalian autophagy in physiology and pathophysiology. *Physiological Reviews, 90*(4), 1383- 435.

Wada, A. (2009). Lithium and neuropsychiatric therapeutics: neuroplasticity via glycogen synthase kinase-3beta, beta-catenin, and neurotrophin cascades. *Journal Of Pharmacological Sciences, 110*(1), 14–28.

World Health Organization (WHO). (2015). *Facts and Figures: Dementia*. Retrieved from: www.who.int/mediacentre/factsheets/fs362/en

8. Kapitel

Andersen, J.K & Kim, H. (2013). *U.S. Patent No. 0017274*. Novato, CA: U.S. Patent and Trademark Office.

Bosco, D. A., Fowler, D. M., Zhang, Q., Nieva, J., Powers, E. T., Wentworth, P. J., & ... Kelly, J. W. (2006). Elevated levels of oxidized cholesterol metabolites in Lewy body disease brains accelerate alpha-synuclein fibrilization. *Nature Chemical Biology, 2*(5), 249–253.

Buck Institute. (2015). *Low dose lithium reduces side effects from most common treatment for Parkinson's disease*. Retrieved from www.buckinstitute.org/bucknews/low-dose-lithium-reduces-side-effects-most-common-treatment-parkinsonsdisease

Coffey, C. E., Ross, D. R., Ferren, E. L., Sullivan, J. L., & Olanow, C. W. (1982). Treatment of the "on-off" phenomenon in Parkinsonism with lithium carbonate. *Annals Of Neurology, 12*(4), 375–379.

Dalén, P., & Steg, G. (1973). Lithium and levodopa in parkinsonism. *Lancet, 1*(7809), 936–937.

de Vasconcellos, A. S., Nieto, F. B., Crema, L. M., Diehl, L. A., de Almeida, L. M., Prediger, M. E., & ... Dalmaz, C. (2006). Chronic lithium treatment has antioxidant properties but does not prevent oxidative damage induced by chronic variate stress. *Neurochemical Research, 31*(9), 1141–1151.

Dwivedi, T., & Zhang, H. (2015). Lithium-induced neuroprotection is associated with epigenetic modification of specific BDNF gene promoter and altered expression of apoptotic-regulatory proteins. *Frontiers In Neuroscience, 8*, 457.

Fukumoto, T., Morinobu, S., Okamoto, Y., Kagaya, A., & Yamawaki, S. (2001). Chronic lithium treatment increases the expression of brain-derived neurotrophic factor in the rat brain. *Psychopharmacology, 158*(1), 100–106.

Jope, R. S., & Roh, M. (2006). Glycogen synthase kinase-3 (GSK3) in psychiatric diseases and therapeutic interventions. *Current Drug Targets, 7*(11), 1421–1434.

Kim, Y., Rane, A., Lussier, S., & Andersen, J. K. (2011). Lithium protects against oxidative stressmediated cell death in α-synuclein-overexpressing in vitro and in vivo models of Parkinson's disease. *Journal Of Neuroscience Research, 89*(10), 1666- 1675.

Klein, C. & Westenberfer, A. (2012). Genetics of Parkinson's disease. *Cold Spring Harbor Perspectives in Medicine, 2*(1), a008888.

Kowal, S. L., Dall, T. M., Chakrabarti, R., Storm, M. V., & Jain, A. (2013). The current and projected economic burden of Parkinson's disease in the United States. *Movement Disorders, 28*(3), 311–318.

Lauterbach, E. C., Fontenelle, L. F., & Teixeira, A. L. (2012). The neuroprotective disease-modifying potential of psychotropics in Parkinson's disease. *Parkinson's Disease, 2012*, 753548.

Lazzara, C. A., & Yong-Hwan, K. (2015). Potential application of lithium in Parkinson's and other neurodegenerative diseases. *Frontiers In Neuroscience, 9*, 403.

Lazzara, C. A., Riley, R. R., Rane, A., Andersen, J. K., & Kim, Y. (2015). The combination of lithium and l-Dopa/Carbidopa reduces MPTP-induced abnormal involuntary movements (AIMs) via calpain-1 inhibition in a mouse model: Relevance for Parkinson's disease therapy. *Brain Research, 1622*, 127–136.

Leyhe, T., Eschweiler, G. W., Stransky, E., Gasser, T., Annas, P., Basun, H., & Laske, C. (2009). Increase of BDNF serum concentration in lithium treated patients with early Alzheimer's disease. *Journal Of Alzheimer's Disease, 16*(3), 649–656.

McCaul, J. A., & Stern, G. M. (1974). Letter: Lithium in Parkinson's disease. *Lancet, 1*(7866), 1117.

Mischley, L. (2012). Lithium deficiency in Parkinson's disease. University of Washington MPH thesis. Unpublished.

Mischley, L. (2014). The Role of Lithium in Neurological Health and Disease. *Journal Of Orthomolecular Medicine, 29*(3), 101.

Murphy, L. et al. (2015). Deaths: Final data for 2012. *Centers for Disease Control National Vital Statistics Reports, 63*(9), 1–118.

Nakabeppu, Y., Tsuchimoto, D., Yamaguchi, H., & Sakumi, K. (2007). Oxidative damage in nucleic acids and Parkinson's disease. *Journal Of Neuroscience Research, 85*(5), 919–934.

National Institutes of Health (NIH). (2015). *Levodopa and Carbidopa.* MedlinePlus. Retrieved from www.nlm.nih.gov/medlineplus/druginfo/meds/a601068.html

Quinn, N. & Marsden, C. D. (1986). Lithium for painful dystonia in Parkinson's disease. *Lancet, 1*(8494), 1377.

Ravikumar, B., Sarkar, S., Davies, J. E., Futter, M., Garcia-Arencibia, M., GreenThompson, Z. W., & ... Rubinsztein, D. C. (2010). Regulation of mammalian autophagy in physiology and pathophysiology. *Physiological Reviews, 90*(4), 1383- 435.

Scalzo, P., Kummer, A., Bretas, T. L., Cardoso, F., & Teixeira, A. L. (2010). Serum levels of brain-derived neurotrophic factor correlate with motor impairment in Parkinson's disease. *Journal Of Neurology, 257*(4), 540.

Sarkar, S., Floto, R. A., Berger, Z., Imarisio, S., Cordenier, A., Pasco, M., & ... Rubinsztein, D. C. (2005). Lithium Induces Autophagy by Inhibiting Inositol Monophosphatase. *The Journal of Cell Biology, 170*(7), 1101–11.

Tanner, C. M. (2011). Environmental factors and Parkinson's: What have we learned? *Parkinson's Disease Foundation Newsletter*. Spring 2011.

Thanvi, B., Lo, N., & Robinson, T. (2007). Levodopa-induced dyskinesia in Parkinson's disease: clinical features, pathogenesis, prevention and treatment. *Postgraduate Medical Journal, 83*(980), 384–388.

Van Woert, M. H., & Ambani, L. M. (1973). Lithium and levodopa in parkinsonism. *Lancet, 1*(7816), 1390–1391.

9. Kapitel

Baldessarini, R. J., & Tondo, L. (2000). Does lithium treatment still work? Evidence of stable responses over three decades. *Archives Of General Psychiatry, 57*(2), 187- 190.

Basselin, M., Kim, H., Chen, M., Ma, K., Rapoport, S. I., Murphy, R. C., & Farias, S. E. (2010). Lithium modifies brain arachidonic and docosahexaenoic metabolism in rat lipopolysaccharide model of neuroinflammation. *Journal Of Lipid Research, 51*(5), 1049–1056.

Bauer, M., Adli, M., Baethge, C., Berghöfer, A., Sasse, J., Heinz, A., & Bschor, T. (2003). Lithium augmentation therapy in refractory depression: Clinical evidence and neurobiological mechanisms. *The Canadian Journal Of Psychiatry, 48*(7), 440–446.

Bauer, M., Adli, M., Bschor, T., Pilhatsch, M., Pfennig, A., Sasse, J., & ... Lewitzka, U. (2010). Lithium's emerging role in the treatment of refractory major depressive episodes: Augmentation of antidepressants. *Neuropsychobiology, 62*(1), 36–42.

Benros, M. E., Waltoft, B. L., Nordentoft, M., Østergaard, S. D., Eaton, W. W., Krogh, J., & Mortensen, P. B. (2013). Autoimmune diseases and severe infections as risk factors for mood disorders: A nationwide study. *JAMA Psychiatry, 70*(8), 812–820.

Blanco, C., Laje, G., Olfson, M., Marcus, S. C., & Pincus, H. A. (2002). Trends in the treatment of bipolar disorder by outpatient psychiatrists. *American Journal of Psychiatry, 159*(6). 1005.

Blume, J., Douglas, S. D., & Evans, D. L. (2011). Immune suppression and immune activation in depression. *Brain Behavior And Immunity, 25*(2), 221.

Boufidou, F., Nikolaou, C., Alevizos, B., Liappas, I. A., & Christodoulou, G. N. (2004). Cytokine production in bipolar affective disorder patients under lithium treatment. *Journal Of Affective Disorders, 82*(2), 309–313.

Bschor, T., Adli, M., Baethge, C., Eichmann, U., Ising, M., Uhr, M., & ... Bauer, M. (2002). Lithium augmentation increases the ACTH and cortisol response in the combined DEX/CRH test in unipolar major depression. *Neuropsychopharmacology, 27*(3), 470–478.

Bschor, T., Baethge, C., Adli, M., Eichmann, U., Ising, M., Uhr, M., & ... Bauer, M. (2003). Association between response to lithium augmentation and the combined DEX/CRH test in major depressive disorder. *Journal Of Psychiatric Research, 37*(2), 135–143.

Chenu, F., & Bourin, M. (2006). Potentiation of antidepressant-like activity with lithium: mechanism involved. *Current Drug Targets, 7*(2), 159–163.

Crossley, N. A., & Bauer, M. (2007). Acceleration and augmentation of antidepressants with lithium for depressive disorders: Two meta-analyses of randomized, placebocontrolled trials. *Journal Of Clinical Psychiatry, 68*(6), 935–940.

Davis, J.M. (2006). Lithium maintenance of unipolar depression. In: *Lithium in Neuropsychiatry: The Comprehensive Guide*, Bauer, M., Grof, P., Müller-Oerlinghausen, B. (eds), Abingdon, UK: Informa UK Ltd, pp. 99–108.

Dé Montigny, C., Grunberg, F., Mayer, A., & Deschenes, J. (1981). Lithium Induces Rapid Relief of Depression in Tricyclic Antidepressant Drug Non-Responders. *British Journal Of Psychiatry, 138*, 252–256.

Dowlati, Y., Herrmann, N., Swardfager, W., Liu, H., Sham, L., Reim, E. K., & Lanctôt, K. L. (2010). A meta-analysis of cytokines in major depression. *Biological Psychiatry, 67*(5), 446–457.

Fenn, H. H., Robinson, D. p., Luby, V., Dangel, C., Buxton, E., Beattie, M., & ... Yesavage, J. A. (1996). Trends in pharmacotherapy of schizoaffective and bipolar affective disorders: a 5-year naturalistic study. *American Journal of Psychiatry, 153*(5). 711.

Gaynes, B. N., Rush, A. J., Trivedi, M. H., Wisniewski, S. R., Spencer, D., & Fava, M. (2008). The STAR*D study: treating depression in the real world. *Cleveland Clinic Journal Of Medicine, 75*(1), 57–66.

Gogtay, N., Ordonez, A., Herman, D. H., Hayashi, K. M., Greenstein, D.,

Vaituzis, C., & ... Rapoport, J. L. (2007). Dynamic Mapping of Cortical Development before and after the Onset of Pediatric Bipolar Illness. *Journal Of Child Psychology And Psychiatry, 48*(9), 852–862.

Gotlib, I. H., & Hamilton, J. P. (2008). Neuroimaging and Depression: Current Status and Unresolved Issues. *Current Directions in Psychological Science, 17*(2), 159.

Jope, R. S., & Roh, M. (2006). Glycogen synthase kinase-3 (GSK3) in psychiatric diseases and therapeutic interventions. *Current Drug Targets, 7*(11), 1421–1434.

Kapusta, N. D., & König, D. (2015). Naturally occurring low-dose lithium in drinking water. The *Journal Of Clinical Psychiatry, 76*(3), e373-e374.

Hirschfeld, R.M.A. (2005). *Guideline watch: Practice guideline for the treatment of patient with bipolar disorder.* Arlington, VA: American Psychiatric Association. pp. 1–9.

Kempton, M. J., Geddes, J. R., Ettinger, U., Williams, S. C., & Grasby, P. M. (2008). Meta-analysis, database, and meta-regression of 98 structural imaging studies in bipolar disorder. *Archives Of General Psychiatry, 65*(9), 1017–32.

Klein, P. S., & Melton, D. A. (1996). A Molecular Mechanism for the Effect of Lithium on Development. *Proceedings of the National Academy of Sciences of the United States of America, 93*(16). 8455–9.

Liu, Y., Ho, R. C., & Mak, A. (2012). Review: Interleukin (IL)-6, tumour necrosis factor alpha (TNF-α) and soluble interleukin-2 receptors (sIL-2R) are elevated in patients with major depressive disorder: A meta-analysis and meta-regression. *Journal Of Affective Disorders, 139*(3), 230–239.

Lowe, J. (2015, June 28). ‚I Don't Believe in God, but I Believe in Lithium'. *The New York Times Magazine*, pp. 54.

Malhi, G., & Goodwin, G. (2007). The rise and fall of mood stabilizers. *Australian & New Zealand Journal Of Psychiatry, 41*(10), 779–783.

Maes, M., Bosmans, E., Suy, E., Vandervorst, C., DeJonckheere, C., & Raus, J. (1991). Depression-related disturbances in mitogen-induced lymphocyte responses and interleukin-1 beta and soluble interleukin-2 receptor production. *Acta Psychiatrica Scandinavica, 84*(4), 379–386.

Mischley, L. (2014). The Role of Lithium in Neurological Health and Disease. *Journal Of Orthomolecular Medicine, 29*(3), 101.

McKnight R.F., Adida, M., Budge, K., et al. (2012). Lithium toxicity profile: a systematic review and meta-analysis. *Lancet, 379*(9817), 721–8.

Nahman, S., Belmaker, R. H., & Azab, A. N. (2012). Effects of lithium on lipopolysaccharide-induced inflammation in rat primary glia cells. *Innate Immunity, 18*(3), 447–458.

National Institute of Mental Health & National Institute of Health (NIMH/NIH). (1985). Mood disorders: pharmacologic prevention of recurrences. Consensus Development Panel. *The American Journal of Psychiatry, 142*(4), 469–476.

Price, L. H., Charney, D. S., Delgado, P. L., & Heninger, G. R. (1990). Lithium and serotonin function: Implications for the serotonin hypothesis of depression. *Psychopharmacology, 100*(1), 3–12.

Potash, J., Toolan, J., Steele, J., Miller, E., Pearl, J., Zandi, P., & … McMahon, F. (2007). The bipolar disorder phenome database: a resource for genetic studies. *American Journal Of Psychiatry, 164*(8), 1229–1237.

Shorter, E. (2009). The history of lithium therapy. *Bipolar Disorders, 11*(Suppl. 2), 4–9.

Simhandl, C. European Psychiatric Association (EPA) 23rd Congress. Abstract 0181. Presented March 29, 2015.

Schrauzer, G. N., & deVroey, E. (1994). Effects of nutritional lithium supplementation on mood. A placebo-controlled study with former drug users. *Biological Trace Element Research, 40*(1), 89–101.

Severus, E., Taylor, M., Sauer, C., Pfennig, A., Ritter, P., Bauer, M., & Geddes, J. (2014). Lithium for prevention of mood episodes in bipolar disorders: systematic review and meta-analysis. *International Journal Of Bipolar Disorders, 2*(1), 1–17.

Smith, L. A., Cornelius, V., Warnock, A., Bell, A., & Young, A. H. (2007). Effectiveness of mood stabilizers and antipsychotics in the maintenance phase of bipolar disorder: A systematic review of randomized controlled trials. *Bipolar Disorders, 9*(4), 394–412.

Souza, F., & Goodwin, G. (1991). Lithium treatment and prophylaxis in unipolar depression: a meta-analysis. *British Journal of Psychiatry, 158,* 666–75.

Sugawara, H., Sakamoto, K., Harada, T., & Ishigooka, J. (2010). Predictors of efficacy in lithium augmentation for treatment-resistant depression. *Journal Of Affective Disorders, 125*(1–3), 165–8.

Thase, M. E., & Sachs, G. S. (2000). Therapeutic approach: Bipolar depression: pharmacotherapy and related therapeutic strategies. *Biological Psychiatry, 48*(6), 558- 572.

World Health Organization (WHO). (2015). *Depression fact sheet.* Retrieved from www.who.int/mediacentre/factsheets/fs369/en

Young, A. H., & Hammond, J. M. (2007). Lithium in mood disorders: Increasing evidence base, declining use?. *The British Journal Of Psychiatry, 191*(6), 474–476.

10. Kapitel

Ahearn, E., Chen, P., Hertzberg, M., et al. (2013). Suicide attempts in veterans with bipolar disorder during treatment with lithium, divalproex, and atypical antipsychotics. *Journal Of Affective Disorders, 145*(1), 77–82.

Akbarian, S., & Halene, T. (2013). The Neuroepigenetics of Suicide. *The American Journal of Psychiatry, 170*(5), 462–465.

Aleman, A., & Denys, D. (2014). A road map for suicide research and prevention. *Nature, 509*(7501), 421–423.

Baldessarini, R. J., Tondo, L., Davis, P., Pompili, M., Goodwin, F. K., & Hennen, J. (2006). Decreased risk of suicides and attempts during long-term lithium treatment: a meta-analytic review. *Bipolar Disorders, 8*(5 Pt 2), 625–39.

Borges, G., Nock, M. K., Haro Abad, J. M., Hwang, I., Sampson, N. A., Alonso, J., & … Kessler, R. C. (2010). Twelve-month prevalence of and risk factors for suicide attempts in the World Health Organization World Mental Health Surveys. *Journal Of Clinical Psychiatry, 71*(12), 1617–1628.

Blüml, V., Regier, M. D., Hlavin, G., Rockett, I. R., König, F., Vyssoki, B., & … Kapusta, N. D. (2013). Lithium in the public water supply and suicide mortality in Texas. *Journal Of Psychiatric Research, 47*(3), 407–411.

Cipriani, A., Hawton, K., Stockton, S., & Geddes, J. R. (2013). Lithium in the prevention of suicide in mood disorders: Updated systematic review and meta-analysis. *BMJ: British Medical Journal, 346*, 1–13.

Comai, S., Tau, M., Pavlovic, Z., & Gobbi, G. (2012). The psychopharmacology of aggressive behavior: a translational approach: part 2: clinical studies using atypical antipsychotics, anticonvulsants, and lithium. *Journal Of Clinical Psychopharmacology, 32*(2), 237–260.

Guzzetta, F., Tondo, L., Centorrino, F., & Baldessarini, R. J. (2007). Lithium treatment reduces suicide risk in recurrent major depressive disorder. *The Journal Of Clinical Psychiatry, 68*(3), 380–383.

Hanus, K., & Zapletálek, M. (1984). [Suicidal activity of patients with affective disorders during the preventive use of lithium]. *Ceskoslovenská Psychiatrie, 80*(2), 97–100.

U.S. Department of Health and Human Services (HHS). (2012, September). *2012 National Strategy for Suicide Prevention: Goals and Objectives for Action.* Office of the Surgeon General and National Action Alliance for Suicide Prevention. Washington, DC: HHS.

Kapusta, N. D., Mossaheb, N., Etzersdorfer, E., Hlavin, G., Thau, K., Willeit, M., & … Leithner-Dziubas, K. (2011). Lithium in drinking water and suicide mortality. *The British Journal Of Psychiatry, 198*(5), 346–350.

Kovacsics, C. E., Gottesman, I. I., & Gould, T. D. (2009). Lithium's antisuicidal efficacy: elucidation of neurobiological targets using endophenotype strategies. *Annual Review Of Pharmacology And Toxicology, 49*, 175–198.

Labonte, B., Suderman, M., Maussion, G., Lopez, J. P., Navarro-Sánchez, L., Yerko, V., & ... Turecki, G. (2013). Genome-wide methylation changes in the brains of suicide completers. *American Journal of Psychiatry, 170*(5), 511–520.

Lauterbach, E., Felber, W., Müller-Oerlinghausen, B., Ahrens, B., Bronisch, T., Meyer, T., & ... Hohagen, F. (2008). Adjunctive lithium treatment in the prevention of suicidal behaviour in depressive disorders: A randomised, placebo-controlled, 1-year trial. *Acta Psychiatrica Scandinavica, 118*(6), 469–479.

Mandelli, L., Carli, V., Serretti, A., & Sarchiapone, M. (2011). Suicidal behavior: genes, environmental stress and temperamental traits. *Suicidologi, 16*(2), 18–26.

Müller-Oerlinghausen, B., Berghöfer, A., & Ahrens, B. (2003). The antisuicidal and mortality-reducing effect of lithium prophylaxis: Consequences for guidelines in clinical psychiatry. *The Canadian Journal Of Psychiatry, 48*(7), 433–439.

Ohgami, H., Terao, T., Shiotsuki, I., Ishii, N., & Iwata, N. (2009). Lithium levels in drinking water and risk of suicide. *British Journal of Psychiatry, 194*(5), 464–5.

Perils, R. H., Huang, J., Purcell, S., Fava, M., Rush, A. J., Sullivan, P. F., & ... Smoller, J. W. (2010). Genome-wide association study of suicide attempts in mood disorder patients. *American Journal of Psychiatry, 167*(12), 1499.

Pompili, M., Mancinelli, I., Girardi, P., Ruberto, A., & Tatarelli, R. (2004). Suicide in anorexia nervosa: A meta-analysis. *The International Journal Of Eating Disorders, 36*(1), 99–103.

Schrauzer, G.N. & Shrestha, K.P. (1990). Lithium in drinking water and the incidences of crimes, suicides, and arrests related to drug addictions. *Biological Trace Elements Research, 25*(2), 105–13.

Tondo, L., Hennen, J., & Baldessarini, R. J. (2001). Lower suicide risk with long-term lithium treatment in major affective illness: A meta-analysis. *Acta Psychiatrica Scandinavica, 104*(3), 163–172.

Tondo, L., & Baldessarini, R. J. (2014). Reduction of suicidal behavior in bipolar disorder patients during long-term treatment with lithium. In S. H. Koslow, P. Ruiz, C. B. Nemeroff, S. H. Koslow, P. Ruiz, C. B. Nemeroff (Eds.), *A concise guide to understanding suicide: Epidemiology, pathophysiology, and prevention*. New York, NY, US: Cambridge University Press. pp. 217–228.

11. Kapitel

Alia-Klein, N., Goldstein, R. Z., Kriplani, A., Logan, J., Tomasi, D., Williams, B., & … Fowler, J. S. (2008). Brain monoamine oxidase A activity predicts trait aggression. *The Journal Of Neuroscience, 28*(19), 5099–5104.

Brown, G. L., Goodwin, F. K., & Bunney, W. J. (1982). Human aggression and suicide: their relationship to neuropsychiatric diagnoses and serotonin metabolism. *Advances In Biochemical Psychopharmacology, 34*, 287–307.

Campbell, M., Small, A. M., Green, W. H., Jennings, S. J., Perry, R., Bennett, W. G., & Anderson, L. (1984). Behavioral efficacy of haloperidol and lithium carbonate. A comparison in hospitalized aggressive children with conduct disorder. *Archives Of General Psychiatry, 41*(7), 650–656.

Campbell, M., Adams, P. B., Small, A. M., Kafantaris, V., Silva, R. R., Shell, J., & … Overall, J. E. (1995). Lithium in hospitalized aggressive children with conduct disorder: a double-blind and placebo-controlled study. *Journal Of The American Academy Of Child And Adolescent Psychiatry, 34*(4), 445.

Dawson, E. B., Moore, T. D., & McGanity, W. J. (1970). The mathematical relationship of drinking water lithium and rainfall to mental hospital admission. *Diseases Of The Nervous System, 31*(12), 811–820.

DeLong, R. G., & Aldershof, A. L. (1987). Long-term experience with lithium treatment in childhood: Correlation with clinical diagnosis. *Journal Of The American Academy Of Child & Adolescent Psychiatry, 26*(3), 389–394.

Dickstein, D. P. (2015). The path to somewhere: Moving toward a better biological understanding of irritability. *The American Journal Of Psychiatry, 172*(7), 603–605. de Prado-Lima, P., Knijnik, L., Juruena, M., & Padilla, A. (2001). Lithium reduces maternal child abuse behaviour: a preliminary report. *Journal Of Clinical Pharmacy & Therapeutics, 26*(4), 279–282.

Ford, E. (2015). First-episode psychosis in the criminal justice system: Identifying a critical intercept for early intervention. *Harvard Review Of Psychiatry, 23*(3), 167- 175.

Frazzetto, G., Di Lorenzo, G., Carola, V., Proietti, L., Sokolowska, E., Siracusano, A., & … Troisi, A. (2007). Early trauma and increased risk for physical aggression during adulthood: the moderating role of MAOA genotype. *Plos One, 2*(5), e486.

Giotakos, O., Nisianakis, P., Tsouvelas, G., & Giakalou, V.V. (2013). Lithium in the public water supply and suicide mortality in Greece. *Biological Trace Elements Research, 156*(1–3), 376–9.

Hoptman, M.J., Volavka, J., Johnson, G., Weiss, E., Bilder, R.M., & Lim, K.O. (2002) Frontal white matter microstructure, aggression, and impulsivity in men with schizophrenia: a preliminary study. *Biological Psychiatry*, 52(1):9–14.

Kabacs, N., Memon, A., Obinwa, T., Stochl, J., & Perez, J. (2011). Lithium in drinking water and suicide rates across the East of England. *British Journal of Psychiatry, 198*(5), 406–7.

Kapusta, N. D., & König, D. (2015). Naturally occurring low-dose lithium in drinking water. The *Journal Of Clinical Psychiatry, 76*(3), e373-e374.

Kapusta, N. D., Mossaheb, N., Etzersdorfer, E., Hlavin, G., Thau, K., Willeit, M., & ... Leithner-Dziubas, K. (2011). Lithium in drinking water and suicide mortality. *The British Journal Of Psychiatry, 198*(5), 346–350.

Kim-Cohen, J., Caspi, A., Taylor, A., Williams, B., Newcombe, R., Craig, I. W., & Moffitt, T. E. (2006). MAOA, maltreatment, and gene-environment interaction predicting children's mental health: New evidence and a meta-analysis. *Molecular Psychiatry, 11*(10), 903–913.

Leibenluft, E., Cohen, P., Gorrindo, T., Brook, J. S., & Pine, D. S. (2006). Chronic versus episodic irritability in youth: a community-based longitudinal study of clinical and diagnostic associations. *Journal Of Child And Adolescent Psychopharmacology, 16*(4), 456–466.

Malone, R. P., Luebbert, J., Pena-Ariet, M., Biesecker, K., & Delaney, M. A. (1994). The Overt Aggression Scale in a study of lithium in aggressive conduct disorder. *Psychopharmacology Bulletin, 30*(2), 215–218.

Malone, R. P., Delaney, M. A., Leubbert, J. F., Cater, J., & Campbell, M. (2000). A double-blind placebo-controlled study of lithium in hospitalized aggressive children and adolescents with conduct disorder. *Archives Of General Psychiatry, 57*(7), 649–654.

Masi, G., Milone, A., Manfredi, A., Pari, C., Paziente, A., & Millepiedi, S. (2009). Effectiveness of lithium in children and adolescents with conduct disorder: a retrospective naturalistic study. *CNS Drugs, 23*(1), 59.

Pappadopulos, E., Woolston, S., Chait, A., Perkins, M., Connor, D. F., & Jensen, P. S. (2006). Pharmacotherapy of aggression in children and adolescents: Efficacy and effect size. *Journal Of The Canadian Academy Of Child And Adolescent Psychiatry,15*(1), 27–39.

Parsey, R. (2009). Understanding the mechanism of action of lithium and the pathophysiology of bipolar disorder with molecular imaging of the serotonin system. *TheDana Foundation.*

Perlis, R. H., Huang, J., Purcell, S., Fava, M., Rush, A. J., Sullivan, P. F., & ... Smoller, J. W. (2010). Genome-wide association study of suicide attempts in mood disorder patients. The American Journal of Psychiatry, 167(12), 1499–1507.

Perou, R., Bitsko, R. H., Blumberg, S. J., Pastor, P., Ghandour, R. M., Gfroerer, J. C., & ... Huang, L. N. (2013). Mental health surveillance among children—United States, 2005–2011. *Morbidity And Mortality Weekly Report Surveillance Summaries (Washington, D.C.: 2002), 62*(Suppl 2), 1–35.

Peterson, B. S., Zhang, H., Santa Lucia, R., King, R. A., & Lewis, M. (1996). Risk factors for presenting problems in child psychiatric emergencies.

Journal Of The American Academy Of Child And Adolescent Psychiatry, 35(9), 1162–1173.

Tupin, J. P., Smith, D. B., Clanon, T. L., Kim, L. I., Nugent, A., & Groupe, A. (1973). The long-term use of lithium in aggressive prisoners. *Comprehensive Psychiatry, 14*(4), 311–317.

Roberson-Nay, R., Leibenluft, E., Brotman, M. A., Myers, J., Larsson, H., Lichtenstein, P., & Kendler, K. S. (2015). Longitudinal stability of genetic and environmental influences on irritability: From childhood to young adulthood. *The American Journal Of Psychiatry, 172*(7), 657–664.

Schrauzer, G. N., & deVroey, E. (1994). Effects of nutritional lithium supplementation on mood. A placebo-controlled study with former drug users. *Biological Trace Element Research, 40*(1), 89–101.

Schrauzer, G.N. & Shrestha, K.P. (1990). Lithium in drinking water and the incidences of crimes, suicides, and arrests related to drug addictions. *Biological Trace Elements Research, 25*(2), 105–13.

Schrauzer, G. N., Shrestha, K. P., & Flores-Arce, M. F. (1992). Lithium in scalp hair of adults, students, and violent criminals. Effects of supplementation and evidence for interactions of lithium with vitamin B12 and with other trace elements. *Biological Trace Element Research,34*(2), 161–176.

Sheard, M. H. (1975). Lithium in the treatment of aggression. *Journal Of Nervous And Mental Disease, 160*(2), 108–118.

Sheard, M. H., Marini, J. L., Bridges, C. I., & Wagner, E. (1976). The effect of lithium on impulsive aggressive behavior in man. *The American Journal Of Psychiatry, 133*(12), 1409–1413.

Snaith, R. P., & Taylor, C. M. (1985). Irritability: Definition, Assessment and Associated Factors. *British Journal Of Psychiatry, 147,* 127.

Stanley, B, Molcho, A, Stanley, M, Winchel, R, Gameroff, M J, Parsons, B, & Mann, J J. (2000). Association of aggressive behavior with altered serotonergic function in patients who are not suicidal. *The American Journal of Psychiatry, 157*(4), 609–14.

Stringaris, A., Cohen, P., Pine, D. S., & Leibenluft, E. (2009). Adult outcomes of youth irritability: a 20-year prospective community-based study. *American Journal of Psychiatry, 166*(9),1048.

Sugawara, N., Yasui-Furukori, N., Ishii, N., Iwata, N., & Terao, T. (2013). Lithium in tap water and suicide mortality in Japan. *International Journal Of Environmental Research And Public Health, 10*(11), 6044–6048.

12. Kapitel

Angrist, B., & Gershon, S. (1979). Variable attenuation of amphetamine effects by lithium. *The American Journal Of Psychiatry, 136*(6), 806–810.

Blum, K., Cull, J. G., Braverman, E. R., & Comings, D. E. (1996). Reward Deficiency Syndrome. *American Scientist, 84*(2), 132–145.

Blum, K., Oscar-Berman, M., Giordano, J., Downs, B., Simpatico, T., Han, D., & Femino, J. (2012). Neurogenetic Impairments of Brain Reward Circuitry Links to Reward Deficiency Syndrome (RDS): Potential Nutrigenomic Induced Dopaminergic Activation. *Journal Of Genetic Syndromes & Gene Therapy, 3*(4), 1000e115.

Boland, F. J., Mellor, C. S., & Revusky, S. (1978). Chemical aversion treatment of alcoholism: Lithium as the aversive agent. *Behaviour Research And Therapy, 16*(6), 401–409.

Chaim, C. H., Nazar, B. P., Hollander, E., & Lessa, J. M. (2014). Pathological gambling treated with lithium: The role of assessing temperament. *Addictive Behaviors, 39*(12), 1911–1913.

Clark, D. C., & Fawcett, J. (1989). Does lithium carbonate therapy for alcoholism deter relapse drinking?. *Recent Developments In Alcoholism, 7*, 315–328.

Cronson, A. J., & Flemenbaum, A. (1978). Antagonism of cocaine highs by lithium. *The American Journal Of Psychiatry, 135*(7), 856–857.

Dawson, E. B., Moore, T. D., & McGanity, W. J. (1970). The mathematical relationship of drinking water lithium and rainfall to mental hospital admission. *Diseases Of The Nervous System, 31*(12), 811–820.

Dorus, W., Ostrow, D. G., Anton, R., Cushman, P., Collins, J. F., Schaefer, M., & … Sather, M. R. (1989). Lithium treatment of depressed and nondepressed alcoholics. *JAMA, 262*(12), 1646–52.

Fawcett, J., Kravitz, H. M., McGuire, M., Easton, M., Ross, J., Pisani, V., & … Teas, G. (2000). Pharmacological treatments for alcoholism: Revisiting lithium and considering buspirone. *Alcoholism: Clinical And Experimental Research, 24*(5), 666- 674.

Flemenbaum, A. (1974). Does lithium block the effects of amphetamine? A report of three cases. *The American Journal of Psychiatry, 131*(7), 820–1.

Gawin, F. H., & Kleber, H. D. (1984). Cocaine abuse treatment: Open pilot trial with desipramine and lithium carbonate. *Archives Of General Psychiatry, 41*(9), 903- 909.

Geller, B., Cooper, T. B., Sun, K., Zimerman, B., Frazier, J., Williams, M., & Heath, J. (1998). Double-blind and placebo-controlled study of lithium for adolescent bipolar disorders with secondary substance dependency. *Journal Of The American Academy Of Child And Adolescent Psychiatry, 37*(2), 171.

Giotakos, O., Nisianakis, P., Tsouvelas, G., & Giakalou, V.V. (2013). Lithium in the public water supply and suicide mortality in Greece. *Biological Trace Elements Research, 156*(1–3), 376–9.

Gold, M. S., & Byck, R. (1978). Endorphins, lithium, and naloxone: their relationship to pathological and drug-induced manic-euphoric states. *NIDA Research Monograph,* (19), 192–209.

Hollander, E., Pallanti, S., Allen, A., Sood, E., & Rossi, N. (2005). Does sustainedrelease lithium reduce impulsive gambling and affective instability versus placebo in pathological gamblers with bipolar spectrum disorders? *American Journal Of Psychiatry, 162*(1), 137–145.

Huey, L., Janowsky, D., Judd, L., Abrams, A., Parker, D., & Clopton, P. (1981). Effects of lithium carbonate on methylphenidate-induced mood, behavior, and cognitive processes. *Psychopharmacology, 73*(2), 161.

Judd, L. L., et al. (1979). Ethanol-lithium interaction in alcoholics. In: D. W. Goodwin and C. K. Erikson (eds), *Alcoholism and Affective Disorders,* New York, NY: Spectrum, pp. 109–135.

Kapusta, N. D., Mossaheb, N., Etzersdorfer, E., et al. (2011). Lithium in drinking water and suicide mortality. *The British Journal Of Psychiatry, 198*(5), 346–350.

Kline, N. S., Wren, J. C., Cooper, T. B., Varga, E., & Canal, O. (1974). Evaluation of lithium therapy in chronic and periodic alcoholism. *The American Journal Of The Medical Sciences, 268*(1), 15–22.

Mandell, A., & Knapp, S. (1976). A Neurobiological Model for the Symmetrical Prophylactic Action of Lithium in Bipolar Affective Disorder. *Pharmakopsychiatrie, Neuro-Psychopharmakologie, 9*(3), 116.

McMillan, T. (1981). Lithium and the Treatment of Alcoholism: A Critical Review. *British Journal Of Addiction, 76*(2), 245–258.

Merry, J., Reynolds, C. M., Bailey, J., & Coppen, A. (1976). Prophylactic treatment of alcoholism by lithium carbonate. A controlled study. *Lancet, 1*(7984), 481–482.

National Institute on Alcohol Abuse and Alcoholism (NIAAA). (2015). *Alcohol facts and statistics.* Retrieved from www.niaaa.nih.gov/alcohol-health/overview-alcoholconsumption/alcohol-facts-and-statistics

National Institute on Drug Abuse (NIDA). (2011). *DrugFacts: Comorbity: Addiction and Other Mental Health Disorders.* National Institutes of Health. Retrieved from www.drugabuse.gov/publications/drugfacts/comorbidity-addiction-other-mental-disorders

National Institute on Drug Abuse (NIDA). (2014). *Drugs, Brains, and Behavior: The Science of Addiction.* National Institutes of Health. Retrieved from www.drugabuse.gov/publications/drugs-brains-behavior-scienceaddiction/treatment-recovery

National Institute on Drug Abuse (NIDA). (2015). *Trends and statistics.* National Institutes of Health. Retrieved from www.drugabuse.gov/related-topics/trendsstatistics

Pallanti, S., Quercioli, L., Sood, E., & Hollander, E. (2002). Lithium and valproate treatment of pathological gambling: a randomized single-blind study. *The Journal Of Clinical Psychiatry, 63*(7), 559–564.

Schrauzer, G. N., & deVroey, E. (1994). Effects of nutritional lithium supplementation on mood. A placebo-controlled study with former drug users. *Biological Trace Element Research,40*(1), 89–101.

Schrauzer, G.N. & Shrestha, K.P. (1990). Lithium in drinking water and the incidences of crimes, suicides, and arrests related to drug addictions. *Biological Trace Elements Research, 25*(2), 105–13.

Sonne, S., & Brady, K. (2002). Bipolar disorder and alcoholism. *Alcohol Research & Health, 26*(2), 103–108.

Sugawara, N., Yasui-Furukori, N., Ishii, N., Iwata, N., & Terao, T. (2013). Lithium in tap water and suicide mortality in Japan. *International Journal Of Environmental Research And Public Health, 10*(11), 6044–6048.

Substances Abuse and Mental Health Service Administration (SAMSHA). (2015). *Alcohol, tobacco and other drugs.* Retrieved from www.samhsa.gov/topics/alcoholtobacco-other-drugs

Tolliver, B. K., & Anton, R. F. (2015). Assessment and treatment of mood disorders in the context of substance abuse. *Dialogues In Clinical Neuroscience, 17*(2), 181- 190.

Van Kammen, D. P., & Murphy, D. L. (1975). Attenuation of the euphoriant and activating effects of d- and l-amphetamine by lithium carbonate treatment. *Psychopharmacologia, 44*(3), 215–224.

13. Kapitel

American Psychiatric Association (APA). (2013). *Diagnostic and statistical manual of mental disorders: DSM-5.* Washington, D.C: American Psychiatric Publishing.

Arcelus, J., Mitchell, A. J., Wales, J., & Nielsen, S. (2011). Mortality rates in patients with anorexia nervosa and other eating disorders: A meta-analysis of 36 studies. *Archives Of General Psychiatry, 68*(7), 724–731.

Barcai, A. (1977). Lithium in adult anorexia nervosa: A pilot report on two patients. *Acta Psychiatrica Scandinavica, 55*(2), 97–101.

Carlson, G. A., Rapport, M. D., Kelly, K. L., & Pataki, C. S. (1992). The effects of methylphenidate and lithium on attention and activity level. *Journal Of The American Academy Of Child And Adolescent Psychiatry, 31*(2), 262.

Center for Disease Control and Prevention (CDC). (2015, November 9). *Attention-Deficit / Hyperactivity Disorder (ADHD).* U.S. Department of Health and Human Services. Retrieved from www.cdc.gov/ncbddd/adhd

Dorrego, M. F., Canevaro, L., Kuzis, G., Sabe, L., & Starkstein, S. E. (2002). A randomized, double-blind, crossover study of methylphenidate and lithium in adults with attention-deficit/hyperactivity disorder: Preliminary findings. *The Journal Of Neuropsychiatry And Clinical Neurosciences, 14*(3), 289–295.

Dykens, E. M., Cassidy, S. B., & DeVries, M. L. (2011). Prader-Willi syndrome. In: S. Goldstein, C. R. Reynolds, S. Goldstein, C. R. Reynolds (eds.), *Handbook of neurodevelopmental and genetic disorders in children*, 2nd ed. New York, NY: Guilford Press. pp. 484–511.

Findling, R. L., Robb, A., McNamara, N. K., Pavuluri, M. N., Kafantaris, V., Scheffer, R., & … Taylor-Zapata, P. (2015). Lithium in the acute treatment of bipolar I disorder: a double-blind, placebo-controlled study. *Pediatrics, 136*(5), 885–894.

Grohol, J. (2014). *An Introduction to ADHD*. Psych Central. Retrieved from www.psychcentral.com/lib/an-introduction-to-adhd

Gross, H. A., Ebert, M. H., Faden, V. B., Goldberg, S. C., Nee, L. E., & Kaye, W. H. (1981). A double-blind controlled trial of lithium carbonate primary anorexia nervosa. *Journal Of Clinical Psychopharmacology, 1*(6), 376–381.

Hsu, L. G. (1984). Treatment of bulimia with lithium. *The American Journal Of Psychiatry, 141*(10), 1260–1262.

Kotwal, R., Guerdjikova, A., McElroy, S. L., & Keck, P. J. (2006). Lithium augmentation of topiramate for bipolar disorder with comorbid binge eating disorder and obesity. *Human Psychopharmacology: Clinical And Experimental, 21*(7), 425–431.

Masi, G., Milone, A., Manfredi, A., Pari, C., Paziente, A., & Millepiedi, S. (2009). Effectiveness of lithium in children and adolescents with conduct disorder: a retrospective naturalistic study. *CNS Drugs, 23*(1), 59.

McElroy, S., Kotwal, R., & Malhotra, S. (2004). Comorbidity of bipolar disorder and eating disorders: what can the clinician do? *Primary Psychiatry, 11*(10), 36–74.

National Institute of Mental Health (NIMH). (n.d.). "Attention Deficit Hyperactivity Disorder (ADHD)." National Institutes of Health. Retrieved from www.nimh.nih.gov/health/topics/attention-deficit-hyperactivity-disorderadhd/index.shtml

National Institute of Diabetes and Digestive and Kidney Disorders (NIDDK). (2012). *Binge eating disorders*. National Institutes of Health. Retrieved from www.niddk.nih.gov/health-information/health-topics/weightcontrol/binge_eating/Pages/binge-eating-disorder.aspx

Forster, J.L., & Gourash, L.M. (2005). *Prader-Willi Syndrome: A Primer for Psychiatrists*. Pittsburgh Partnership. Prader-Willi Syndrome Association USA.

Qiu, M., Ye, Z., Li, Q., Liu, G., Xie, B., & Wang, J. (2011). Changes of Brain Structure and Function in ADHD Children. *Brain Topography, 24*(3–4), 243.

Rubenstein, J. L., Steiner, H., Pratt, J. M., & Koran, L. M. (1991). Anorexia nervosa with bipolar disorder: A case report. *International Journal Of Eating Disorders, 10*(2), 221–225.

Verhoeven, W. A., Tuinier, S., & Curfs, L. G. (2003). Prader-Willi syndrome: the psychopathological phenotype in uniparental disomy. *Journal Of Medical Genetics, 40*(10), e112.

14. Kapitel

Abdel-Maksoud, M. B., Nasr, A., & Abdul-Aziz, A. (2009). Lithium treatment in cluster headache, review of literature. *The European Journal Of Psychiatry, 23*(1), 53–60.

Adityanjee. (1995). Modification of clozapine-induced leukopenia and neutropenia with lithium carbonate. *The American Journal of Psychiatry, 152*(4), 648–9.

American Optometric Association (AOA). (2015). *Glaucoma.* Retrieved from www.aoa.org/patients-and-public/eye-and-vision-problems/glossary-of-eye-andvision-conditions/glaucoma

Ballin, A., Lehman, D., Sirota, P., Litvinjuk, U., & Meytes, D. (1998). Increased number of peripheral blood CD34+ cells in lithium-treated patients. *British Journal Of Haematology, 100*(1), 219–221.

Basselin, M., Kim, H., Chen, M., Ma, K., Rapoport, S. I., Murphy, R. C., & Farias, S. E. (2010). Lithium modifies brain arachidonic and docosahexaenoic metabolism in rat lipopolysaccharide model of neuroinflammation. *Journal Of Lipid Research, 51*(5), 1049–1056.

Becker, W. J. (2013). Cluster Headache: Conventional Pharmacological Management. *Headache: The Journal Of Head & Face Pain, 53*(7), 1191–1196.

Bender, S., Linka, T., Wolstein, J., Gehendges, S., Paulus, H., Schall, U., & Gastpar, M. (2004). Safety and efficacy of combined clozapine-lithium pharmacotherapy. *International Journal Of Neuropsychopharmacology, 7*(1), 59–63.

Brunoni, A. R., Kobuti Ferreira, L. R., Gallucci-Neto, J., Elkis, H., Velloso, E. R., & Vinicius Zanetti, M. (2008). Lithium as a treatment of clozapine-induced neutropenia: a case report. *Progress In Neuro-Psychopharmacology & Biological Psychiatry, 32*(8), 2006–2007.

Ekbom, K. (1977). Lithium in the Treatment of Chronic Cluster Headache. *Headache: The Journal Of Head & Face Pain, 17*(1), 39.

Fallon, B. A., Levin, E. S., Schweitzer, P. J., & Hardesty, D. (2010). Inflammation and central nervous system Lyme disease. *Inflammation in Neuropsychiatric Disease, 37*(3), 534–541.

Fontrier, T. (2004). Lithium for fibromyalgia. *Anesthesia and Analgesia, 98*(5), 1505.

Kessler, L., Palla, J., Baru, J. S., Onyenwenyi, C., George, A. M., & Lucas, B. P. (2014). Lithium as an adjunct to radioactive iodine for the treatment of hyperthyroidism: a systematic review and meta-analysis. *Endocrine Practice: Official Journal Of The American College Of Endocrinology And The American Association Of Clinical Endocrinologists, 20*(7), 737–745.

Kudrow, L. (1977). Lithium Prophylaxis for Chronic Cluster Headache. *Headache: The Journal Of Head & Face Pain, 17*(1), 15.

Lewis, J., & Fontrier, T. (2003). Lithium and fibromyalgia. *Journal Of Musculoskeletal Pain, 11*(1), 69–70.

Lingudu, B., Bongi, V., Ayyagari, M., & Venkata, S. (2014). Impact of lithium on radioactive iodine therapy for hyperthyroidism. *Indian Journal Of Endocrinology And Metabolism, 18*(5), 669–75.

National Institute of Neurological Disorders and Stroke (NINDS). (2013). *Headache: Hope through Research.* National Institutes of Health. Retrieved from www.ninds.nih.gov/disorders/headache/detail_headache.htm

Nieper, H. A. (1973). The clinical applications of lithium orotate. A two years study. *Agressologie, 14*(6), 407–411.

Ramesh, G., Santana-Gould, L., Inglis, F. M., et al. (2013). The Lyme disease spirochete Borrelia burgdorferi induces inflammation and apoptosis in cells from dorsal root ganglia. *Journal Of Neuroinflammation, 10*, 88.

Reid, J., & Wheeler, S. (2005). Hyperthyroidism: diagnosis and treatment. *American Family Physician, 72*(4), 623–569.

Rosner, B. (2007). The Top 10 Lyme Disease Treatments: Defeat Lyme Disease with the Best of Conventional and Alternative Medicine. South Lake Tahoe, CA: BioMed Publishing Group.

Stein, R. S., Beaman, C., Ali, M. Y., Hansen, R., Jenkins, D. D., & Jume'an, H. G. (1977). Lithium carbonate attenuation of chemotherapy-induced neutropenia. *The New England Journal Of Medicine, 297*(8), 430–431.

Stochino, M. E., Deidda, A., Asuni, C., Cherchi, A., Manchia, M., & Del Zompo, M. (2012). Evaluation of Lithium Response in Episodic Cluster Headache: A Retrospective Case Series. *Headache: The Journal Of Head & Face Pain, 52*(7), 1171–1175.

Sun, X., Lu, H., Chen, Y., Fan, X., & Tong, B. (2014). Effect of lithium chloride on endoplasmic reticulum stress-related PERK/ROCK signaling in a rat model of glaucoma. *Die Pharmazie, 69*(12), 889–893.

Tyber, M. A. (1990). Lithium carbonate augmentation therapy in fibromyalgia. *Canadian Medical Association Journal, 143*(9), 902.

U.S. Food and Drug Administration. (2015). *FDA Drug Safety Communication: FDA modifies monitoring for neutropenia associated with schizophrenia medicine clozapine; approves new shared REMS program for all clozapine medicines.* Retrieved from www.fda.gov/Drugs/DrugSafety/ucm461853.htm

Williamson, M. (2009). *Fibromyalgia: A comprehensive approach: What you*

can do about chronic pain and fatigue. New York, NY: Walker Publishing Company.
Zhuang, J., Li, F., Liu, X., et al. (2009). Lithium chloride protects retinal neurocytes from nutrient deprivation by promoting DNA non-homologous end-joining. *Biochemical And Biophysical Research Communications, 380,* 650–654.

15. Kapitel

Amminger, G. P., Schafer, M. R., Papageorgiou, K., Klier, C. M., Cotton, S. M., Harrigan, S. M., & … Berger, G. E. (2010). Long-chain omega-3 fatty acids for indicated prevention of psychotic disorders: a randomized, placebo-controlled trial. *Archives Of General Psychiatry, 67*(2), 146.
Amminger, G. P., Schäfer, M. R., Schlögelhofer, M., Klier, C. M., & McGorry, P. D.(2015). Longer-term outcome in the prevention of psychotic disorders by the Vienna omega-3 study. *Nature Communications, 6,* 7934.
Goodwin, J. S., & Goodwin, J. M. (1984). The tomato effect. Rejection of highly efficacious therapies. *JAMA, 251*(18), 2387–2390.
Greenblatt, J. M. (2010). *Answers to anorexia: A breakthrough nutritional treatment that is saving lives,* North Branch, MN: Sunrise River Press.
Hallahan, B., Hibbeln, J.R., Davis, J. M., & Garland, M.R. (2007). Omega-3 fatty acid supplementation in patients with recurrent self-harm. *The British Journal of Psychiatry, 190*(2), 118–122.
Hibbeln, J. R., Umhau, J. C., George, D. T., & Salem, N. J. (1997). Do plasma polyunsaturates predict hostility and depression?. *World Review Of Nutrition And Dietetics, 82,* 175–186.
Hibbeln, J.R., Ferguson, T.A., & Blasbalg, T.L. (2006). Omega-3 fatty acid deficiencies in neurodevelopment, aggression, and autonomic dysregulation: opportunities for intervention. *International Review of Psychiatry, 18*(2), 107–118.
Kalm, L. M., & Semba, R. D. (2005). They starved so that others be better fed: remembering Ancel Keys and the Minnesota Experiment. *The Journal Of Nutrition, 135*(6), 1347.
Kaplan, B. J., Rucklidge, J. J., Romijn, A., & McLeod, K. (2015). The emerging field of nutritional mental health: inflammation, the microbiome, oxidative stress, and mitochondrial function. *Clinical Psychological Science, 3*(6), 964–980.
Keys, A., Brožek, J., Henschel, A., Mickelsen, O., & Taylor, H. L. (1950). *The biology of human starvation. (2 vols).* St. Paul, MN: University of Minnesota Press.
Kelly, C. B., McDonnell, A. P., Johnston, T. G., Mulholland, C., Cooper, S. J., McMaster, D., & … Whitehead, A. S. (2004). The MTHFR C677T poly-

morphism is associated with depressive episodes in patients from Northern Ireland. *Journal Of Psychopharmacology, 18*(4), 567–571.

Meyer, B. J., Byrne, M. K., Collier, C., Parletta, N., Crawford, D., Winberg, P. C., & ... Grant, L. (2015). Baseline omega-3 index correlates with aggressive and attention deficit disorder behaviors in adult prisoners. *PLoS One, 10*(3), e0120220.

Mischley, L. (2012). Lithium deficiency in Parkinson's disease. University of Washington MPH thesis. Unpublished.

Pauling, L. (1968). Orthomolecular psychiatry. *Science, 160*(3825), 265–271.

Peebles, P.J., Schramm, D.N., Turner, E.I., & Kron, R.G. (1991). The case for the relativistic hot Big Bang cosmology. Nature, 352, 769–776. 248

Sarris, J., Logan, A. C., Akbaraly, T. N., Amminger, G. P., Balanzá-Martínez, V., Freeman, M. P., & ... Jacka, F. N. (2015). Nutritional medicine as mainstream in psychiatry. *The Lancet. Psychiatry, 2*(3), 271–274.

Williams, R. (1998). *Biochemical Individuality.* New York, NY: McGraw-Hill Education.

Zanni, G., Di Martino, E., Omelyanenko, A., Andäng, M., Delle, U., Elmroth, K., & Blomgren, K. (2015). Lithium increases proliferation of hippocampal neural stem/progenitor cells and rescues irradiation-induced cell cycle arrest in vitro. *Oncotarget, 6*(35), 37083–37097.

Zhu, Q., Yang, J., Han, S., Liu, J., Holzbeierlein, J., Thrasher, J. B., & Li, B. (2011). Suppression of glycogen synthase kinase 3 activity reduces Tumor growth of prostate cancer in vivo. *The Prostate, 71*(8), 835–845.

Weitere Informationen

Für weitere Informationen zu niedrig dosiertem Lithium und Zugriff auf Blogs und Informationsquellen besuchen Sie bitte www.LowDoseLithium.org. Diese amerikanische Website bietet Informationen über eine breite Auswahl an Themen, zum Beispiel:

- natürliche Lithiumquellen in unserer Umwelt,
- die zunehmende Anwendung von Lithium in der Technik,
- die Geschichte des Lithiums als Nahrungsergänzung und als Medikament,
- neueste wissenschaftliche Nachweise, die eine klinische Anwendung von niedrig dosiertem Lithium unterstützen.

Über die Autoren

James M. Greenblatt ist Leiter der psychiatrischen Privatklinik Walden Behavioral Care in Waltham, Massachusetts; er ist Dozent für Psychiatrie an der Tufts University School of Medicine und kürzlich auch als Lehrbeauftragter für Psychiatrie an die Dartmouth Faculty berufen worden. Nach Abschluss seines Medizinstudiums und seiner Facharztausbildung für Psychiatrie an der George Washington University, studierte er an der Johns Hopkins Medical School Kinder- und Jugendpsychiatrie. Er hat einen Fachtext über Depressionen verfasst sowie zahlreiche Bücher für die Fachwelt und die allgemeine Öffentlichkeit herausgegeben, die seine umfangreichen Kenntnisse über das Zusammenwirken der Bereiche Biologie, Genetik, Psychologie und Ernährung bei der Behandlung psychischer Erkrankungen widerspiegeln.

Weitere Bücher des Autors:

The Breakthrough Depression Solution: Mastering Your Mood with Nutrition, Diet, and Supplementation (2016)
James Greenblatt mit Winnie To BS

Integrative Therapies for Depression: Redefining Models for Assessment, Treatment, and Prevention (2015)
Herausgegeben von James Greenblatt und Kelly Brogan

Answers to Binge Eating: New Hope for Appetite Control (2014)
James Greenblatt mit Virginia Ross-Taylor

Answers to Anorexia: A Breakthrough Nutritional Treatment That Is Saving Lives
James Greenblatt (2010)

Kayla Grossmann arbeitet als Mediatorin zwischen Ärzten und Patienten sowie als Pädagogin und hat sich auf eine integrative Gesundheitsforschung und -praxis spezialisiert. Sie unterstützt mehrere große Organisationen auf diesem Gebiet, beteiligt sich an Hilfsprojekten und innovativen Gesundheitsprogrammen. Kayla ist als medizinische Beraterin und leitende Content-Erstellerin bei der Radiant Life Company tätig und leitet eine Praxis für Yogatherapie im Süden von New Hampshire.

Datis Kharrazian:

Was ist bloß mit meinem Gehirn los?

Wie Funktionsstörungen entstehen und was wir effektiv dagegen tun können

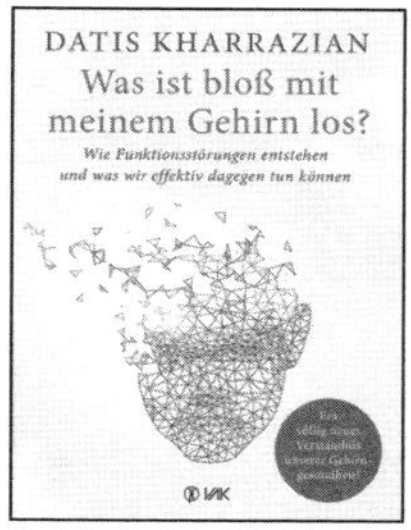

Leseprobe: www.vakverlag.de

Gedächtnisverlust, Konzentrationsstörungen, schnelle Ermüdbarkeit – all diese typischen Alterssymptome betreffen auch immer mehr junge Menschen. Denn stark verarbeitete Nahrungsmittel, anhaltender Stress und hormonell wirksame Umweltgifte wirken sich nicht nur auf den Körper, sondern auch auf die Funktionsfähigkeit des Gehirns aus. Die Zerstörung von Gehirnzellen beginnt bereits Jahre bevor neurodegenerative Erkrankungen wie Alzheimer, Parkinson oder Multiple Sklerose diagnostiziert werden. Datis Kharrazian erklärt, was jeder selbst für ein gesundes Gehirn tun kann, bevor es zu spät ist.

608 Seiten, 17 Abbildungen, Klappenbroschur (17 x 22,5 cm)
ISBN 978-3-86731-208-0

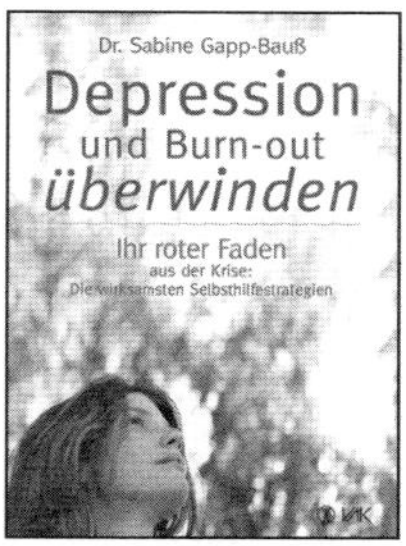

Dr. Sabine Gapp-Bauß:

Depression und Burn-out überwinden

Ihr roter Faden aus der Krise: Die wirksamsten Selbsthilfestrategien

Leseprobe: www.vakverlag.de

Die erfahrene Therapeutin und Ärztin Dr. Sabine Gapp-Bauß stellt in ihrem Buch die wirksamsten Selbsthilfestrategien vor, die sich in Krisen und Zuständen von Burn-out und Depression bewährt haben. Dabei geht sie vom instabilen, negativ getönten Lebensgefühl der Betroffenen aus und begleitet sie Schritt für Schritt durch ihre verstörenden Gefühlswelten. Das Ziel: selbst aktiv zu werden, statt untätig auf das Wirksamwerden von Medikamenten oder Therapien zu warten. Ein Buch, das Mut macht.

336 Seiten, 13 Abbildungen, Paperback (15 x 21,5 cm)
ISBN 978-3-86731-172-4

Dr. Günter Harnisch:

Griechisches Eisenkraut

Heilung fürs Gehirn: Hilft bei Angst, Alzheimer, ADHS, Depression und Schlafstörungen

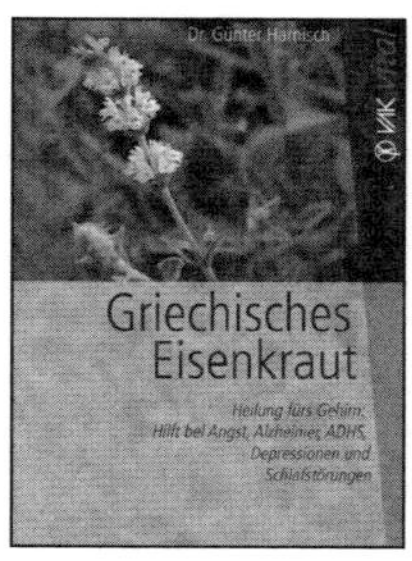

Leseprobe: www.vakverlag.de

Schon in der Antike schätzte man das Griechische Eisenkraut wegen seiner Heilwirkung. Wissenschaftliche Studien bestätigen eindrucksvolle Erfolge bei Demenz, Depressionen, Hyperaktivität und Aufmerksamkeitsstörungen. Das Multitalent hilft auch bei vielen anderen Erkrankungen und psychischen Belastungen (Burnout, Konzentrationsstörungen, Stressempfindlichkeit ...). Es stärkt das Immunsystem – einfach und nebenwirkungsfrei. Und die heilkräftige Pflanze kann noch mehr: Sie entspannt und hebt die Stimmung. Denn wer ihren Tee (den „Griechischen Bergtee“) regelmäßig trinkt, fördert damit die Wirkung von Serotonin im Organismus.

182 Seiten, 20 Fotos, vierfarbig, Paperback (15 x 21,5 cm)
ISBN 978-3-86731-110-6

Abonnieren Sie unseren Newsletter (gratis) unter: www.vakverlag.de

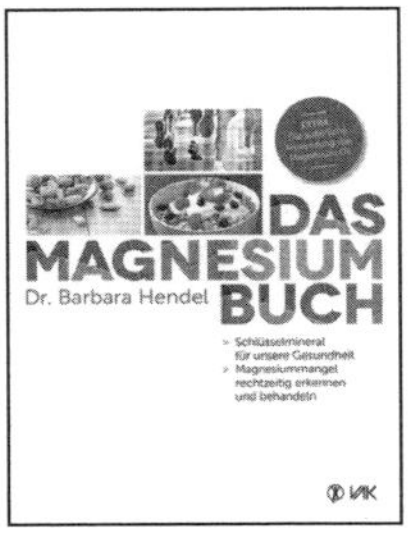

Dr. Barbara Hendel:

Das Magnesium-Buch

Schlüsselmineral für unsere Gesundheit
Magnesiummangel rechtzeitig erkennen und behandeln

Leseprobe: www.vakverlag.de

Magnesium zählt zu den wichtigsten Mineralstoffen für den Menschen. Unsere Lebensmittel enthalten immer weniger davon – Magnesiummangel kann aber vielerlei Beschwerden verursachen. Das Buch informiert umfassend über dieses Schlüsselmineral und beschreibt die verschiedenen Möglichkeiten, Magnesium aufzunehmen, insbesondere die Selbsthilfe mit Magnesium Oil, das über die Haut aufgenommen wird und den Körper deutlich besser mit Magnesium versorgt als die Nahrungsergänzung.

312 Seiten, 100 vierfarb. Abb., Klappenbroschur (16,5 x 22,5 cm)
ISBN 978-3-86731-153-3

Dr. Josef Pies:

LDN

Niedrig dosiertes Naltrexon

Leseprobe: www.vakverlag.de

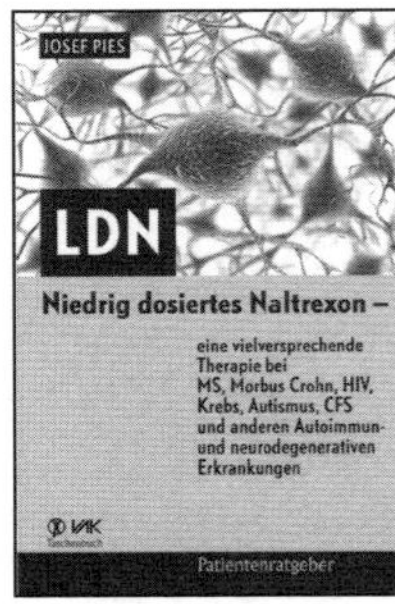

Das LDN (low dose Naltrexone) / niedrig dosiertes Naltrexon) ist ein verschreibungspflichtiges Medikament, das ursprünglich im Drogenentzug eingesetzt wurde. Durch seine Fähigkeit, im Körper die Bildung von Opiat-Rezeptoren zu stimulieren, wird es in niedriger Dosierung erfolgreich eingesetzt, um längere krankheitsfreie Intervalle bei chronisch Kranken zu erreichen und progrediente Krankheitsverläufe zu mildern oder zu stoppen; in Einzelfällen wurde sogar von Remissionen berichtet. Das Buch informiert Betroffene und Therapeuten erstmals in deutscher Sprache über Wirkweise, Einsatzgebiete, Dosierung und Bezugsquellen von LDN.

144 Seiten, 20 Abbildungen, Paperback (13 x 20,5 cm)
ISBN 978-3-86731-077-2

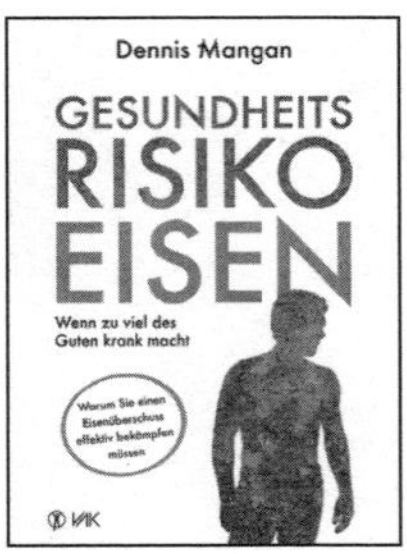

Dennis Mangan:

Gesundheitsrisiko Eisen

Wenn zu viel des Guten krank macht

Leseprobe: www.vakverlag.de

Eisenmangel als Krankheitsursache ist den meisten bekannt. Was viele jedoch nicht wissen: Durch Eisentabletten und eisenreiche Ernährung kann es schnell zu einem Eisenüberschuss im Körper kommen. Dennis Mangan leistet echte Aufklärungsarbeit, indem er die Konsequenzen eines Eisenüberschusses erstmals umfassend beleuchtet.

Der Autor stellt außerdem praktische Maßnahmen zur Regulierung des Eisenhaushalts vor und erläutert, wie ein bereits vorhandener Eisenüberschuss abgebaut werden kann.

144 Seiten, 20 Abbildungen, Paperback (15 x 21,5 cm)
ISBN 978-3-86731-186-1